Eva Schindele

Pfusch an der Frau

Krankmachende Normen
Überflüssige Operationen
Lukrative Geschäfte

Ratgeber für einen anderen Umgang mit dem Frauenarzt

Rasch und Röhring Verlag

Die Deutsche Bibliothek – CIP-Einheitsaufnahme

Schindele, Eva:
Pfusch an der Frau:
Krankmachende Normen, Überflüssige Operationen, lukrative Geschäfte/
Eva Schindele – Hamburg: Rasch und Röhring, 1993
ISBN 3-89136-330-3

Großer Burstah 42, 20457 Hamburg, Fax 040/37 13 89
Umschlaggestaltung: Peter Albers
Satzherstellung: KCS, Buchholz
Druck und Bindearbeiten: Ebner Ulm
Printed in Germany

Inhaltsverzeichnis

5. Kapitel
Was Patientinnen über ihre Rechte wissen sollten 213

In Zusammenarbeit mit Clemens Müller vom Bremer Gesundheitsladen e. V.

Anhang

Einleitung

■ Frauen haben per Definition einen »Unterleib«. Das zeichnet sie gegenüber den Männern aus und macht sie gleichzeitig zum Objekt wissenschaftlich-männlicher Begierde. Seit Jahrtausenden zerbrechen sich Scharen von Männern über diesen Unterleib den Kopf und verlieren sich in wilden Spekulationen. Doch erst mit der naturwissenschaftlich orientierten Medizin begann die systematische Ausforschung des weiblichen Körpers und der in ihm angelegten Möglichkeiten: vor allem schwanger zu gehen und zu gebären. Nach und nach etablierte sich ein neuer Berufsstand, der vorgab zu wissen, was unter gesunder Weiblichkeit zu verstehen ist: die Gynäkologen.
Gerade in den letzten 20 Jahren eroberten Gynäkologen immer mehr Raum im Leben der Frauen. Vor allem die »Pille« als Verhütungsmittel, aber auch die regelmäßigen »Vorsorgeuntersuchungen«, die sich in den letzten Jahren immer mehr eingebürgert haben, sichern ihnen regelmäßigen Zulauf. Dabei sind die meisten Frauen nicht krank, wenn sie zum Frauenarzt gehen. Sie fühlen sich oft nur in ihrer Geschlechtlichkeit verunsichert oder kontrollbedürftig. Doch gerade durch die regelmäßigen Inspektionen werden häufig Abweichungen von der Norm aufgedeckt, die dann vom Gynäkologen oft vorschnell als krankhaft und damit behandlungsbedürftig eingestuft werden. So kommt es zum Beispiel, daß in keinem anderen Fach so viel überflüssig operiert wird wie in der Gynäkologie. Auch profilierten sich Frauenärzte in den letzten Jahren zunehmend als Manager weiblicher Umbruchphasen: Pubertät, Schwangerschaft und Wechseljahre wurden von ihnen zu medizinischen Ereignissen umgedeutet, die es gilt, in den Griff zu bekommen. Zudem versuchten Frauenärzte, immer mehr Einfluß auf das Fortpflanzungsgeschehen zu nehmen. Nicht nur die Geburt machten sie

zu ihrer Sache, sondern sie bemühten sich auch, die Zeugung von Nachwuchs im Labor zu initiieren und zu imitieren. Außerdem sicherten sie sich durch die Nähe zu schwangeren Frauen und denen, die es werden wollen, den Zugang zu Embryonen, die inner- und außerhalb des weiblichen Körpers heranwachsen und heute zunehmend nach »qualitativen« Gesichtspunkten sortiert sowie als lebendige Gewebebanken für medizinische Experimente nachgefragt werden.
Frauen haben die Frauenheilkunde bislang vor allem als Patientinnen »erlitten« und nicht als Ärztinnen oder gar Wissenschaftlerinnen gestaltet. Bis vor wenigen Jahren wurde es Medizinerinnen sogar schwergemacht, einen Ausbildungsplatz in der Gynäkologie zu finden. Männer wollten unter sich bleiben. So kommt es, daß auch heute noch das männliche Geschlecht in der Frauenheilkunde das Sagen hat. Nicht nur, daß fast alle Chefärzte von Frauenkliniken Männer sind, auch im niedergelassenen Bereich arbeiten bislang nur 20 Prozent Frauenärztinnen. Dieses Geschlechterverhältnis prägt sowohl die Inhalte als auch die Art und Weise, wie die Frauenheilkunde heutzutage betrieben wird.
Die Gynäkologie wird nicht müde, immer neue Losungen, Normen und die dazu passenden Therapien auszugeben. Gesundheit und Glück werden als machbar gehandelt. Damit weckt sie bei Frauen auch immer neue Hoffnungen und Ansprüche. Eine Spirale gegenseitiger Erwartungen dreht sich so immer schneller und bestimmt das Verhältnis zwischen den Patientinnen und ihren Frauenärzten.
Überhaupt wäre der Aufstieg der Gynäkologie nicht möglich gewesen, verbänden die Patientinnen nicht so hohe Erwartungen mit diesem medizinischen Fach. Vielfach erhoffen sich Frauen vom Gynäkologen Sicherheit da, wo sie sich unsicher in ihrer eigenen Haut fühlen. Sie wünschen sich dort, wo gesellschaftliche Leistungsanforderungen mit den Bedingungen der eigenen Leiblichkeit kollidieren, ärztliche Entlastung. Dies trifft auf den Menstruationszyklus genauso zu, wie auf die Zeiten des Übergangs, auf Pubertät, Schwangerschaft und Wechseljahre.
Ohne die Mitwirkungsbereitschaft der Frauen wäre es den Gynäkologen nicht gelungen, so tief in die geschlechtliche Intimität vor-

zudringen. Weder hätten sie sich zu Experten der menschlichen Fortpflanzung aufschwingen, noch hätten sie sich als die »hilfreichen Retter« in den wechselhaften Zeiten des Lebens von Frauen profilieren können. Und es wäre ihnen nicht gelungen, bereits Frauen in jungen Jahren durch das Verordnen von Verhütungsmitteln an sich zu binden und noch die Fünfundsechzigjährige mit einem Rezept für Hormone als Dauerpatientin zu bedienen.

In keinem medizinischen Fach wird soviel gepfuscht wie in der Gynäkologie. Viele Ursachen ärztlicher Kunstfehler liegen in der Dialogunfähigkeit, die das Arzt-Patientin-Verhältnis gerade innerhalb der Gynäkologie in hohem Maße prägt. Oft ist es nicht nur die Furcht vor Krankheit, die die Patientinnen einschüchtert, sondern es ist vor allem die Angst vor männlicher Be- oder Aburteilung. Dem verschwommenen Gefühl der Unsicherheit tritt der Vertreter einer machtvollen Profession gegenüber, der scheinbar weiß, wo's langgeht. Doch bei genauer Analyse entpuppt sich der Kontakt vielfach auch als eine verkrampfte Maskerade, hinter der sich das durch die intime Situation aufgeladene Geschlechterverhältnis verbirgt.

Bislang fand der ärztliche »Pfusch an der Frau« fast unter Ausschluß der Öffentlichkeit statt. Denn viele Frauen sprechen nicht oder nur hinter vorgehaltener Hand über ihre schlechten Erfahrungen. Oft schämen sie sich sogar noch für das, was Ärzte ihnen angetan haben. Doch wieviel Mißmut und weibliche Verstümmelung auf das Konto von Gynäkologen gehen, zeigte eine Sendung im NDR-Bildungsprogramm, die den Pfusch in der Gynäkologie thematisierte (Redaktion Peter Becker) und einen großen Hörerinnen-Ansturm auslöste. Viele Frauen fühlten sich dadurch erstmals ermutigt, über das, was Frauenärzte ihnen angetan hatten, zu berichten. Dies war auch der Anstoß zu diesem Buch.

Laut über den »Pfusch« zu sprechen ist ein erster Schritt, um die gynäkologische Praxis zu verändern. Denn die Neuerungen in der Frauenheilkunde müssen vor allem von den »Patientinnen« selbst initiiert werden. Voraussetzung ist, daß Frauen einen bewußteren Umgang mit sich selbst pflegen und ihre Geschlechtlichkeit nicht mehr als kontrollbedürftig oder tendenziell sogar als krankhaft ansehen.

Um Mißverständnissen vorzubeugen: Ich spreche nicht prinzipiell gegen einen Besuch bei Frauenarzt oder -ärztin. Sicher gibt es Erkrankungen oder auch Krisensituationen, in denen medizinische ExpertInnen helfen können. Auch gibt es inzwischen eine ganze Reihe von männlichen und vor allem weiblichen Gynäkologen, die sich um einen anderen Umgang mit ihren Patientinnen bemühen und die es im etablierten Gynäkologen-Clan nicht gerade leicht haben. Ihnen soll der Rücken gestärkt werden.

Wogegen ich mich wende, ist das Monopol, das die gynäkologische Profession inzwischen beansprucht und das unsere Bilder und Vorstellungen von unserer Leiblichkeit überlagert, wenn nicht gar verstümmelt. Diese Macht der medizinischen Definitionen bringt Frauen in eine oftmals ohnmächtige Abhängigkeit von ihrem Gynäkologen, ihrer Gynäkologin, was sich erfahrungsgemäß noch verstärkt, wenn das ärztliche Gegenüber ein Mann ist.

Dieses Buch will eine kritische Perspektive auf frauenfeindliche Haltungen innerhalb der Frauenheilkunde eröffnen. Es will auch die Gesundheitsrisiken aufzeigen, die fragwürdige gynäkologische Praktiken sozusagen als »Nebenwirkung« erzeugen und die dann wiederum ein Grund für Behandlungen sind. Beispiele sind die oft wahllose Verabreichung von Hormonen, der Mythos der Vorsorge, der vorgibt, Risiken auszuschließen und gleichzeitig neue schafft, oder die Vielzahl überflüssiger Operationen an Gebärmutter oder Brust.

Dieses Buch will auch zu einem sinnlicheren Umgang mit dem eigenen Körper ermutigen, zu dem Versuch, jenseits aller medizinischen Interpretationen zur eigenen Haut vorzudringen und der eigenen Wahrnehmung zu vertrauen. Dies alles scheint mir die Voraussetzung für einen reflektierteren Umgang mit Frauenarzt oder -ärztin zu sein. Dabei sind die Frauen heute nicht mehr allein auf sich selbst gestellt, denn vielerorts gibt es inzwischen Selbsthilfegruppen oder Frauengesundheitszentren, die informieren, beraten und Raum für den Austausch mit anderen Frauen bieten. Die Adressen finden sich im Anhang.

Zwei dieser Projekte werden in diesem Buch vorgestellt: Maria Krieger schreibt über die »Frauenselbsthilfe bei gynäkologischen

Problemen«, und Barbara Krekeler berichtet über die Arbeit des Bremer Frauengesundheitszentrums. Beiden sei an dieser Stelle gedankt. Ebenso ein Dankeschön an Clemens Müller vom Bremer Gesundheitsladen, der im 5. Kapitel ausführlich über die Rechte der PatientInnen informiert und Rat gibt, was zu tun ist, wenn Verdacht auf einen Behandlungsfehler besteht.
Viele meiner Gedanken entwickelten sich im Austausch mit anderen Frauen, mit Freundinnen, Spielplatz-Müttern und mit Patientinnen, die mir ihre Leidensgeschichte erzählten. Anstöße bekam ich auch durch die Diskussionen in der Frauengesundheitsbewegung und im Gespräch mit Hebammen, Psychotherapeutinnen und Frauenärztinnen. An dieser Stelle danke ich ganz besonders Edith Bauer, Ulrike Hauffe, Margret Heider, Rita Kamprad, Mura Kastendieck, Brigitte Kette und Anna Rockel-Loenhoff. Mit ihnen verbindet mich nun schon seit einigen Jahren ein reger Diskurs über eine »Frauenheilkunde«, die ihrem Auftrag des »Heilens« immer weniger gerecht wird, und über Ansätze, das in der täglichen Praxis zu verändern.

I. KAPITEL

Von der Geburt bis ins Grab: Die überprüfte Weiblichkeit

Normen, die krankmachen

■

Vom »Weiberarzt« zum Reproduktionstechniker.
Zum Aufstieg eines Berufsstandes

■

Manager des weiblichen Lebenszyklus

■

Mythos Vorsorge

■

Überflüssige Operationen

Normen, die krankmachen

■ Carmen sitzt zum erstenmal auf diesem Stuhl. Die Beine weit gespreizt, die Unterschenkel in den dafür vorgesehenen Haltern, der Körper vom Bauchnabel an abwärts entblößt. Der Arzt sitzt auf einem kleinen Hocker vor ihr; angezogen mit weißer Hose und weißem Kittel. Carmen ist aufgeregt, spannt sich an. Der Arzt fährt sie an. Sie spürt seine Plastikhandschuh-Finger in ihrer Vagina und die kalten Metallöffel an ihren Schamlippen. Sie möchte am liebsten davonlaufen. Warum ist sie überhaupt hier? Krank hat sie sich nicht gefühlt. Aber alle anderen Mädchen aus ihrer Klasse waren auch schon beim Frauenarzt. Sexualhygiene, Gesundheitsvorsorge, nachschauen lassen, ob alles stimmt. Sie sieht, wie der Frauenarzt die Stirn runzelt: »Bei Ihnen ist da unten aber alles etwas unterentwickelt«, sagt er. »Das war's für heute. Sie können sich jetzt wieder anziehen.«

Damals war Carmen 17 und ging aufs Gymnasium. Heute ist sie Ende Zwanzig und arbeitet als Chemikerin in einem wissenschaftlichen Labor. Sie erinnert sich deutlich an diese erste Erfahrung mit einem Gynäkologen. Der Satz des Mediziners: »Bei Ihnen ist da unten alles etwas unterentwickelt«, hat sie jahrelang begleitet, hat ihr weibliches Selbstverständnis, ohnehin noch nicht sonderlich ausgeprägt, lange Zeit irritiert. Bin ich eine normale Frau? Wird mir Sex überhaupt Lust machen? Kann ich jemals Kinder kriegen? Diese Fragen stellte sie sich immer wieder. Aus Scham mied sie längere Zeit die erotische Begegnung mit Männern. Jahre später nahm sie allen Mut zusammen und suchte eine Frauenärztin auf, die ihr von Kolleginnen empfohlen worden war. Carmen: »Die konnte nichts feststellen, fand alles völlig normal.«

Carmens Beispiel zeigt, daß es beim Frauenarzt nicht nur um das

Untersuchen weiblicher Geschlechtsorgane geht. Vielfach steht das Selbstbild der Frau zur Disposition. Es geht um ihre Integrität als Frau und um die verschiedenen Rollen, die sie in dieser Gesellschaft innehat: als Liebhaberin, als Ehefrau, als Schwangere, als Mutter. Frauenärzte scheinen zu wissen, was unter »gesunder Weiblichkeit« zu verstehen ist: der Zyklus von 28 Tagen, die Menstruation von drei- bis fünftägiger Dauer, schmerzfrei natürlich, die geradesitzende Gebärmutter, weder geknickt noch gekippt. Sie legen fest, mit wieviel Jahren Mädchen »normalerweise« in die Pubertät kommen; schreiben vor, in welchem Alter Frauen schwanger werden sollten und in welchem besser nicht mehr; entscheiden, ob Frauen die Gebärmutter noch benötigen oder ob sie als »lästiges gefährliches Organ« entfernt werden kann.
So gesehen, ist der »Pfusch an der Frau« mehr als nur ein ärztlicher Kunstfehler, der einem möglicherweise überlasteten Arzt unterläuft. Vielmehr zeigt sich darin die Haltung einer bis heute von Männern geprägten Gynäkologie gegenüber ihrem »Fachgegenstand«: den Frauen.
Frauen berichten, daß Frauenärzte ihre Gebärmutter für schrumpelig, zu klein, zu groß oder – in späteren Lebensjahren – für überflüssig befinden. Eine ärztliche Mitarbeiterin von Pro Familia erzählt, daß in ihre Sprechstunde häufig Frauen kommen, die nicht verstehen, wieso sie schwanger geworden sind. Der Gynäkologe hatte ihnen gesagt, bei ihrem unregelmäßigen Zyklus und ihren verklebten Eierstöcken könnten sie ohnehin kein Kind bekommen. Andere Frauen hören, daß ihre Gebärmutter zu weit hinten sitzt oder geknickt ist. »Stellen Sie sich vor, man würde zu einem Mann sagen, er hat seinen Pimmel nur mittig zu tragen?« ironisiert Joan Murphy, Mitarbeiterin des Berliner Feministischen Frauengesundheitszentrums.
Das medizinische Bild vom weiblichen Körper ist keineswegs wertneutral. Vielmehr spiegeln sich Moden und Vorurteile, Ängste und Triebwünsche des männlichen Geschlechts darin. Je weiter wir in der Geschichte zurückgehen, desto deutlicher zeigt sich die Ideologie, die hinter Diagnosen oder Therapievorschlägen verborgen ist. Im letzten Jahrhundert galt die Frau als Produkt ihrer Sexualor-

gane. War sie unruhig oder nervös, dann empfahl der Arzt die Entfernung der Eierstöcke. Witwen wurde als Therapie gegen Blasenschwäche mitunter die Scheide zugenäht. Und genauso unterliegen heutige Therapien dem Geist der Zeit, der sich – vereinfacht – so fassen ließe: Nicht nur die Natur im allgemeinen muß »gezähmt«, sondern auch der menschliche Körper im besonderen muß in den Griff genommen werden. Gerade die scheinbare Unberechenbarkeit des weiblichen Leibes, die Möglichkeiten, (mit) zu zeugen, schwanger zu gehen und zu gebären, stellen nach wie vor eine große Herausforderung für den Wissenschaftler dar. Heute heißt die Zauberformel der gynäkologischen Hexenmeister: »Hormone«. Mit Hormonen greifen sie massiv in das biologische System ein, pressen den natürlichen Rhythmus der Frauen in eine künstliche Form. Ebenso spiegeln das enorme Ansteigen der Kaiserschnittrate und die vielen Gebärmutterentfernungen die Wünsche der MacherInnen.

Was sich in der Arztpraxis oft als medizinisch, sprich objektiv, gebärdet, entpuppt sich bei näherem Hinsehen oft als die subjektive Ansicht eines Mannes über Frauen. Natürlich fließen in solche Meinungen kulturelle Klischeevorstellungen über Frauen ein. So rechtfertigte ein Gynäkologieprofessor die Gebärmutterentfernungen folgendermaßen: »Was wollen die Frauen denn noch damit, wenn sie keine Kinder mehr haben wollen? Völlig unnütz. Die können doch froh sein, wenn sie nicht mehr jeden Monat diesen Schweinkram haben.«

Gynäkologie, ein männliches Fach

Frauen waren und sind an der Entwicklung dieser wissenschaftlichen Vorstellungen von Weiblichkeit kaum beteiligt. Ihre Rolle ist bis heute eine andere: Sie sollen ihren Körper dem männlichen Blick zur Verfügung stellen, damit dieser beobachten, messen, tabellarisieren, normieren und nicht zuletzt überwachen kann.

Bis zu Beginn dieses Jahrhunderts waren Frauen in Deutschland nicht einmal zum Medizinstudium zugelassen. In der Schweiz, aber auch in den USA und in England erkämpften sich Frauen schon einige Jahrzehnte eher die Erlaubnis, eine Universität zu besuchen.[1] Doch überall stießen die engagierten Frauen auf heftigen Widerstand der männlichen Mediziner. Man warnte sie, sprach ihnen schlichtweg ihre Weiblichkeit ab oder machte sich über sie lustig. Franziska Tiburtius, die erste deutsche Ärztin, berichtete, daß ihre männlichen Kommilitonen schrien, johlten und pfiffen, als sie zum erstenmal den Präpariersaal betrat. Auch in Schottland ließen sich die Medizinstudenten etwas einfallen. Man schickte kurzerhand ein Schaf durch den Raum, als die Medizinstudentinnen auftauchten.[2] Die männlichen Mediziner fürchteten nicht nur die weibliche Konkurrenz, sondern fanden es für Frauen auch unschicklich, Medizin zu studieren. Obendrein sorgten sie sich um das weibliche Schamgefühl. Sie achteten besonders darauf, daß sich die angehenden Ärztinnen nicht um die Krankheiten ihrer Geschlechtsgenossinnen kümmerten. Die erste amerikanische Ärztin, Elisabeth Blackwell, schrieb Mitte des letzten Jahrhunderts, sie habe in der Klinik zu allen Abteilungen Zugang gehabt – bis auf jene, in denen es um Frauenkrankheiten ging.[3] Bei den gynäkologischen Untersuchungen wollten die Herren lieber unter sich bleiben, schließlich ging es zu wie am Stammtisch. Auch heute noch schämen sich Männer nicht, Zoten über ihre Patientinnen zu reißen. So untersuchte Anfang der 80er Jahre ein österreichischer Sexualwissenschaftler die Umgangssprache der Gynäkologen. Er war überaus fündig. Auf einem Kongreß präsentierte er seine Studie. 20 Minuten dauerte die Aufzählung all der vulgären und herabsetzenden Bezeichnungen für die Frau und ihre Sexualorgane. Die Schriftstellerin Christa Wolf nahm an diesem Kongreß teil. Sie beschreibt ihren Eindruck so: »Ich entsinne mich noch, wie dem Publikum, das aus etwa zweihundert meist jüngeren Männern und Frauen bestand, im Verlauf dieses Beitrags allmählich das Lachen verging, wie es immer stiller und verlegener wurde und am Ende betreten schwieg.«[4] Inzwischen soll sich dies zumindest in Kliniken, in denen auch Frauenärztinnen arbeiten, verändert haben. Eine Frauenärztin: »Oft habe ich den Eindruck, daß die männlichen Kollegen, wenn ich den OP betrete, verstummen.«

Bis in die 80er Jahre dieses Jahrhunderts suchten männliche Ärzte sich das Monopol über den weiblichen Körper zu sichern. Chefärzte formulierten rigide Zugangsbeschränkungen für Frauen, die ihre Facharztausbildung in Gynäkologie machen wollten. Angeblich seien Frauen für diese Aufgabe nicht kräftig oder ausdauernd genug; oder es wurde ihnen, wie bei anderen Berufen auch, vorgeworfen, daß sie Kinder bekommen können. Eine angehende Frauenärztin: »Der Chef sagte, wenn ich meine entfernte Gebärmutter im Glas mitbrächte, dann würde er mich einstellen.« Eine andere Frauenärztin berichtet, der Chefarzt habe sie bei der Geburt ihres zweiten Kindes – es war ein Kaiserschnitt – auch gleich sterilisiert. Ohne ihr Einverständnis. Seiner Meinung nach hatte sie genug Kinder in die Welt gesetzt.

Bis heute ist die Gynäkologie (neben Chirurgie und Urologie) eine der Facharztdisziplinen, in denen am wenigsten Frauen arbeiten. Vier von sechs niedergelassenen FrauenärztInnen sind immer noch Männer.[5] In der gynäkologischen Forschung sind Frauen kaum vertreten. Nimmt auch die Zahl der engagierten Frauen, die diesen Beruf ergreifen wollen, zu, so durchlaufen die angehenden Frauenärztinnen doch eine an männlichen Normen orientierte Ausbildung.

Eine Ärztin, die gerade ihre Facharztausbildung absolviert: »Die Gynäkologie beschreibt nicht, sondern wertet gleich.« Und eine Kollegin: »Ich erlerne ein Fachgebiet, in dem es für mich so wenige positive Vorbilder gibt. Also ich erlerne die Gynäkologie so, wie Männer sie über Jahrhunderte entwickelt haben und heute ausführen, und das widert mich immer wieder an.« Und weiter: »Mein Chef hat wirklich Schwierigkeiten, das Wort ›Frau‹ überhaupt in den Mund zu nehmen, selbst ›Patientin‹ geht ihm nicht von den Lippen: Er versorgt Ovarien und operiert Uteri.«

Wenn Ärztinnen Karriere machen wollen, stehen sie unter einem immensen Anpassungsdruck. Eine Frauenärztin: »Ich hatte während meiner Ausbildung immer das Gefühl, ich muß beweisen, daß ich noch besser bin als die männlichen Kollegen.« So werden oft gerade nicht die Frauen in der Hierarchie befördert, die sich für ihre Geschlechtsgenossinnen besonders einsetzen, sondern eher

jene, die dem männlich strukturierten und technisch-operativ orientierten Ausbildungsgang ohne Widerspruch folgen. Trotzdem schneiden Frauenärztinnen in neueren Untersuchungen durchweg besser ab als ihre männlichen Kollegen. Mehr Mitgefühl und Einfühlungsvermögen werden ihnen auch von ihren Patientinnen bescheinigt; zudem könnten sie besser zuhören und gingen bei der Untersuchung sanfter vor.[6]
Allerdings garantiert Gleichgeschlechtigkeit nicht automatisch ein besseres Verhältnis zwischen Patientinnen und Ärztinnen. Vor allem ältere Gynäkologinnen gelten mitunter als gefühlskalt – nicht erstaunlich, wenn die Frauenärztin über Jahre hinweg ihre Geschlechtlichkeit verleugnen mußte, um im Beruf »ihren Mann zu stehen« –, während jüngere eher als zu ängstlich beschrieben werden. Die Bremer Frauenärztin Mura Kastendieck weiß aus eigener Erfahrung, daß das Betreiben einer den Frauen zugewandten Gynäkologie von der Ärztin eine gründliche Auseinandersetzung mit der weiblichen Rolle in der Gesellschaft erfordert (s. Gespräch mit Mura Kastendieck, 4. Kapitel).

Zum Operieren erzogen

Fragt man männliche Gynäkologen, warum sie diese Fachrichtung gewählt haben, dann kommt erstaunlich oft die Antwort: »Ich operiere eben gern.« Oder: »Operieren macht mir Spaß.«
Die chirurgische Ausrichtung war also für viele männliche Frauenärzte ausschlaggebend bei der Berufswahl, während sie Ärztinnen eher schreckt und davon abhält, dieses Fach zu wählen. So stellt zum Beispiel eine Medizinerin, die gerade in der Facharztausbildung ist, fest: »Für mich sind die vielen Operationen eine Belastung, vor allem dann, wenn ich sie auch medizinisch nicht für notwendig halte. Und das kommt öfter vor.« Dagegen sagt sie über ihre männlichen Kollegen: »Manche wühlen geradezu mit Lust im Bauchraum der narkotisierten Frau herum.«
Die chirurgische Ausrichtung drückt sich natürlich in der Ausbildungsordnung für GynäkologInnen aus: Allein 270 Operationen an

den weiblichen Geschlechtsorganen müssen die angehenden ÄrztInnen selbständig durchgeführt haben, um ihre Facharztausbildung erfolgreich abschließen zu können, davon 40 Gebärmutterentfernungen, 15 größere operative Eingriffe an der weiblichen Brust einschließlich fünf Amputationen sowie 120 Operationen im geburtshilflichen Bereich. Um diesen Operationskatalog vollzubekommen, sind Assistenzärzte mitunter schnell bei der Hand, wenn es darum geht, eine Gebärmutterentfernung zu empfehlen oder eine Geburt mit Saugglocke oder Kaiserschnitt zu beenden.
Dieses Bild der Gynäkologie als operatives Fach paßt so gar nicht zusammen mit dem, was Frauen zumindest bei niedergelassenen GynäkologInnen suchen: Verständnis für ihre Probleme, die sich möglicherweise in Unterleibsschmerzen oder unregelmäßigem Menstruationszyklus ausdrücken. Sie wollen als ganze Frau wahrgenommen werden und nicht nur als eine Anhäufung von Organen, an denen man relativ beliebig herumoperieren kann. Deshalb erscheint diese Ausbildungsordnung, zumindest für GynäkologInnen, die sich später niederlassen wollen, als unverantwortlich. Sie bereitet nicht nur wenig auf den Praxisalltag vor, sondern erzieht geradezu zum Schnippeln. Mit diesem chirurgisch trainierten Blick behandeln dann auch viele niedergelassene Frauenärzte ihre Patientinnen. Statistiken beweisen, daß sie oft Operationen empfehlen, die nicht notwendig wären. So entfernen sie bei viel zu vielen Frauen über 40 die Gebärmutter – einfach weil sie das Organ bei ihnen für überflüssig halten. Frauenärztinnen teilen im übrigen diese Operationswut nicht. Studien zeigen, daß sie den Frauen seltener Operationen empfehlen, die medizinisch nicht eindeutig notwendig sind.[7] Vermutlich verfügen Gynäkologinnen auch nicht über so viele Belegbetten, die ausgelastet werden müssen.

Freies Unternehmertum und Wachstumsraten

Seit 1966 hat sich die Zahl der niedergelassenen Gynäkologen verdreifacht. Außerdem haben Gynäkologen mit 16 663 die meisten Belegbetten. (Chirurgen haben nur knapp 5 000.) Es erscheint

inzwischen fast wie eine Binsenweisheit in unserem Gesundheitssystem: Je mehr Ärzte ihre Dienste anbieten, desto »kränker« werden die Menschen. Zumindest hat es den Anschein.
Auch in der Gynäkologie ist der Katalog der »Leistungen«, die Ärzten von den Krankenkassen bezahlt werden, enorm erweitert worden. Heißt das, daß die Frauen heute kränker sind als noch 1980? Das ist eine Frage der Definition, und Gesundheit und Krankheit zu definieren, das obliegt den Medizinern.
Wie kein anderer Zweig der Medizin drang die Gynäkologie während der letzten Jahrzehnte in die weiblichen Lebensbereiche ein; sie normierte und pathologisierte den weiblichen Körper, um dann »großzügig« die eigenen Dienste zu offerieren. Zunehmend bieten sich GynäkologInnen heute als Manager weiblicher Umbruchphasen wie Pubertät, Schwangerschaft und Wechseljahre an und beteiligen sich an der Produktion von Nachkommen, indem sie immer neue Verfahren künstlicher Befruchtung ausklügeln.
Immer mehr hat sich die Gynäkologie spezialisiert. So gibt es »Kindergynäkologen«; solche, die sich um das Ungeborene kümmern, sogenannte »Pränatalmediziner«; Geburtshelfer, sogenannte »Perinatalmediziner«; Fortpflanzungsmediziner, die sich der Befruchtung im Reagenzglas annehmen. Neue Fachgesellschaften entstehen, die die Interessen der Spezialisten vertreten und die Ausweitung des Fachs vorantreiben. Sie bilden die Lobby derer, die sich um die Töpfe der Krankenkassen scharen. Und wie so oft in unserem medizinischen Versorgungssystem sind die wirtschaftlich Interessierten zugleich die Experten, die die Notwendigkeit bestimmter ärztlicher Leistungen feststellen und propagieren.
Selbst einige Mediziner beanstanden inzwischen die unkritische Haltung vieler Kollegen gegenüber diagnostischen und therapeutischen Angeboten. Auch was die enge Verknüpfung zwischen Pharmaindustrie und Geräteherstellern einerseits und den Ärzten andererseits angeht, gibt es mittlerweile Kritik aus den eigenen Reihen. Der Präsident der Berliner Ärztekammer, Ellis Huber: »Viele Ärzte haben ihre Seele an die Pharmaproduzenten verkauft.«
Das heißt: Nicht alles, was sich als letzter Schrei auf dem Gebiet der Gynäkologie verkauft – womöglich von Hochschulprofessor

XY und Chefarzt YZ wissenschaftlich getestet –, ist therapeutisch wirklich sinnvoll. Bei genauerem Hinsehen erweisen sich solche Neuheiten vielleicht nur als Versuche, neues »Patientinnengut« zu erschließen, ein neues Medikament an die Frau zu bringen oder einen Beratervertrag bei einem Gerätehersteller zu erfüllen. Die Medien unterstützen diesen Trend übrigens häufig, indem sie unkritisch über neue Therapieverfahren berichten und damit oft den Bedarf erst wecken helfen.
Viele Handlungen in der ärztlichen Praxis geschehen eher dem Geldbeutel des Gynäkologen zuliebe als aus Notwendigkeit. Zum Beispiel die häufigen Ultraschalluntersuchungen bei Schwangeren, oft nur ausgeführt, weil sie 35,– DM extra einbringen. Der Gerätepark muß sich schließlich bezahlt machen. Freilich gibt es Fälle, in denen ein Zuviel an Therapie für die betroffene Frau weitaus schmerzlicher ist. Die überflüssige Entnahme der Gebärmutter zum Beispiel – wenn es darum geht, die Belegbetten vollzubekommen. Oder der auffallend häufige Kaiserschnitt bei den Privatpatientinnen eines Chefarztes. Er schneidet den Bauch nicht nur auf, um das Kind zu holen, sondern entfernt auch gleich noch den Blinddarm und am Eierstock sitzende Zysten. Alles wird dann als eigene Operation abgerechnet – das bessert den Geldbeutel des Chefarztes beträchtlich auf.
Viele Beispiele gibt es für diese Praxis. Und nicht immer ist sie den GynäkologInnen persönlich anzukreiden. Das System des freien Unternehmertums belohnt ÄrztInnen, die viel Technik einsetzen, und nicht die, die sich mit Patientinnen auch im Gespräch auseinandersetzen. So haben Ärzte oft kein Interesse daran, Frauen zu selbständigen oder gar kritischen Patientinnen zu »erziehen«. Auch sind sie nicht unbedingt daran interessiert, die Selbstheilungskräfte der Frauen zu aktivieren oder ihnen zum Beispiel statt einer Vaginalcreme rechtsdrehendes Joghurt zu empfehlen.
Freilich gibt es auch Ausnahmen von dieser Regel: GynäkologInnen, die mit Hebammen zusammenarbeiten, Frauengesundheitszentren unterstützen oder sich die Zeit nehmen, ihrer Patientin zu erklären, wie sie ihre Brust selbst abtasten oder das Diaphragma einlegen kann.

Vom »Weiberarzt« zum Reproduktionstechniker. Zum Aufstieg eines Berufsstandes

■ Vergleicht man das Selbstbewußtsein, mit dem einige der heute noch überwiegend männlichen Gynäkologen in Kliniken, auf Kongressen oder auch in den Sprechzimmern auftreten, so mögen manche Versuche ihrer Vorgänger geradezu bescheiden erscheinen. Zaghaft begann im ausgehenden 17. Jahrhundert der männliche Arzt, das sowohl von der weltlichen als auch von der kirchlichen Obrigkeit wenig reglementierte Frauenleben nicht nur ideologisch, sondern auch ganz praktisch in den Griff zu nehmen.
Der entblößte Frauenkörper war zu dieser Zeit für den fremden Mann tabu. Wie sollte der akademisch gebildete Arzt dann die weibliche Biologie studieren? Aus unserer heutigen Perspektive muten so manche männlichen Anstrengungen und Verrenkungen, um einen Blick unter den Rock der Frauen werfen zu können, amüsant an. Und doch waren es die ersten Versuche, die weibliche Geschlechtlichkeit zu definieren, zu normieren und zu kontrollieren.
Nicht seit jeher war die Frauenheilkunde männlich geprägt. Lange Zeit war das Wissen um Schwangerschaft und Geburt, um Verhütung und Abtreibung die Domäne der Hebammen und »weisen Frauen«. Die »Hebe- oder Wehemütter«, wie sie seit dem 11. Jahrhundert hießen, spielten eine wichtige Rolle im Leben der Frauen, aber auch in der dörflichen oder städtischen Gemeinschaft. Vielerorts wurden die Hebammen von den verheirateten Frauen einer Gemeinde gewählt. Es waren verheiratete oder verwitwete Frauen aus ihrer Mitte, lebenserfahren und wegen ihres geburtshilflichen Geschicks aufgefallen. Den so gewählten Hebammen konnten die Dorfbewohnerinnen ganz besonders vertrauen, denn eine gute Beziehung zur Hebamme galt nicht nur als Voraussetzung für eine

gut verlaufende Geburt, sondern sie förderte auch den Zusammenhalt der weiblichen Gemeinschaft. Denn Schwangerschaft und Geburt waren kollektive weibliche Ereignisse, um die sich viele rituelle Feste rankten, deren Zeremonienmeisterinnen die Hebammen waren.[8] Das Wissen der Hebammen wurde von Frauengeneration zu Frauengeneration weitergegeben, schriftliche Aufzeichnungen sind nur wenige überliefert.

Petersilie, Suppenkraut

Wollten die Frauen ihre Blutungen wieder in Gang setzen, so gab es im Mittelalter und in der Zeit danach allerlei pflanzliche Mittel. »Petersilie, Suppenkraut wächst in unserem Garten, unser Ännchen ist die Braut, soll nicht länger warten.« Ein Vers, den wir als Kinder vor uns hinplapperten, ohne zu wissen, daß es sich dabei nicht nur um Küchenkräuter handelte, sondern auch um Mittel gegen ungewollte Schwangerschaft. Damals bestand die Verhütung oft in einer durch Kräuter initiierten Abbruchblutung. Der Sewen- oder Sadebaum war für seine abortive Wirkung bekannt und hieß deswegen im Volksmund auch Kindsmord- oder Jungfernbaum. Ein Göttinger Professor berichtete: »Wenn ich aufs Land reisete und an einem Dorfgarten vorbeikam, in welchem ich einen Sewenbaum oder -busch sahe, so wußte ich aus vielen Fällen, wo meine Vermutung eingetroffen war, daß der Garten dem Barbierer oder der Hebamme des Dorfes gehöre. Betrachtet man diese Bäume oder Stauden, so sind sie gewöhnlich ihrer Krone beraubt, weil sie so oft berupft, auch mitunter bestohlen werden.« Um dieser Unsitte ein Ende zu bereiten, verbot man im 19. Jahrhundert »amtsärztlich«, Pflanzen mit abtreibender Wirkung anzubauen; und im Berliner Tiergarten scheute man sich nicht, einige alte Exemplare des Sadebaumes kurzerhand zu fällen.

Männer hatten in dieser Welt nichts zu suchen. Erst am Ende des 17. Jahrhunderts gelang es akademisch ausgebildeten Ärzten, sich in die Geburtshilfe einzuschleichen – nicht selten, indem sie das Wissen von Hebammen ausschöpften und es dann unter ihrem Namen veröffentlichten.

Vielfältig sind die Gründe, die zum Untergang der Hebammen und weisen Frauen führten. Hebammen hatten eine wichtige gesellschaftliche Funktion und waren deshalb sowohl der Kirche als auch der weltlichen Obrigkeit ein Dorn im Auge. In zahlreichen Hebammenverordnungen versuchten Pfarrer und Bürgermeister, sie ans Gängelband zu legen. Sicher spielen auch die Hexenverfolgungen des späten Mittelalters und der frühen Neuzeit eine wesentliche Rolle, denn viele der Frauen, die auf Scheiterhaufen verbrannt wurden, waren Hebammen. So starben zwischen 1627 und 1630 in Köln fast alle Hebammen auf dem Scheiterhaufen.

Mit dem Ende der Hexenverbrennungen – die letzte »Hexe« wurde 1775 im bayerischen Kempten verbrannt – war auch das weibliche Wissen um Verhütung, aber auch um den eigenen Körper, um Schwangerschaft und Geburt untergegangen. Damit waren die Frauen von ihrem eigenen Wissen um ihre Körperlichkeit abgeschnitten, und es gab noch kein Wissen, das an diese leere Stelle hätte gesetzt werden können. So verwundert es nicht, daß nicht nur die Zahl der Geburten sprunghaft anstieg, sondern auch die Zahl der Frauen, die im Kindbett starben.

Die akademisch-naturwissenschaftliche Medizin, die zu dieser Zeit mehr und mehr Fuß faßte, hatte dem nichts entgegenzusetzen. Ganz im Gegenteil: Sie versuchte alle anderen, »nicht akademischen Heilungsmethoden« zu disqualifizieren, indem sie sie als »unwissenschaftlich« und damit auch unrechtmäßig abstempelte. Sie allein beanspruchte die Kompetenz in der Ausübung des Heilberufs. Gleichzeitig formulierte die männliche akademisch gebildete Ärzteschaft rigide Zugangsbeschränkungen für die Universitäten und schloß Frauen für Jahrhunderte ganz von der akademischen Ausbildung und damit auch von den Heilberufen aus.

Hüter der Sittlichkeit

Die Frauenheilkunde entwickelte sich anders als andere Disziplinen der Medizin wie Zahnmedizin, Urologie oder Orthopädie. Natürlich halfen einzelne medizinische Entwicklungen in der

Gynäkologie den Frauen auch, wieder gesund zu werden oder schwierige Geburten zu überstehen. Trotzdem spiegelt die Geschichte der Gynäkologie auf vielfältige Weise die gesellschaftliche Macht des Mannes und sein Bestreben, die weibliche Gebärfähigkeit zu kontrollieren. Die Unterwerfungsversuche geschahen im Namen der »Volksgesundheit«, später vielfach unter dem Deckmantel des medizinischen Fortschritts, was dem aufstrebenden Berufszweig vor allem in diesem Jahrhundert die weibliche Anhängerschaft sicherte.

Ein Vorfahr des heutigen Frauenarztes war der Gerichtsmediziner des späten 18. Jahrhunderts, der sich Gedanken darüber machte, wie Schwangerschaften von »ledigen Weibspersonen« aufzuspüren wären. Damit sollte dem damals häufiger vorkommenden »Kindsmord« vorgebeugt werden.

Mit dem ausgehenden 18. Jahrhundert schwang sich der Frauenarzt zum Experten für weibliche Sexualität auf, für Empfängnis und Geburt, für weibliche Reinlichkeit und Säuglingspflege. Er schrieb vor, wie Töchter zu künftigen Müttern zu erziehen seien, und erteilte Ratschläge zur Erhaltung der Leibesfrüchte.[9] Er erhob sich zum Wächter über Sitte und Anstand: Im Namen der Volksgesundheit überwachten Ärzte die Prostituierten – häufig arme Frauen, die mittellos in die Städte drängten – und trieben ihre gynäkologischen Studien an ihnen. Gynäkologen machten sich zu Kontrolleuren weiblicher Fruchtbarkeit. Gerade Mediziner setzten sich für die Bestrafung von Schwangerschaftsabbrüchen ein. Viele scheuten sich nicht, eng mit der Polizei zusammenzuarbeiten und Frauen an die Justiz auszuliefern.

In dieses Kapitel medizinischer Gewalt gehören auch die Forschungen, Zwangsabtreibungen und Sterilisationen an »minderwertigen« Frauen, die bis heute andauern. Folgt man den Berichten von Frauen aus der Dritten Welt, so werden zum Beispiel empfängnisverhütende Medikamente wie Dreimonatsspritze oder Schwangerschaftsimpfungen unter Zwang an Frauen getestet. Zum Profit der Pharmaindustrie und zum Vorteil der Frauen aus den reichen Ländern.

Verfechter medizinischer Gewalt

Ein besonders düsteres Kapitel ist die Zusammenarbeit der Gynäkologen mit den Nationalsozialisten. »Hier stehen wir, und wenn man uns braucht, sind wir bereit«, rief 1935 August Mayer, Vorsitzender der Deutschen Gesellschaft für Gynäkologie, Hitler zu. Er war wie viele seiner Kollegen um die Qualität des deutschen Nachwuchses besorgt und forcierte eine qualitative Eugenik. Das Gesetz zur »Verhütung erbkranken Nachwuchses« (1933) bildete die Grundlage, auf der in den darauffolgenden zwölf Jahren 300 000 Frauen und Männer von Gynäkologen zwangssterilisiert werden sollten.[10]

Linda S., geboren 1921, wurde als Siebzehnjährige gegen ihren und den Willen ihrer Familie sterilisiert, weil ihre Hände verkrümmt waren. Auch Christine F. wurde Opfer einer Gynäkologenzunft, die ohne Widerstand die staatlichen Anweisungen befolgte. Sie war einseitig erblindet. Man brach gegen ihren Willen ihre Schwangerschaft ab und sterilisierte sie dabei gleich. Damit – so sagt sie selbst im Rückblick – war ihr Leben ruiniert: Als sterilisierte Frau durfte sie nicht heiraten; ihr Verlobter verließ sie. Mindestens 5000 Frauen starben an der Sterilisation, die Überlebenden haben bis heute keine Entschädigung erhalten. In Gefängnissen und den KZs mißbrauchten Forscher Frauenkörper für ihre wissenschaftlichen Zwecke. So testete der Pharmakonzern Schering seine Hormonpräparate an weiblichen KZ-Häftlingen. Die Hinrichtung der Frauen wurde auf einen bestimmten Zeitpunkt ihres Zyklus festgesetzt, damit die gleich nach dem Tode vorgenommene Sektion »ergiebig« war. Man wollte wissen, ob der Schock einen spontanen Eisprung ausgelöst hatte.[11]

Bis vor kurzem haben die Gynäkologen sich nicht damit auseinandergesetzt, welche Rolle ihre Zunft im Nationalsozialismus gespielt hat. Ein Grund dafür ist sicher die Tatsache, daß viele Gynäkologen der Nazizeit nach dem Krieg weiter in führenden Positionen blieben und hohes gesellschaftliches Ansehen genossen. Manfred Stauber, Gynäkologe und Psychotherapeut an der Frauenklinik in München, sieht eine weitere Ursache in den überholten Wertvorstellungen von Gehorsam und Obrigkeitsdenken, die bis heute das Klima in vielen Frauenkliniken bestimmen und einer Aufarbeitung entgegenstehen.[12]

Vermutlich problematisierte er diesen Zusammenhang nicht zufällig auf einer Tagung der »Deutschen Gesellschaft für psychosomatische Geburtshilfe und Gynäkologie« mit Schwerpunkt Pränatale Diagnostik. Heute sind es zwar keine Gesetze, die die Auslese sogenannten kranken Nachwuchses erzwingen, doch ohne Zweifel bewirken viele der diagnostischen Verfahren, die den Fötus im Mutterleib abchecken, ebenso eine Selektion von »wertem« und »unwertem« Leben. Und wieder spielen Gynäkologen, vielfach in Zusammenarbeit mit Humangenetikern, eine zentrale Rolle. Sie sind es, die immer ausgefeiltere Verfahren der vorgeburtlichen Auslese entwickeln. Und sie nutzen ihre Nähe zu den Frauen, um diese Techniken anzubringen.[13]

Dem »Hüter der Sittlichkeit« von einst übertrug der Staat später die Aufgabe, Geschlechtskrankheiten zu melden und Frauen, die abtreiben wollten, vor den Kadi zu bringen. Bis heute trägt das Berufsbild des Gynäkologen diese Züge, zuletzt verankert im Paragraphen 218.

Aber es gibt inzwischen auch eine Reihe sowohl weiblicher als auch männlicher Frauenärzte, die eine andere Berufsauffassung haben. Sie verstehen sich in erster Linie als »Sorgende«, interessieren sich nicht nur für Organe und Symptome, sondern auch für Lebensgeschichte und Konflikte der Frauen. Sie legen Wert darauf, ein Vertrauensverhältnis zu ihren Patientinnen zu entwickeln. Leider reibt sich ein solches Konzept mit den Kontrollaufgaben, die ÄrztInnen von staatlichen Instanzen bis heute zugesprochen werden. Beispielhaft dafür ist die Härte, mit der die Justiz – unter Berufung auf den Paragraphen 218 – gegen den Memminger Arzt Dr. Theissen vorging, der seinen Patientinnen mit Rat und Tat beigestanden hatte, statt sie zu überwachen und zu bevormunden. So wie der Memminger Frauenarzt denken inzwischen 41 Prozent der GynäkologInnen. Sie wünschen sich eine Liberalisierung des Abtreibungsparagraphen, da »sich ärztliches Handeln in erster Linie an der Person und den Problemen der Patientin orientieren muß«. Aber um keine Euphorie aufkommen zu lassen: Es waren vor allem die Frauen unter den GynäkologInnen, die für die Fristenregelung stimmten, während nur etwa ein Drittel der männlichen Frauenärzte sich für eine Veränderung im Sinne der Frauen aussprach.[14]

Immer auf der Höhe der Zeit

1938 sprach Professor Dr. August Mayer vom »Heldentod auf dem Schlachtfeld der Fortpflanzung«.
1993 feiert Professor Dr. Erich Saling die »Erschließung unserer eigenen vorgeburtlichen Wiege, unseres eigenen Weltraums im Unterleib«.

Unterm Rock der Frauen

»Endlich haben wir Licht in das Dunkel des weiblichen Gebärapparates gebracht«, frohlockte Ende der 80er Jahre der Kieler Gynäkologe und Reproduktionstechniker Kurt Semm in der Deutschen Tagesschau. Bis dahin war es ein weiter Weg. Erst durch die Entwicklung des Ultraschallgerätes in den 70er Jahren dieses Jahrhunderts war es möglich geworden, das Körperinnere der Frau und das, was sich dort entwickelt, sichtbar zu machen. Vorher war der Untersuchende auf Abtasten und Befragen der Frau angewiesen.
Die Historikerin Barbara Duden beschreibt eindrücklich, wie seit dem Ende des 17. Jahrhunderts das Frauen-Innere zunehmend systematisch untersucht und öffentlich gemacht wurde.[15] Zuerst war es der Blick durch das Schlüsselloch in öffentlichen Bädern, dann die vaginale Untersuchung lediger Frauen in öffentlichen Gebärhäusern und schließlich der mit Hilfe des Spekulums ins Innere der »unehrenhaften« Frauen gerichtete Blick.
Der »fremde« untersuchende Mann drang immer mehr in den weiblichen Körper und kleidete das in die entsprechende Ideologie. William Smellie zum Beispiel, der Londoner Medizinstudenten Anschauungsunterricht in Geburtshilfe und Frauenheilkunde gab,

verstand die weibliche Anatomie geradezu als eine Einladung zur vaginalen Untersuchung. In seinem 1752 erschienenen Buch über Frauenheilkunde heißt es, die »Schamspalte« habe ihre charakteristische Form, damit beim Geschlechtsverkehr der Penis und bei der Untersuchung der Finger des Frauenarztes eingeführt werden könne.[16]

Ärzte fingen an, den Körper der Frauen zu befühlen. Ein Tabubruch zu jener Zeit, denn Geburtshilfe war bislang ausschließlich Frauensache gewesen. Auch war es unvorstellbar, daß ein fremder Mann den Körper oder gar die Geschlechtsorgane einer Frau betrachtete, geschweige denn untersuchte. Andererseits interessierten sich vor allem die Gerichtsmediziner für das, was sich im Leib der Frau abspielte, »um möglichen Kindsmord zu verhindern«. Sie wollten sich dabei nicht mehr, wie bis dahin üblich, mit dem Befragen der Frau zufriedengeben, sondern sie wollten selbst betasten und anschauen. Der Gerichtsmediziner Wilhelm Gottfried von Ploucquet (1744–1814), der seine ärztliche Aufgabe darin sah, »Schwangerschaften zu entdecken«, forderte deshalb »eine allgemeine Anstalt von gesellschaftlichen Bädern, welche alle Monat von einer jeden unverheirateten Weibsperson von 14–48 Jahren« aufgesucht werden sollte.[17]

Um Frauen überwachen zu können, mußte sich also der männliche Mediziner Kenntnisse über die weibliche Anatomie aneignen. Aber wie kommt mann zu seinem Anschauungsmaterial? In Frankreich reiste eine Hebamme namens Madame Coudrey mit ihrem »Mannequin« umher, einer Phantompuppe, an der männliche Geburtshelfer, »Accoucheure« genannt, ausgebildet wurden. Ihnen war vor allem die operative Geburt vorbehalten. Ansonsten erwiesen sich die öffentlichen Gebärhäuser, wie sie unter anderem in Göttingen, Kassel, Tübingen und Berlin zu finden waren, als Experimentierfeld für neugierige Mediziner. 1751 entstand im Göttinger Gebärhaus die erste systematische Arbeit über Schwangerschaftsverläufe. Zu diesem Zweck waren 135 ledige Schwangere fortlaufend beobachtet und untersucht worden.

Es muß in diesen Gebärhäusern entwürdigend zugegangen sein. So hatten in der Wiener Gebäranstalt die Frauen den Studenten zur

Verfügung zu stehen, sooft diese es wollten. Mitunter wurde eine Frau dreißigmal am Tag vaginal untersucht. Neben aller Demütigung war diese Praxis jedoch vor allem lebensgefährlich, denn die Ärzte schleppten mit ihrem mit Pomade eingefetteten Finger zahlreiche Krankheitskeime ins Innere der Frauen. Erst gegen Ende des 19. Jahrhunderts begannen die Mediziner, sich vor der Untersuchung sterilisierte Gummihandschuhe überzustreifen. Zudem waren die Ärzte an normalen Geburten wenig interessiert. Schließlich mußten sie den Umgang mit Zange, Saugglocke oder Messer erlernen, und deshalb stieg die Zahl der operativen Eingriffe sprunghaft an, und es verwundert nicht, daß gerade in diesen Gebäranstalten unverhältnismäßig viele der meist jungen Frauen an Kindbettfieber, Infektionen oder inneren Verletzungen starben und daß die Säuglingssterblichkeit rapide zunahm.[18]

Auch manche Ärzte kritisierten diese entwürdigenden und lebensgefährlichen Praktiken. Zum Beispiel schrieb Professor Peter Weidmann, der einem Entbindungshaus für ledige Mütter vorstand: »Damit arme Schwangere nicht durch leeres Vorurteil oder übel verstandene Schamhaftigkeit abgehalten werden mögen, sich im Entbindungshause einzustellen, so dürfen vielleicht junge Geburtshelfer zur praktischen Anleitung nicht sogleich im Anfang zugelassen werden.«[19] Viele ledige Schwangere – ohnehin schon durch die »illegitime« Schwangerschaft entehrt – wollten nicht länger Anschauungsobjekt und Versuchskaninchen für eine aufstrebende Medizin sein. Mehr und mehr Frauen weigerten sich, diese Entbindungsheime aufzusuchen. Deshalb ergingen Ende des 18. und Anfang des 19. Jahrhunderts in vielen deutschen Staaten landesfürstliche Erlasse, die die schwangeren Frauen unter Androhung von Strafe zwangen, in Gebärhäusern zu entbinden.

Suffragetten gegen den »Stahlpenis«

Bis in unser Jahrhundert hinein mußten bei der Untersuchung »ehrbarer« Frauen bestimmte Anstandsregeln eingehalten werden. Der Arzt kniete vor der angezogenen Frau. Das Spekulum, erfunden im

Als wäre ich Luft

1992: Eine dreißigjährige Frau beschreibt ihre Erfahrungen in einer deutschen Universitätsklinik. Sie ist mit dem Verdacht auf eine Eileiterschwangerschaft eingeliefert worden.

»Ich sitze frierend auf dem Gynäkologenstuhl. Auf Anweisung einer Krankenschwester habe ich mich bereits ausgezogen und warte auf den Arzt. Es vergeht bestimmt eine Viertelstunde, bis endlich die Tür forsch aufgemacht wird. Fünf Männer, am Schluß eine Krankenpflegeschülerin, betreten den Raum: Stationsarzt, Oberarzt und seine Studenten. Niemand hat mich gefragt, ob mir das recht wäre. Es war überhaupt so, als wäre ich Luft und nur mein Körper säße da. Der Oberarzt stellt sich mit Namen vor und plaziert sich vor mich in die Mitte. Die restlichen Herren links und rechts. Er untersucht mich mit der Hand, innerlich und äußerlich, und fordert den neben ihm stehenden Studenten auf, mich ebenfalls abzutasten. Er fordert mich wiederholt auf, lockerzulassen; raunzt mich auch dann noch an, als ich ihn darauf hinweise, daß es weh tut. Noch ungeduldiger wirkt er, als ich ihm nicht genau sagen kann, ob es links oder rechts weh tut. Nachdem er mir auch den Darm abgetastet hat, richtet er sich auf und wendet sich seinen Studenten zu, um ihnen in der Fachsprache den vermuteten Befund mitzuteilen. Nicht mir. Mir blieb wirklich einen Moment die Luft weg. Ich fühlte mich total ausgeliefert. An mich richtete er die Frage, ob ich denn hätte schwanger werden wollen. Nach einem kleinen Nein starren mich sechs Augenpaare an. Ich sitze noch immer auf dem Gynäkologenstuhl. Keine Aufforderung zum Anziehen. Die Männer unterhalten sich. Ich frage nach, ob ich fertig sei. Keine Antwort. Die Schülerin fragt nach. Keine Antwort. Ich frage nochmals, lautstark, nach. Keine Antwort. Ich stehe auf, schubse zwei Studenten zur Seite, reiße den Vorhang der Kabine zu und ziehe mich, zitternd und mit Tränen in den Augen, an.«

19. Jahrhundert, kam vor allem bei den »unehrenhaften« Huren zum Einsatz. Denn selbst Mediziner waren der Meinung, einer anständigen Frau sei diese Prozedur nicht zuzumuten. Schließlich würden die Frauen allein schon durch den männlichen Blick entehrt: Für eine Untersuchung mit dem Spekulum oder mit der

Gebärmuttersonde mußte die Frau ihren Unterleib entblößen und die Beine spreizen. Assoziationen zum Geschlechtsverkehr lagen auf der Hand. Prostituierte hingegen konnte man getrost damit traktieren, denn schließlich hatten sie ihre »Ehre« (in dem Sinne, wie der Ehrbegriff von Männern definiert wurde) längst verloren. An ihnen konnte der Arzt die gynäkologischen Instrumente erproben. So arbeiteten die Ärzte und die Sittenpolizei bei der Bekämpfung von Geschlechtskrankheiten wie Syphilis oder Tripper Hand in Hand.

Daß es ganz nebenbei auch »unschuldige« Frauen traf, die aus anderen Gründen nicht so recht ins Bild des prüden Biedermeierzeitalters paßten, belegen historische Quellen. Zum Beispiel der Fall von Mrs. Perry und ihrer sechzehnjährigen Tochter. Sie fielen der Polizei auf, da sie zu später Stunde noch durch die engen Londoner Gassen spazierten – ein für die damalige Zeit unziemliches Verhalten für Frauen. Deshalb wurden die beiden von den Ordnungshütern aufgegriffen und unter lautstarkem Protest zum Revier mitgeschleift. Nach peinlicher Befragung ordnete der Richter die regelmäßige Untersuchung beider Frauen mit dem Spekulum an. Über ein Jahr lang sollten sie sich jeden Monat einmal dieser Prozedur unterziehen. Mrs. Perry war entsetzt über diese öffentliche Demütigung durch die »Sittenwächter«. Als kein Einspruch und kein Protest half, stürzte sie sich verzweifelt in einen Londoner Kanal und ertrank.[20]

»Lieber sterben als diese Untersuchungen aushalten«, war die Devise einer ganzen Reihe von amerikanischen und englischen Frauen, aber auch einiger Männer, die um den sittlichen Verfall der Frauen fürchteten. Sie bezeichneten die Untersuchung als »instrumentelle Vergewaltigung« und nannten das Spekulum »Stahlpenis«. Sie empfanden die Untersuchung als tiefe Ehrverletzung aller Frauen, die Prostituierten eingeschlossen. In England wurden Unterschriften gegen diese »Sittenverordnungen« gesammelt. Diese Aktion wurde von so berühmten Frauen wie Florence Nightingale unterstützt.

Wie verhält sich das Ende des 20. Jahrhunderts?

Regelmäßige Inspektionen des Unterleibs

Anders noch als um die Jahrhundertwende entblößen Frauen sich heute freiwillig und legen sich wie selbstverständlich auf den gynäkologischen Stuhl. »Aus der Untersuchungssituation des knienden Arztes vor der stehenden Frau im langen Gewand ist die hingestreckte Frau auf dem Gynäkologenstuhl geworden, die der Arzt mittels Hydraulik für seinen Blick in alle Stellungen zu bewegen vermag. Die Frau liegt vor ihm mit gespreizten Beinen, ähnlich einer Haltung im Sexualverkehr.«[21]

Oberflächlich betrachtet, erscheint es, als verspürten die Frauen weder Scham, noch wären sie peinlich berührt. Daß diese Vorstellung trügt, soll an anderer Stelle ausgeführt werden. Dennoch steht fest, daß diese Gefühle Frauen nicht davon abhalten, die gynäkologische Praxis häufig aufzusuchen und sich immer wieder aufs neue dem Ritual der Entblößung und Untersuchung zu unterziehen.

Auf den ersten Blick scheinen die GynäkologInnen fast zu Vertrauten der Frauen geworden zu sein. Im Vergleich zu anderen Fachärzten werden sie inzwischen von ihnen am häufigsten und regelmäßigsten aufgesucht. Es sind sozusagen ihre Hausärzte. Viele Frauen sehen es heute als selbstverständlich an, von ihrer Jugend bis ins hohe Alter in regelmäßigen Abständen ihre äußeren und inneren Geschlechtsorgane der genauen Untersuchung durch den Gynäkologen auszusetzen. Aber nicht etwa, weil sie krank sind, sondern nur, um sich bestätigen zu lassen, daß alles »normal« oder in Ordnung ist. Eine niedergelassene Frauenärztin: »Nach der Sprechstunde frage ich mich manchmal, was ich eigentlich den ganzen Tag getan habe? Neunzig Prozent waren Pillenverschreibungen oder Bestätigungen, daß die Frauen in Ordnung oder normal sind.«[22]

Bei den Inspektionen der weiblichen Geschlechtsorgane verlassen sich die Ärzte heute immer weniger auf den Tastsinn ihrer Hände. Zunehmend setzen sie Apparate wie Mammographie, Herztonwehenschreiber (kurz: CTG) oder Ultraschallgeräte ein und lassen sich von deren Aussagemöglichkeiten in ihrer Wahrnehmung und ihrem Denken einengen. Die Apparate schieben sich gleichsam zwischen den Gynäkologen und die Patientin und bestimmen deren Beziehung zueinander. Der letzte Schrei ist der Vaginal-Scanner, ein Stab, der in die Scheide der Frau eingeführt wird und die Bilder vom weiblichen Innenraum direkt auf einem angeschlossenen Monitor abbildet. Erst kürzlich schwärmte ein Ultraschallspezialist davon, wie sehr seine Patientinnen »auf diesen Vaginal-Scanner stehen«. Die Assoziation zum Phallus bleibt bei allen Frauen, mit denen ich gesprochen habe, nicht aus. Nur die männlichen Gynäkologen scheinen bislang die Ähnlichkeit zu ihrem Geschlechtsteil noch nicht bemerkt zu haben. Oder doch? Eine Psychologin in einer Frauenklinik erzählt, daß Ärzte sich vor der Untersuchung ihren weißen Kittel zuknöpfen oder daß das Ritual der Untersuchung mit dem Vaginal-Scanner länger dauert. Und auch den Herstellerfirmen scheint der Werbeträger »Phallus« nicht entgangen zu sein: »Straight to the point«, heißt es in einer Anzeige, in der der schematisierte Stab direkt auf eine Eizelle zielt.[23]

Mit Hilfe der Technik gelingt es den Gynäkologen immer umfassender, das Innere der Frau zu erobern. Natürlich höre ich jetzt viele MedizinerInnen über die großen diagnostischen Vorteile dieser Apparaturen philosophieren; welche Krankheiten frühzeitig erkannt und dadurch die Frauen gerettet werden können. Sicherlich

Rumstochern

Thea, im vierten Monat schwanger, berichtet über ihre Erfahrungen mit dem Vaginal-Scanner: »Die letzten Male war es schrecklich beim Frauenarzt. Obwohl ich ihn schon seit einigen Jahren kenne, ist er jetzt, wo ich schwanger bin, ganz anders geworden. Er sieht mich gar nicht mehr, tut so, als ob er mein Kind beschützen müßte. Am schlimmsten war es letztes Mal, als ich meinen Freund zur Untersuchung mitbrachte. Er machte einen vaginalen Ultraschall, um meinem Freund das Kind auf dem Bildschirm zu zeigen. Aber das Bild war verschwommen; also stocherte er mit seinem Stab in meiner Scheide rum, damit er und mein Freund das Kind auf dem Bildschirm besser sehen konnten. Es tat mir richtig weh, aber trotzdem hörte er nicht auf.«

mag in dem einen oder anderen Fall die medizinische Technologie auch sinnvoll sein, aber rechtfertigt dies einen solch breiten Einsatz?

Mit einer Heilsbotschaft dieser Art kommt jede neue Technologie daher und findet folgerichtig – kaum auf dem Markt – immer mehr Anwendung. Gerade die bildgebenden Verfahren wie der Ultraschall werden aufgrund ihrer angeblichen Harmlosigkeit immer häufiger und oft ohne gründliches Nachdenken eingesetzt. Doch die computererzeugten Bilder verändern die Sinneswahrnehmung der Mediziner. Und sie prägen das Bild, das die Patientin von sich selbst hat.

»Blind durch eine Flut von Bildern?« fragte vor kurzem ein Chefarzt und kritisierte, daß es heute in der Medizin mehr um das Bildermachen als ums Gedankenmachen gehe. Schließlich gibt es kein Bild ohne den jeweiligen subjektiven Betrachter, der ergänzt, deutet und interpretiert. »Bilder sind vom Diagnostiker gezeichnete Landkarten, aber sind sie auch sein Territorium?«[24] Was der Arzt Linus Geisler noch mit einem Fragezeichen versieht, beantwortet der Berliner Gynäkologe und Geburtshelfer Erich Saling prompt, wenn er schwärmt: »Seit Beginn der sechziger Jahre ist der intrauterine Raum auf eine seinerzeit unvorstellbare Weise vielfältig und dazu außerordentlich rasch medizinisch erschlossen worden.«[25]

Das Innere der Frau beschrieben als Territorium des Mannes! Davon konnten die gynäkologischen Anfänger vor 200 Jahren nur träumen. Mußten sie sich an das mögliche Ungeborene noch mit vielerlei Tricks herantasten, so sieht der heutige Gynäkologe bereits den wenige Stunden alten Embryo schwarz auf weiß auf dem Monitor flimmern. Während er auf die computererzeugte Abbildung starrt, wird er blind für alles, was nicht zu diesem Bild gehört.

Vor allem übersieht er die Frau, in deren Leib dieses Wesen erst zum Menschen heranwachsen kann. So werden neue Wirklichkeiten konstituiert, in denen Embryonen, intrauterine Räume oder »Versorgungssysteme« Platz haben, aber keine leibhaftigen Frauen mehr.

Eroberung des weiblichen Innenraums

Je deutlicher der weibliche Innenraum im Blickfeld erscheint, desto mehr verschwindet die Frau. Vor allem die männlichen Gynäkologen scheinen dabei in die Technik verliebt zu sein. Im medizinischen Jargon taucht die Frau dann nur noch als »defekter Eierstock«, »verklebte Eileiter«, »geknickte Gebärmutter« oder »zu hoher Androgenhaushalt« auf. Nicht die Frau interessiert den Gynäkologen-Mann. Vielmehr sind es ihre Eierstöcke, die er »stimulieren« will, ist es ihr »Ei«, das er »ernten will«, oder ihre »Gebärmutter«, die er künstlich zu simulieren hofft. Zunehmend nutzen manche Gynäkologen ihre Nähe zur Frau und damit zu Schwangerschaft und Geburt aus, um für ihre Forschungen an Embryonen und Föten heranzukommen. Sie experimentieren mit 24 Wochen alten »Föten« aus späten Abtreibungen, versuchen, sie als »Transplantationsmaterial« zum Beispiel für Gehirntransplantationen zu nutzen. Der inzwischen in die USA ausgewanderte Gynäkologe Beller und sein Münsteraner Kollege Holzgreve haben sich Ende der 80er Jahre zum Beispiel mit ihrem Engagement, Neugeborene ohne Großhirnrinde, *Anencephale,* als Ersatzteillager für Organe zu nutzen, hervorgetan. Letzterer engagierte sich in den letzten Jahren vor allem in der vorgeburtlichen Auslese. Er entwickelte immer ausgefeiltere Methoden, um bereits in der Schwangerschaft genetische Normabweichungen des Fötus herauszufinden. Der jüngste Hit des Wolfgang Holzgreve: Ein einfacher Bluttest soll bereits in der sechsten Schwangerschaftswoche Auskunft über den genetischen Status des Ungeborenen geben. Der Test ist bereits patentiert, und in wenigen Jahren soll er den Markt erobern. Solche medizinischen Angebote werden sicherlich den in den letzten Jahren zunehmenden Anspruch werdender Eltern auf perfekten Nachwuchs weiter verfestigen helfen.

Mehr und mehr geht es in der Gynäkologie um eine »Imitation der Fortpflanzung«, um die Hervorbringung von qualitativ hochwertigem Nachwuchs. Neue Fachdisziplinen haben sich in den letzten 20 Jahren entwickelt: zum einen die Fortpflanzungsmedizin, deren Vertreter die Zeugung und Aufzucht im Labor versuchen, und zum

anderen die Pränatalmedizin, die sich um die Qualität des Nachwuchses bemüht. Der Kieler Professor Kurt Semm, ein Pionier der deutschen Reproduktionsmedizin, gibt sich denn auch ganz optimistisch: »Die Aufzucht des Homo sapiens im Reagenzglas ist meines Erachtens ein technisches Problem und nicht unlösbar. Wenn Sie dran denken, daß ein Hühnerei ohne Sauerstoffwechsel oder ein Schildkrötenei im Sand heranwächst, bis die Schildkröte rauskommt und ans Meer wandert – warum soll es nicht möglich sein, die Plazenta, die ja lediglich nur an einer Membrane sitzt und die ganzen Nährstoffe der Mutter, Sauerstoff, Kohlensäure und so weiter austauscht, an irgendeine Wand zu setzen, die wir technisch entwickeln und wo der ganze Embryo genauso ernährt wird wie in Ihrem Unterleib. Das ist ein technisches Problem, es ist rein physikalisch, das sind geistige Klimmzüge, ein bißchen Chemie.«[26]
Manchmal entsteht der Eindruck, daß Männer in solchen Gedankenspielen mit einiger »geistiger Anstrengung« das aufholen wollen, worum sie Frauen schon seit Jahrtausenden beneiden. In diesem Licht erscheinen die Mühen des Herrn Semm und seiner Kollegen als ein Abmühen mit der eigenen Identität oder, anders gesagt, als das Bestreben, fertig zu werden mit dem Umstand, geboren worden zu sein, aber selbst nicht gebären zu können, also immer von einer Frau abzustammen.
Wir können über den wahren Ursprung dieser Gedanken nur Mutmaßungen anstellen. Aber wir sehen den Effekt. Es geht um Macht. Und mit den Instrumentarien der modernen Reproduktionsmedizin und Humangenetik – seien sie im Moment auch noch nicht massenhaft praktikabel – haben Ärzte nicht nur neue Machtinstrumente geschaffen, sondern auch neue Märkte erschlossen. Vermutlich teilen viele Gynäkologen diese »Euphorie für die Machbarkeit« nicht mit ihrem Kollegen aus Kiel. Und trotzdem machen solche Ausführungen einiger publikumswirksamer Pioniere öffentliche Meinung; und was heute laut gedacht wird, ist vielleicht morgen schon Realität.
Da tickern Ende der 80er Jahre weltweit Meldungen über der Fernschreiber, daß in Bologna ein Versuch läuft, Gebärmütter künstlich am Arbeiten zu halten. Oder man liest über einen australischen

Professor, der hirntoten Frauen Embryonen einpflanzen will, damit sie diese austragen. Bereits drei Jahre später übertrifft die Realität diese kühne Phantasie: In der Erlanger Universitätsklinik wird das Experiment gewagt, den Sterbeprozeß der für hirntot erklärten Schwangeren Marion P. mit Hilfe von Maschinen zu verlängern, um den zwölf Wochen alten Fötus in ihrem Leib sich entwickeln zu lassen. Viele Menschen – quer durch alle sozialen Schichten – sind erschüttert von diesem Experiment. Ethische Grundvorstellungen vom Anfang und vom Ende unseres Lebens sind dadurch ins Wanken geraten. Doch ethische Maßstäbe scheinen sich immer mehr am medizinisch Machbaren auszurichten. So gerät der Bonner Gynäkologe Professor Manfred Hansmann bei der Verteidigung des Erlanger Experiments regelrecht ins Schwärmen: Im Rahmen einer Talk-Show verkündet er, Marion P. habe ihre »Traumrolle« gefunden, ja, sie sei die »Traummutter«, denn sie beschütze ihr Kind über den eigenen Tod hinaus.[27]

Manager des weiblichen Lebenszyklus

■ In früheren Zeiten waren Frauen mal heilig: Göttinnen, die verehrt wurden; Amazonen, die kämpften; Lebensspenderinnen . . . Vor allem in den Zeiten des »Monatsflusses« und vor oder nach einer Geburt galten sie als unantastbar. Aber das ist lange her. Sehr lange.

Frauen als verkorkste Männer

Spätestens mit der Antike hat sich diese Auffassung radikal verändert. Die körperliche Vielfalt der Frau, ihre Fähigkeit, Leben zu geben – vorher Anlaß zur Bewunderung – , gerieten ihr jetzt zum Nachteil. Seither gelten Frauen als verkorkste Männer. Schließlich mußten sie sich im Unterschied zum Mann monatlich mit dem »Monatsfluß« reinigen, und ihre im Körper umherwandernde Gebärmutter verursachte »1000 weibliche Übel«. Außerdem galt die Frau als zeugungsunfähig. Nur ihre Monatsblutung steuerte sie als »rohe Materie« zur Entstehung eines Kindes bei. Im Gegensatz dazu verkörperte der männliche Samen das schöpferische Zeugungsprinzip.[28]
Auch den mittelalterlichen Gelehrten, vor allem den Theologen, galt die Frau als minderwertig und triebhaft. Für Thomas von Aquin verhielt sich das Weib zum Mann wie das Defekte zum Vollkommenen: »Es ist geradezu ein Mißgriff der Natur, eine Art verstümmelter, verfehlter, mißlungener Mann.« Vor allem mit der ungezügelten Fleischeslust der Frauen kamen die Männer nicht zurecht. Von ihr sahen sie den Mann zur Sünde verführt. Der »Hexenhammer«, 1487 von zwei Dominikanermönchen veröffent-

licht und ideologische Grundlage der Hexenverbrennungen im ausgehenden Mittelalter, liefert beredte Beispiele dafür, wie die männliche Phantasie um die weibliche Geschlechtlichkeit kreiste. Dort heißt es unter anderem: »Schließen wir: alles geschieht aus fleischlicher Begierde, die bei ihnen unersättlich ist . . . dreierlei ist unersättlich . . . und das vierte, das niemals spricht: es ist genug, nämlich die Öffnung der Gebärmutter.«[29] Die Monatsblutung wurde im Mittelalter als Strafe Gottes gewertet, menstruierende Frauen galten als unrein. Sie hatten sich von der Allgemeinheit zu entfernen, um mit dem »giftigen« Blut nicht ihre Umgebung zu »beflecken«. Eine Sichtweise, die sich in Ansätzen übrigens bis in dieses Jahrhundert gehalten hat und ihren Niederschlag in all den parfümierten Monatsbinden und Duftwässerchen findet, die die Frau »hygienischer« machen sollen.

Menstruierende Männer

»Was würde passieren, wenn plötzlich das Wunder geschähe und Männer zu menstruieren anfingen, während die Frauen die Regel nicht mehr bekämen? Zweifellos würde die Regel zu einer höchst beneidenswerten, rühmlichen, männlichen Angelegenheit: Männer würden sich damit brüsten, wie lang und wie stark die Blutung ist. Und die Halbwüchsigen würden von ihr sprechen als dem ersehnten Eintreten ihrer männlichen Reife. Ein Tag, an dem es Geschenke religiöse Zeremonien, Festessen und Männerparties gäbe.«[30]

Ich erinnere mich noch gut an die wohlgemeinten Ratschläge meiner Großmutter, Jahrgang 1903, während der Monatsblutung weder meine Haare zu waschen noch zu duschen. Als ich einmal während meiner »Tage« ins Schwimmbad gehen wollte, war sie entsetzt und erzählte mir von einer Schulfreundin, die deshalb in der Irrenanstalt gelandet sei. Auch riet sie mir, während dieser Zeit weder Obst einzukochen noch Speisen abzuschmecken.
Sicher gehören solche »Kochverbote« und die Isolierung während der Menstruation hierzulande inzwischen zu den kulturellen Erin-

nerungen. Auch gilt die Monatsblutung heute nicht mehr wie noch im 18. Jahrhundert als »Ausfluß einer pathologisch weiblichen Sexualität« oder, wie im 19. und frühen 20. Jahrhundert, als Zeichen einer nervösen Schwäche oder als Beweis weiblicher Hysterie. Heute stört die Monatsblutung das reibungslose Funktionieren der Frauen als Mutter oder Erwerbstätige. Neue Krankheitsbilder wie zum Beispiel das Prämenstruelle Syndrom wurden von Medizinern erfunden.

Früher waren es die Philosophen und Theologen, die Argumente für die Minderbewertung der Frauen lieferten. Sie hielten den Mann für den Maßstab aller Schöpfung und beurteilten Frauen vor allem unter diesem Blickwinkel. Bis heute finden sich Grundzüge dieses Denkmusters in unserer Kultur wieder, und mitunter scheinen die Gynäkologen die Verfechter und Bewahrer dieser Vorstellungen zu sein. Auch sie machen den Mann-Menschen zur Norm und sehen die Frau im Vergleich dazu als »störanfällige Maschine«. In ihren wissenschaftlichen Betrachtungen zollen sie dem weiblichen Körper wenig Achtung, und in der täglichen Praxis mangelt es ihnen oft an Respekt.

Die Frau als störanfällige Maschine

Die Frauenheilkunde basiert auf denselben Grundannahmen wie alle anderen Bereiche der Schulmedizin. Sie sieht die Frau als Organansammlung einerseits und als Produktionsapparat für Nachwuchs andererseits. Die Stationsärztin einer Frauenklinik berichtet: »Mein Chef ist nicht in der Lage, das Wort Gebärmutter in den Mund zu nehmen. Schon das Wort assoziiert zu sehr das Weibliche.« Dieser Gynäkologe nennt die Gebärmutter »Maschine« oder »Ding«. So erscheint sie weniger lebendig, und die Hemmungen, sie herauszuschneiden, sinken.

Auch die scheinbar sachliche Darstellung körperlicher Vorgänge ist keineswegs wertneutral. Ihre scheinbar objektivierende Sprache bringt bereits die Minderbewertung von Frauen zum Ausdruck. So strotzt die medizinische Beschreibung des Zeugungsaktes vor

Metaphern unserer patriarchalen Gesellschaft: das aktive Männchen und das passive Weibchen; die Zeugung als Kampf der Spermien um die Gunst einer Eizelle. Der glückliche Sieger dringt in einer Art Eroberungsfeldzug aktiv in die Eizelle ein. Wie wäre es, die Zeugung als Verschmelzung von Ei- und Samenzelle zu betrachten?

Ähnlich verhält es sich bei der Beschreibung des weiblichen Lebenszyklus. In vielen medizinischen Texten wird er mit Worten aus der Produktionssphäre umschrieben. Die Monatsblutung wird in dieser Logik als monatliche »Ausschußproduktion« interpretiert: Es hat sich kein Kind eingenistet. Die Schwangerschaft wird als ein neunmonatiger, mit Risiken behafteter Produktionsprozeß gesehen, der möglichst genau von Ärzten überwacht werden muß, damit nicht soviel »Abfall« oder »Minderwertiges« produziert wird. Die Wechseljahre gelten dann als »Zusammenbruch der Produktion«; die Eierstöcke werden als »senil«, »insuffizient« und als »geschrumpftes verrunzeltes Organ« bezeichnet.[31] Statt zu konstatieren, daß es ab einem gewissen Lebensalter normal ist, daß die Eierstöcke in ihrer Aktivität nachlassen, sprechen die Gynäkologen von »mangelhafter Eierstockfunktion«. Die Laborparameter richten sich an der jungen geschlechtsreifen Frau aus. Die ältere »versagt« vor diesen Normen, wird per Definition »krank gemacht«.

Die heutige Gynäkologie normiert und pathologisiert weibliche Geschlechtlichkeit, trennt den weiblichen Körper vielfach von der Lebensgeschichte der Frauen ab, macht ihn zu einer »Sache«, die unter Kontrolle gehalten werden muß. Alles, was von der »Norm« abweicht, gilt als behandlungsbedürftig: ein unregelmäßiger Zyklus genauso wie das Ausbleiben der Menstruation. Auch Pubertät und Wechseljahre geraten so zur Krankheit. Eine Schwangerschaft gehört heute sowieso in die Obhut des Mediziners, aber auch Frauen, die nicht schwanger werden wollen, sollen sich »verantwortungsbewußt« vom Frauenarzt eine Pille verschreiben oder die Spirale einsetzen lassen. Und bei ungewollter Kinderlosigkeit gilt es als ratsam, zum Frauenarzt zu gehen. Er hilft (vielleicht) mit einer Hormonkur. Zudem sind jüngst auch Reagenzglasbefruchtungen mit anschließendem Embryotransfer im Angebot. Entbinden kann ohnehin nur der Doktor. Eine Geburt ohne ärztliche Begleitung, möglicherweise gar zu Hause, gilt inzwischen in Deutschland als fahrlässig, und Ärzte machen sich Gedanken darüber, inwieweit Frauen, wenn schon der moralische Druck nichts nützt, doch wenigstens vom Gesetzgeber verpflichtet werden könnten, nur noch im Krankenhaus unter ärztlicher Obhut zu gebären.[32]

Erfinder neuer Krankheiten

Die moderne Gynäkologie redet Frauen Krankheiten geradezu ein, indem sie nicht müde wird, vor der Anfälligkeit und den Fehlerquellen des weiblichen Körpers zu warnen. Das Zyklische der Frau wird nicht als Reichtum, sondern als Schwäche wahrgenommen, die Frau demzufolge als »Mangelwesen« bewertet. In ihren wissenschaftlichen Untersuchungen reproduzieren Gynäkologen dieses Bild immer wieder.
Nehmen wir beispielsweise die Forschung über den Menstruationszyklus: In fast allen Studien kommen die Autoren zu einer langen Liste von Beschwerden und Befindlichkeitsstörungen, von denen Frauen vor, während und nach ihrer »Regel« geplagt werden. Studiert man die Untersuchungen genauer, so fällt auf, daß die meist männlichen Forscher die Frauen gar nicht gefragt haben, ob sie durch ihren Zyklus möglicherweise auch positiv beeinflußt werden! Es interessiert den Forscher eben nicht, ob Frauen von ihrer Menstruation profitieren, ob sie zum Beispiel in manchen Zyklusphasen aktiver sind, mehr Lust auf die Lust haben oder sensorisch intensiver wahrnehmen. Ebensowenig interessiert, welche psychischen Auswirkungen der Rhythmus der immer wiederkehrenden Menstruation auf das Leben der Frauen hat. Eine Frau formulierte das so: »Von meinem Menstruationszyklus werde ich auch ein Stück gehalten, und ich fühle mich dadurch eingebettet in einen Kreislauf des Lebens.« Und eine andere: »Auch wenn's manchmal weh tut, ich möchte auf meine Tage nicht verzichten. Sie geben mir Struktur.«

Den Gewinn des Frauseins ignorieren die Forscher. Es scheint mir, als müßten sie sich selbst die weibliche Schwäche immer aufs neue bestätigen, um sich als »starkes Geschlecht« zu definieren. So verwundert es nicht, daß das, was die angeblich objektive Wissenschaft herausgefunden hat, sich selbstverständlich im Sprechzimmer des niedergelassenen Frauenarztes wiederfindet: 87 Prozent der Mediziner sind der Meinung, daß Frauen während der Menstruation für psychische Störungen besonders anfällig sind, und 54 Prozent vermuten eine Beeinträchtigung der weiblichen Leistungsfähigkeit durch die Menstruation.[33]
Ein solches Bild der »schwachen« Frau muß den gynäkologischen »Retter« geradezu zum Eingreifen herausfordern. Er, der Mediziner, hilft dem »Mangelwesen Frau« auf die Sprünge, mit seiner Unterstützung soll sie ihr Leben in den Griff bekommen. Ganz nebenbei erwartet so mancher Mediziner dafür auch Dankbarkeit von den Frauen, wenn nicht gar die »Geste der Unterwerfung«. Mit Hilfe von Medikamenten, am besten mit Hormongaben, soll der Monatszyklus wieder in die von den Gynäkologen vorgesehenen Bahnen gelenkt werden. Daß gerade die seelische Befindlichkeit von Frauen mit dem zyklischem Leben eng zusammenhängt, spielt dabei keine Rolle. Auch daß es inzwischen mehrere Untersuchungen gibt, die keine Regel für die Regel finden konnten, interessiert offenbar wenig. Einer dänischen Studie zufolge haben zwei Drittel aller Frauen zwischen 15 und 44 Jahren nicht den regelmäßigen Rhythmus von 28 Tagen; ein Drittel der 1500 befragten Frauen berichtete sogar von Schwankungen von 14 Tagen und mehr. Frauen, die sich selbst beobachten, wissen von sich, daß im Streß, zum Beispiel auf Reisen oder in Prüfungssituationen, die Monatsblutung ganz ausbleiben kann. Die Energie wird eben woanders gebraucht, na und?
Manchmal habe ich den Eindruck, als wolle der Mann die Frau mit Hilfe der Gynäkologie seiner körperlichen Eindimensionalität anpassen. Was stört, ist ihr zyklisches Erleben, das mit Hilfe von Medikamenten der Geradlinigkeit des Maschinellen und scheinbar Berechenbaren angeglichen werden soll. Die Frau soll in einen leistungsorientierten Berufsalltag eingepaßt werden, genauso wie sie

als Mutter, Ehefrau oder Geliebte ständig funktionieren soll. Tagtäglich. Zyklische Schwankungen, Zeiten, in denen Frauen mit Kinderkriegen beschäftigt sind oder wegen Beschwerden in den Wechseljahren ausfallen, passen nicht zum Zeitgeist. Die MedizinerInnen aber wissen um Abhilfe. Sie bieten sich (meist im Verbund mit der Pharmaindustrie) als Reparateure der von Natur aus störanfälligen »Maschine Frau« an.
Studiere ich die medizinische Fachliteratur, dann kommt es mir manchmal vor, als könnten die Mediziner den weiblichen Lebenszyklus beliebig verändern, außer Kraft setzen und dann möglicherweise wieder anwerfen. Wie bei einer Maschine eben. Natürlich geschieht das stets mit dem Argument der Fürsorglichkeit für die Frauen. Zum Beispiel diskutierten amerikanische Wissenschaftler unlängst darüber, die Wechseljahre der Frau durch einen Hormon-Cocktail vorzuverlegen. So, spekulierten sie, könnte die Brustkrebsrate gesenkt werden.[34] Das Beispiel aus den USA ist vermutlich ein Einzelfall. Doch zeigt sich darin ein Denkmuster, das durchaus auch in anderen Fällen zu sehen ist. So berichten Zeitungen über sensationelle, durch Embryospenden erzeugte Schwangerschaften von Frauen, die bereits die Wechseljahre hinter sich haben. Das Motto: »Großmutter gebärt Enkelin.«

Hormonboom

Eine neue medizinische Lesart der Weiblichkeit hat sich in den letzten Jahren durchgesetzt: die Frau als Spielball ihrer Hormone. Deshalb gibt es – glaubt man Medizin und Pharmaindustrie – von der ersten Regelblutung bis zum letzten Atemzug für Frauen immer einen Grund, Geschlechtshormone zu schlucken. So gibt es inzwischen die Pille vor, nach und während der Regel. Hormone werden als Therapeutikum gegen Akne pubertierender Mädchen propagiert oder bei Zyklusunregelmäßigkeiten; sie sollen Frauen helfen, die unter dem sogenannten »Prämenstruellen Syndrom« leiden. Die einen verhindern Schwangerschaften, die anderen fördern die Bereitschaft, schwanger zu werden. Von den Reproduktions-

technikern werden Hormone angewandt, um eine »Superovulation«, also das Heranreifen mehrerer Eizellen, zu forcieren oder aber um den Zyklus für den Reproduktionstechniker berechenbarer zu machen.
Besonders deutlich wird die medizinische Behandlung der Frau als hormonabhängiges Objekt in den mittleren Jahren. Kaum eine Befindlichkeitsstörung, die nicht den schwindenden Hormonen zugeschrieben wird.[35] Manche Gynäkologen gehen sogar soweit, den Mangel damit zu erklären, daß die zweite Lebenshälfte der Frau von der »Natur« gar nicht vorgesehen sei und nur als Zivilisationsfolge auftrete.[36] Aber, den Gynäkologen sei Dank, sie wissen auch Abhilfe: Jede Frau habe das »Recht auf Hormonsubstitution«, heißt es, und inzwischen wird vielen Frauen, ob sie wollen oder nicht, vom Gynäkologen eine Hormonsubstitution eingeredet. So entwickelte sich innerhalb weniger Jahre aus dem »Recht auf Hormone« für viele Frauen ein »Muß«. Denn Hormone sollen mittlerweile nicht mehr nur bei Wechseljahrsbeschwerden wie zum Beispiel Hitzewallungen helfen, sondern werden prophylaktisch als Allheilmittel für alle Altersbeschwerden angepriesen, von Osteoperose bis zu Leistungsverminderung oder faltiger Haut. Hormone, um ewig jung zu bleiben.
Unbestritten gibt es Indikationen, bei denen es sinnvoll ist, Hormone zu schlucken. Doch warum dieser Boom an Hormonen? Die Pharmaindustrie verdient inzwischen Milliarden daran. Immer gekonnter vermarktet sie diese Medikamente, indem sie eine Verbesserung des Lebensgefühls verspricht. Sie ködert Frauen mit zugkräftigen Slogans wie dem, unabhängig zu werden von der »Last der eigenen Biologie«. Ein Konzept, dem auch GynäkologInnen zustimmen. Gerade Medizinerinnen propagieren mitunter die Einnahme von Hormonen als emanzipatorischen Akt. So die Göttinger Internistin Cora Creutzfeld-Glees: »Biologie und Hormone müssen nicht das Schicksal einer Frau bestimmen. Frauen können ihre Kenntnisse über das Zusammenspiel von Hormonen und seelischem Empfinden umsetzen. Durch Gebrauch von Hormonen ist es heute für eine Frau möglich, schwierige Lebensphasen selbstverantwortlich mitzubeeinflussen.«[37]

Natürlich scheint, zumindest auf den ersten Blick, das Schlucken von Hormonen sehr praktisch zu sein. Vorausgesetzt, es funktioniert. Denn wie jedes Medikament, das in die Biochemie des Körpers eingreift, produziert auch das Hormonpräparat Nebenwirkungen. Gerade Hormone sind wichtige Baustoffe des Lebens und beeinflussen schon bei einer Einnahme in kleinen Mengen die Befindlichkeit – allerdings oft nicht in der erwünschten Weise. So ist es selbst in Fachkreisen kaum umstritten, daß das jahrelange Schlucken von Geschlechtshormonen für Leib und Leben der Frau nicht ganz ungefährlich ist. Auch wenn Mediziner oft voreilig dazu neigen, Entwarnung zu geben, so zeigen doch viele Beispiele aus der Geschichte, daß die Folgen von Hormonbehandlungen erst Jahre, wenn nicht gar Jahrzehnte später sichtbar werden.
Ein Beispiel ist das synthetische Östrogenhormon »DES«, das bis in die 70er Jahre schwangeren Frauen verordnet wurde, um eine Fehlgeburt zu verhindern. Die Wirksamkeit des Medikaments wurde nie nachgewiesen; dafür wurden die negativen Folgen in der nachfolgenden Generation sichtbar. Die Töchter, deren Mütter »DES« geschluckt hatten, erkrankten vermehrt an einer seltenen Form von Vaginalkrebs, und bei den Söhnen fand man überdurchschnittlich viele Mißbildungen im Genitalbereich.[38] Ähnlich war es mit der Östrogentherapie, die Ende der 60er Jahre in den USA als Allheilmittel gegen den »Wechsel« angepriesen worden ist. Die Ernüchterung folgte ein Jahrzehnt später: Durch die regelmäßige Einnahme des Östrogens kam es zu einem verstärkten Aufbau der Gebärmutterschleimhaut und häufigerem Entarten der Zellen. Die Folgen waren zehnmal soviel Gebärmutterschleimhautkrebs und sechsmal so viele Gebärmutterentfernungen.[39] Weist man heutige Verfechter der »Hormonersatztherapie« auf diese für viele Frauen katastrophalen Folgeerscheinungen hin, winken sie ab. Inzwischen könne man besser dosieren; außerdem werde Frauen, falls sie noch eine Gebärmutter hätten, regelmäßig das Hormon Gestagen beigegeben, damit sich die Gebärmutterschleimhaut in regelmäßigen Abständen abbluten könne. Damit sei die Krebsgefahr ausgeschlossen. Doch die großangelegten Studien sind durchaus widersprüchlich in ihren Angaben. So wies eine amerikanische Studie zwar

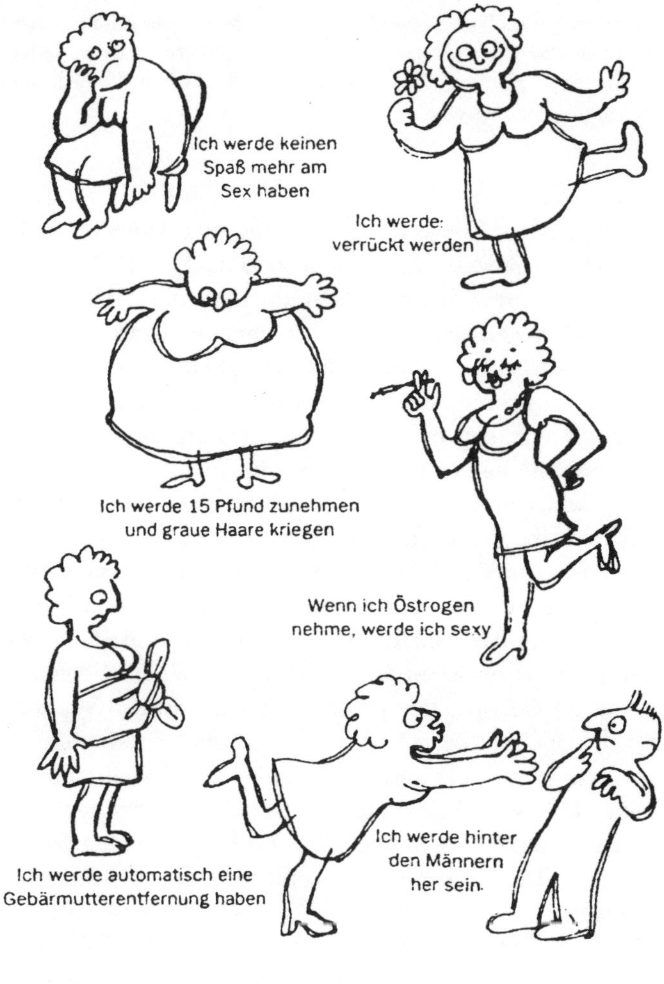
Ich werde keinen Spaß mehr am Sex haben
Ich werde: verrückt werden
Ich werde 15 Pfund zunehmen und graue Haare kriegen
Wenn ich Östrogen nehme, werde ich sexy
Ich werde automatisch eine Gebärmutterentfernung haben
Ich werde hinter den Männern her sein.

Wechseljahre

Hormone machen glücklich

»Östrogensubstitution ist ein Grundrecht der Frau in unserer Gesellschaft: Das Krebs- und Infarktrisiko wird gesenkt, die Osteoporose vermieden, die Sexualität erhalten. Die Frauen leben länger, und sie leben glücklicher.« (Prof. Dr. Rolf D. Hesch, Medizinische Hochschule Hannover)[40]

nach, daß sich das Risiko für Osteoporose und Herzerkrankungen durch die Östrogensubstitution senken läßt, doch dafür steigt das Risiko, an Brustkrebs zu erkranken, um 36 Prozent. Also ein zweischneidiges Schwert. Nach diesen Ergebnissen kann sich die Frau nun aussuchen, an was sie lieber erkranken oder gar sterben möchte: an Brustkrebs oder doch lieber an Herzinfarkt.

Außerdem versäumen bis heute viele niedergelassene Gynäkologen, Frauen, die ihre Gebärmutter noch haben, neben dem Östrogen auch Gestagen zu verordnen. Auch scheint es oft schwierig zu sein, die richtige Dosierung für die einzelne Frau zu finden – vor allem dann, wenn sie ihre Gebärmutter noch hat. Deshalb werden – schon allein um die Frau in ihrem Hormonhaushalt planbarer zu machen – in den Jahren vor der Menopause die Gebärmütter gern entfernt. Inzwischen hat jede dritte Frau in dieser Altersgruppe keine Gebärmutter mehr. Mitunter witzeln Gynäkologen unter sich auch über den »40er-Service«, wenn eine Frau mit einer medizinisch kaum relevanten Indikation zur Gebärmutterentfernung geschickt wird. Doch wie sich nach der Operation oft herausstellt, ist dies mehr ein »Service« für den behandelnden Gynäkologen als ein Dienst für die jeweilige Frau (vgl. überflüssige Operationen).

Außerdem berichten Krankenhausärzte, daß in den letzten Jahren vermehrt hormonsubstituierte Frauen in oder nach der Menopause wegen Zwischenblutungen ins Krankenhaus eingeliefert wurden. Um auf Nummer Sicher zu gehen, ist es in diesen Fällen geboten, eine Ausschabung zu machen oder die Gebärmutter zu entfernen. Das bedeutet, daß Frauen, die bis zu diesem Zeitpunkt ihre Gebär-

mutter möglicherweise vor dem Zugriff der Gynäkologen retten konnten, sie jetzt aufgrund der Hormonersatztherapie opfern müssen.
Um die durch die Hormonsubstitution provozierten Nebenwirkungen möglichst frühzeitig zu erkennen, ist es ratsam, regelmäßig die Arztpraxis aufzusuchen – was wiederum den GynäkologInnen einen regelmäßigen Krankenschein sichert und die weitere Abhängigkeit der Frauen von medizinischen Experten fördert (vgl. 2. Kapitel, Wechseljahre).
Auch durch das Schlucken der Anti-Baby-Pille wird der natürliche Zyklus außer Kraft gesetzt. Frauen reagieren sehr unterschiedlich auf diese körperliche Simulation mittels Hormongaben. Manche klagen über sexuelle Unlust und Depressionen, anderen Frauen wird es übel, und bei wieder anderen pendelt sich nach Absetzen der Pille der natürliche Zyklus nicht wieder ein, so daß sie nicht mehr schwanger werden können. (Aber auch in diesen Fällen weiß die Gynäkologie Abhilfe. Sie rät zu einer Hormontherapie oder schlägt eine In-vitro-Befruchtung vor, für die der Körper der Frauen dann natürlich mit Hilfe von Hormonen zu einem Super-Eisprung provoziert werden soll.)
Viele Mediziner nehmen die psychosomatischen Beschwerden, die auf die Hormongabe zurückzuführen sind, nicht ernst. Sie begegnen den Klagen der Frauen, die jahrelang die Anti-Baby-Pille schlucken, mit dem lapidaren Satz: »Alles Einbildung.« Doch daß der Körper in den Streik tritt, wenn man ihn jahrelang durch die Einnahme von Hormonen aus seinem individuellen Rhythmus zwingt, liegt auf der Hand und sollte von MedizinerInnen, aber auch von den Frauen ernst genommen werden. Zumal die Langzeitfolgen einer lebenslangen Hormontherapie überhaupt noch nicht erforscht sein können.
Immerhin wird heute erst der Generation von Frauen die Hormonersatztherapie angeboten, die vor 35, 40 Jahren angefangen haben, die Anti-Baby-Pille zu schlucken. Die Folgen, die die Hormongabe für diese Frauen, vor allem aber auch für ihre Nachkommen hat, sind noch völlig offen.

Kindergynäkologie

Die Gynäkologie hat in den letzten Jahren umfassend vom Frauenleben Besitz ergriffen. Die Lebensphasen der Frauen wurden wissenschaftlich erkundet und in medizinische Normen gepreßt. Gesunde weibliche Lebensereignisse wurden in Krankheiten umgedeutet, die dringend der Beaufsichtigung und Behandlung durch den Gynäkologen bedürfen.
Zuerst war es die Geburt, die die Ärzte als riskanten Vorgang immer mehr unter ihre Fittiche nahmen: Die »anderen Umstände« wurden zu einem höchst riskanten medizinischen Vorgang umgedeutet und unter ärztliche Fittiche genommen. Inzwischen wird in jeder Schwangerschaft die Gefährlichkeit dieses Zustands aufs neue reproduziert, so als wolle man das ärztliche Management rechtfertigen. Als dieses Thema keine nennenswerten Expansionsmöglichkeiten mehr bot, entdeckten Gynäkologie und Pharmaindustrie die Wechseljahre. Fortan galt diese Lebensphase nicht mehr als die Zeit der natürlichen hormonellen Veränderung, sondern als eine Krankheit, die nur durch die »Hormonersatztherapie« zu »heilen« sei. Und jüngst rücken Pubertät und Vorpubertät immer deutlicher in den Blick medizinischer Aufmerksamkeit. Ein neuer fachlicher Zweig hat sich gebildet: die sogenannte Kindergynäkologie.[41] Dieser Berufszweig sucht noch nach einer Existenzberechtigung, und die läßt sich nur über die Forschung an Mädchen sowie über die Formulierung medizinischer Normen erlangen: So wird standardisiert, in welchem Alter das Mädchen welche Entwicklungsschritte vollzogen haben muß, um als »normal« zu gelten; welche Länge, Breite und Tiefe die Gebärmutter des Säuglings oder die des zehnjährigen Mädchens haben sollte; und welche kindlichen Gebärmütter der Behandlung durch den Kindergynäkologen bedürfen, »denn die unterentwickelte Gebärmutter kann bei der geschlechtlich aufblühenden Frau die Ursache von Sterilität sein«.[42] So werden Mädchen mit »falscher Gebärmutter« ebenso operativ oder hormonell behandelt wie Mädchen, die – gemessen an den Entwicklungsnormen – ihre Monatsblutung zu spät bekommen oder deren Brüste zu groß oder asymmetrisch sind.

Um Normen aufstellen und damit auch Abweichungen von der Norm registrieren zu können, braucht man »Forschungsmaterial«. In diesem Fall Mädchen. Wie unverfroren manche Mediziner sich an ihre Forschungsobjekte heranschleichen, zeigt das Beispiel des Hamburger Gynäkologen Leidenberger. Er besitzt nicht nur eines der größten deutschen »Studios« für Fortpflanzungsmedizin, sondern betreibt auch Hormonforschung. Eines seiner Projekte ist es, den Hormonstatus und die Geschlechtsentwicklung elf- bis neunzehnjähriger Mädchen über zehn Jahre zu beobachten. Mit einem »Merkblatt« zur »Erkennung der Frühstadien des PCO-Syndroms« wandte er sich an Schülerinnen und Eltern eines Hamburger Gymnasiums. Darin werden Eltern und Mädchen auf ein bisher »vernachlässigtes Massenphänomen« hingewiesen: Zehn bis 20 Prozent aller Mädchen hätten Schwierigkeiten mit ihrem Androgenhaushalt. Deutlich würde das an der Aknebildung, an der Körperbehaarung und später an Fruchtbarkeitsstörungen. Und natürlich wird die Lösung gleich angeboten: Wenn ihr eure Töchter vor »massiven Einschränkungen der Befindlichkeit und der sozialen Kontakte« bewahren wollt, dann laßt sie regelmäßig untersuchen. (»Ein einziges Mal pro Jahr würden wir eine sogenannte Ultraschalluntersuchung der Eierstöcke und eine Blutuntersuchung durchführen.«) Je nach Ergebnis wird dann eine entsprechende Hormontherapie vorgeschlagen. Wunderbar – vermutlich ein gefundenes Fressen für die Hormonforschung, vor allem aber die Erschließung eines ganz neuen »Patientinnenguts«. Lehrerinnen dieser Schule berichten, wie sehr dieses neuerschaffene Krankheitsbild die Schülerinnen verunsichert hat. Eine Dreizehnjährige: »Also, wenn ich Pickel habe, kriege ich dann später keine Kinder?«[43]

An Kindern soll also auch schon herumgedoktert werden. Erklärtermaßen bilden nicht nur kranke Mädchen die Zielgruppe der Kindergynäkologen, sondern »auch bei fehlender Symptomatik (soll) routinemäßig eine vorbeugende komplette gynäkologische Untersuchung des Neugeborenen, des siebenjährigen Mädchens und des Mädchens unmittelbar nach der Menarche erfolgen«[44].

Der Umgang mit Mädchen will aber auch geschult sein. So wurde 1990 von Kindergynäkologen der Arbeitskreis »Teenager Sprechstunde« gegründet, denn viele kleine Mädchen trauen sich zu Recht nicht in die Sprechzimmer der Gynäkologen. Und der Pharmakonzern Organon, selbst Hormonhersteller, hat ein Pubertätssorgentelefon installiert und bietet Literatur für Mädchen an; die Themen: von der »ersten Liebe« bis zur »Pille«. Damit die Mädchen so früh wie möglich auf den »richtigen Weg« gebracht werden (siehe 2. Kapitel, Pubertät).

Das Geschäft mit der guten Hoffnung

Auch die Fortpflanzung hat im Lauf der letzten 30 Jahre eine Reihe neuer Fachärzte geboren: Pränataldiagnostiker, Perinatalmediziner und Fortpflanzungstechnologen. Und neue Spezialisten suchen eine neue Klientel. Immer neue Normwerte sorgen für den Patientinnennachschub. Gerade das Managen der Fortpflanzung hat in den letzten Jahren zu einem Boom in der Gynäkologie geführt.
Die Fortpflanzungsmediziner sind mit dem Anspruch angetreten, »armen unfruchtbaren Frauen« zu einem eigenen Kind zu verhelfen. Gleichzeitig erklärten sie immer mehr Frauen zu »bedauernswerten unfruchtbaren Frauen« und damit zu potentiellen Klientinnen der Fortpflanzungsmedizin. Sie legten fest, daß alle Paare, die es trotz sexueller Anstrengungen binnen eines Jahres nicht geschafft haben, ein Kind zu zeugen, als unfruchtbar und damit als krank gelten müssen. Welch mechanistischer Blick, der außer acht läßt, daß alles im Leben seine eigene Zeit hat, so auch das Kinderzeugen und -kriegen! Es geht nicht um die reine Biologie; auch Geist und Seele und natürlich die konkreten Lebensumstände wirken mit. Eine schwedische Studie bestätigt dies. Danach haben zehn Prozent aller Mütter länger als ein Jahr gebraucht, um schwanger zu werden.
Auch bei Gudrun, engagierte Hörfunkredakteurin und inzwischen 38 Jahre alt, war es so. Nach vierjähriger Ehe hatte es endlich geklappt. Heute ist ihr Sohn zwei Jahre alt, und sie sagt rückblickend: »Vorher hatten wir einfach keinen Raum für ein Kind, weder in unserer Beziehung noch im Job.« Die Gelassenheit, die

sie heute ausstrahlt, ist ihr allerdings damals im Sprechzimmer des Gynäkologen abhanden gekommen: »Beim ersten Mal fragte er mich nur, ob ich denn Kinder wolle; beim nächsten Mal, als ich immer noch nicht schwanger war, gab er mir den Tip, meinen Zyklus genau zu beobachten, täglich Temperatur zu messen und, möglichst nach Terminkalender, in der Zeit um den Eisprung mit meinem Mann zu schlafen. Nach einem halben Jahr sollte ich wiederkommen.« Gudrun fand dieses Liebesleben nach Kalender gar nicht lustig. Grudrun: »Dann überredete er mich zu einer Bauchspiegelung und meinen Mann zu einem Spermiogramm.« Die Ärzte in der Klinik fanden »nichts Organisches«; allenfalls sei bei Gudruns Mann die Samenqualität etwas herabgesetzt. (Das muß nicht unbedingt beunruhigend sein; die Qualität der Spermien kann je nach körperlicher und seelischer Befindlichkeit der Männer von Woche zu Woche stark variieren.) Die Klinikärzte trösteten das Paar mit der Möglichkeit einer Hormonkur, und wenn auch die nichts nütze, bleibe immer noch die Befruchtung im Reagenzglas. Gudrun, mittlerweile einigermaßen unter Streß geraten, willigte in eine Hormonkur ein, »um ihren Zyklus zu stabilisieren«. Sie vertrug die Medikamente schlecht (»Davon habe ich heute noch die ganzen Beine voller Krampfadern.«) und wurde immer vogeliger. Irgendwann hatten Gudrun und ihr Mann die Nase gestrichen voll: »Wir warfen nicht nur die Pillen, sondern auch den Terminkalender für unser Liebesleben in den Müll.«

»Das ist auch das beste, was sie tun konnten«, meint der Wiener Gynäkologe und Reproduktionspionier Peter Kemeter. »Denn immerhin ist für ungewollt Kinderlose die Chance, auf natürlichem Weg schwanger zu werden, mindestens genauso groß, wenn nicht größer, als bei einer Reagenzglasbefruchtung.«[45] Trotz der niedrigen Erfolgsquoten – bei 100 Versuchen kommen gerade mal, je nach Zentrum, zwischen fünf und elf Kinder auf die Welt – boomt das Geschäft mit der »guten Hoffnung«. 1983 gab es in Deutschland zwölf Befruchtungszentren, 1993 sind es bereits 53.

Die Indikationen für eine Reagenzglasbefruchtung werden immer vielfältiger. Noch Anfang der 80er Jahre wurde eine In-vitro-Befruchtung mit defekten Eileitern begründet, heute macht diese Diagnose nur noch zehn Prozent aller Indikationen aus. Die Hälfte aller Reagenzglasbefruchtungen findet aufgrund »idiopathischer Sterilität« statt, das heißt zu deutsch: Man weiß nichts Genaues. Nachdem vor allem Feministinnen seit Jahren auf die seelischen und besonders die körperlichen Gefährdungen hinweisen, die die Prozeduren der In-vitro-Befruchtungen für die Frauen mit sich bringen[46], gibt es nun auch zögerliche Kritik aus den Reihen der Gynäkologen. Der Erlanger IVF-Mediziner Ernst Siebzehnrübl: »Ich meine, daß gerade private Institute die Patientinnen schnell in aggressive Therapieverfahren einschleusen, anstatt sie zu beruhigen und abzuwarten.«

Mythos Vorsorge

■ »Vorbeugen ist besser als heilen!« Das leuchtet doch jedem ein, oder? So bestechend die Idee theoretisch sein mag, in der Praxis hat sie viele Pferdefüße. Vor allem, wenn nicht durch saubere Luft oder menschenverträgliche Arbeitsplätze, durch gesundheitsbewußteres Verhalten wie bessere Ernährung oder mehr Sport vorgesorgt werden soll, sondern durch das medizinische Durchchecken gesunder Bevölkerungsgruppen. Wer sucht, der findet! Schnell werden aus gesunden Frauen kranke, zumindest aber überwachungsbedürftige Patientinnen. Studien zeigen, daß bei der Früherkennungsuntersuchung gewonnene Daten oft überinterpretiert und PatientInnen möglicherweise unnötig therapiert werden. In der Gynäkologie spielt der Vorsorgegedanke eine zentrale Rolle: in der Schwangerenvorsorge und in der Krebsvorsorge.
Sowohl die Krebsfrüherkennungsuntersuchungen als auch die Schwangerenvorsorge sichern den GynäkologInnen regelmäßigen Zulauf und sind damit ein wichtiger »ökonomischer Faktor«. Sie sind eine der wichtigsten Einkommensquellen der niedergelassenen GynäkologInnen. Beide Bereiche sind in den letzten Jahren immens ausgebaut worden, obwohl eine nüchterne Analyse der Vor- und Nachteile dieses medizinischen Vorsorgesystems weitgehend fehlt. Aber auch Untersuchungsergebnisse aus den angelsächsischen und skandinavischen Ländern, die den Nutzen dieser medizinischen Programme zumindest in Frage stellen, werden hierzulande schlicht ignoriert. Die Ärzteschaft als berufspolitische Gruppe ist ständig bemüht, keinen Zweifel an der Effektivität öffentlich werden zu lassen. KritikerInnen selbst aus den eigenen Reihen werden ignoriert oder, wenn das nicht mehr möglich ist, schlichtweg diffamiert.

Auch im Sprechzimmer der GynäkologInnen wird häufig nur vom Nutzen und nicht von den Grenzen oder gar Problemen dieser Vorsorgeprogramme gesprochen. Statt mit sachlichen Informationen den Frauen eine eigene Entscheidung zu erleichtern, wird ihnen Angst eingejagt oder gedroht, wenn sie die ärztlichen Angebote verschmähen. Eine »Nichtnutzerin« des Vorsorgeprogramms wird schnell als »Nichtsnutz« abgestempelt. Vor allem in der Schwangerenvorsorge werden die Mängel des Konzepts seit Jahren den Frauen in die Schuhe geschoben. Überschrift in einer Ärztezeitung: »Risikopatientinnen schludern am meisten«.

Schwangerenvorsorge

Durch clevere politische Schachzüge der Ärzteschaft sind nach dem Zweiten Weltkrieg die selbständig arbeitenden Hebammen aus der Schwangerenvorsorge und Geburtshilfe weitgehend verdrängt worden. Damit hat sich auch die Sicht auf Schwangerschaft und Geburt radikal verändert. Nicht mehr das Wachsenlassen – das Werden einer Frau zur Mutter und das Wachsen eines Embryos zum Kind – stand fortan im Vordergrund, sondern das Überwachen und Managen des Prozesses Schwangerschaft und Geburt. Schwangere wurden zu »späten Erstgebärenden«, zu problematischen »Multiparae«, oder gar zum »intrauterinen Versorgungssystem« oder »fötalen Umfeld«. Damit waren Schwangerschaft und Geburt nicht mehr eine Sache der Frauen oder der Familien.
Ärzte sprachen den Hebammen, die Schwangere, Gebärende oder auch Wöchnerinnen traditionsgemäß betreuten, diese Kompetenz ab. Sie beanspruchten die Zuständigkeit für diese Bereiche für sich.[47] So wurden aus Geburten, die im Rahmen der Familie stattfanden, innerhalb weniger Jahre »Entbindungen« in anonymen Institutionen. (1955 bekamen noch 50 Prozent aller Frauen ihr Kind zu Hause, heute nur noch ein Prozent.) Der Ortswechsel beinhaltete zugleich einen Machtwechsel.[48] Mediziner inszenierten die Geburt als mehr oder weniger exakt geplanten Produktionsablauf, in dem die Gebärende selbst kaum noch eine Rolle spielte. Im

Namen von Sicherheit und Fortschritt wurde sie auf das schmale Kreißbett geschnallt; Wehen wurden nach den Dienstplänen der Ärzte eingeleitet oder gestoppt, die persönliche Beziehung zur Hebamme übernahmen Wehenschreiber und Monitore. Narkotika verteilte man nicht selten schon prophylaktisch, so daß die fast weggedämmerten Frauen ihre schläfrigen Neugeborenen nur noch lethargisch zur Kenntnis nehmen konnten. Falls überhaupt. Denn in der Regel trennte man das Neugeborene gleich nach der Geburt von der Mutter, und oft stoppte man deren Milchfluß mit Hormonspritzen oder anderen Medikamenten.

Die hohe Zahl der geburtsgeschädigten Kinder und nicht zuletzt Proteste von Eltern haben inzwischen zumindest in einigen Krankenhäusern zu Veränderungen in dieser Praxis geführt. Doch in vielen Kliniken sind nur die Vorhänge bunter und die Kacheln durch Blümchentapeten ersetzt worden. Das Kreißsaalszenario ist im wesentlichen unverändert geblieben oder hat sich sogar verschärft. So werden heute, gut getarnt hinter freundlicher Fassade, so viele Kaiserschnitte durchgeführt wie noch nie zuvor.[49] Der Gynäkologe Heinrich Wulf, der die heutige Geburtshilfe entscheidend mitgeprägt hat: »Unsere Kreißsäle sind von ihrer personellen Besetzung und ihrer technischen Ausrüstung her mit Intensivüberwachungseinheiten vergleichbar. Moderne Geburtshilfe und Perinatologie sind zu einem Hochleistungssystem geworden, kompliziert, kostenintensiv und anfällig.«[50]

»Wem gehört die Geburt? Der Medizin oder den Frauen?« Das fragten sich Ende 1992 engagierte GynäkologInnen und Hebammen, die sich zur 1. Deutschen Arbeitstagung für Haus- und Praxisgeburtshilfe in Karlsruhe trafen. Sie wollen die einzelne Frau entscheiden lassen, wo sie ihr Kind auf die Welt bringen will: in einer Klinik, in einem Geburtshaus oder zu Hause. Das Anliegen der familienorientierten Geburtshelferinnen war auch, sich mehr zu organisieren, um gemeinsam den heftigen Angriffen der »Deutschen Gesellschaft für Gynäkologie und Geburtshilfe« widerstehen zu können. Denn seit Jahren versuchen einzelne prominente Mitglieder dieses Verbandes, nicht nur die Hausgeburtshilfe öffentlich in Mißkredit zu bringen, sondern auch die ÄrztInnen, die diese

Gebären wird zum Trauma

Während meiner ersten Schwangerschaft wurden Erlebnisse in mir wachgerufen, die ich hatte, als ich – eher zufällig – eine Nachbarin begleitete, eine sehr junge Frau. Ich sah wieder den großen Kreißsaal der Universitätsklinik vor mir: Durch Vorhänge getrennt, lagen auf schmalen Liegen Frauen, angeschnallt und an verschiedene Apparaturen angeschlossen. Unaufhörlich drangen Stöhnen und Schreien an mein Ohr. Auch Elisabeth schrie bei jeder der Wehen, die sie inzwischen in einminütigen Abständen überrollten. Vom bewußten Verarbeiten der Wehen hatte sie nichts gehört; der sie betreuende Arzt hatte ihr versprochen, sie würde von der Geburt nichts spüren. So lag Elisabeth da und jammerte abwechselnd um Schmerzmittel und um ihr Leben. Aus ihrer Scheide hingen die Kabel, die eine Schwester ohne Kommentar angebracht hatte; in ihrem Arm steckte eine Kanüle, über ihrem Kopf hing ein Sauerstoffgerät. Ab und zu steckte eine Hebamme oder ein Arzt kurz den Kopf durch den Vorhang und verschwand wieder. Stunden vergingen, ohne daß viele Worte verloren wurden – weder des Zuspruchs noch der Erklärung. So unvorbereitet, wie ich war, fühlte ich mich selbst als Begleiterin dem Schmerz von Elisabeth ausgeliefert. Ich versuchte, so gut es ging, ihr den Rücken zu massieren und den Schweiß abzuwischen. Der biblische Fluch »Unter Schmerzen sollst du gebären« schien seine Wirksamkeit nicht verloren zu haben und drohte auch mir, die ich kinderlos war. Schichtwechsel. Plötzlich waren drei Gesichter um die Liege herum, untersuchten Elisabeths Muttermund, gaben ihr eine Spritze und verschwanden wieder. Wenig später kam die Hebamme und untersuchte noch mal – mit der Bemerkung, jetzt werde es nicht mehr lange dauern. Sie machte einen Dammschnitt. Elisabeth lag inzwischen aufgelöst und fast apathisch auf ihrer Liege. Unwirsch wurde sie zum Pressen angehalten. Es klappte nicht, Elisabeth hatte keine Kraft mehr. Heute vermute ich, daß die Narkose ihr auch jedes Gefühl für ihren Körper genommen hatte. Wieder wurde der Arzt gerufen, wieder wurde sie untersucht. Wieder tauschte das Personal für mich Unverständliches aus, während Elisabeth nur noch leise um Hilfe wimmerte. Plötzlich ein Aufschrei, das Köpfchen war durch die Scheide aus Elisabeths Körper gestoßen. Und dann ging alles sehr schnell. Das Neugeborene wurde abgenabelt und versorgt, die Nachgeburt wurde geholt und der Dammschnitt genäht.

Die Hebamme fragte Elisabeth, ob sie ihr das kleine Mädchen auf den Körper legen solle, aber Elisabeth wollte nur schlafen.
Warum dieses Beispiel? Elisabeths Geburtserlebnis war weder besonders komplikationsreich noch außergewöhnlich. Als sie ins Krankenhaus kam, war ihr Muttermund schon ein wenig geöffnet, und die Geburt dauerte »nur« von vormittags bis abends, was für eine Erstgebärende laut Statistik ein gutes Ergebnis sein soll. Als hinge die Qualität einer Geburt von der Dauer ab. Die Klinik, in der Elisabeth ihr Kind zur Welt brachte, hatte Anfang der 80er Jahre einen relativ guten Ruf. So wurden bei Elisabeth weder die Schamhaare rasiert, noch der obligatorische Einlauf gemacht oder wehentreibende Mittel gegeben. Sie bekam nur ein Anästhetikum. Aufgrund der Kürze der Geburt hatte sie nur einmal mit einem Schichtwechsel des Personals zu tun. Aus Erfahrungsberichten von Frauen weiß ich, daß sie sich zwei- und dreimal unter der Geburt auf andere Hebammen und Ärzte einstellen mußten. Trotzdem fand ich die Situation im Kreißsaal für die Gebärenden zutiefst entwürdigend. Heute, da ich selbst zwei Kinder geboren habe, ist mir das noch deutlicher. Ich weiß, wie wichtig in der Geburtssituation das Miteinander-Vertrautsein ist, das Gestalten der Zeit zwischen den Wehen, das Herumgehen, Knien, Sitzen, Hocken, die Hilfestellung von Partner oder Hebamme, um jede Wehe aktiv verarbeiten zu können; die Ermutigung der Hebamme, daß du es schaffen wirst und daß die Geburt ihren normalen Gang geht. Nichts davon bei Elisabeths Geburtserlebnis. Mag die medizinische Versorgung für Mutter und Kind auch ausreichend gewesen sein, so fehlte doch jeglicher persönliche Zuspruch, von einer seelischen Begleitung ganz zu schweigen. »Die perfekte Geburt gibt es nicht – es gibt nur die persönlich vollzogene oder nicht vollzogene Geburt«, schreibt die Psychotherapeutin Irène Kummer.[53] Elisabeth hatte weder zu sich noch zu der Geburt Zugang. Auch zu dem Säugling fand sie ihn erst ganz allmählich. Sie spricht heute noch von den einsamsten Stunden ihres Lebens. Und so wie ihr ergeht es vielen Frauen. Das freudige Ereignis ist zum entfremdeten Geschehen geworden, in dem die Frauen sich als Teil einer Apparatur erfahren. Der Geburtsprozeß ist entsinnlicht und seiner Leiblichkeit beraubt. Sauber, effizient und vor allem ruhig soll es im Kreißsaal zugehen. Gebären wird zum Trauma.

unterstützen. So schrieb der Chefarzt der Amberger Frauenklinik, Dietrich Berg, kürzlich an die AOK, Landesverband Hessen: »Meines Erachtens ist es an der Zeit, die fragwürdige Moral der die Hausgeburten betreibenden Personen herauszustellen.« Weiter kündigt er an, Krankenversicherungen, Regierungen und Haftpflichtversicherungen über diese Tatsache aufzuklären.[51] Bei der Hetzkampagne gegen die Hausgeburtshilfe beziehen sich die Protagonisten immer auf die angeblich höhere Sterblichkeitsrate bei Hausgeburten. Den Beweis bleiben sie aber schon seit Jahren schuldig. Denn die Ergebnisse fast aller internationalen Studien sprechen eher *für* die Sicherheit der Hausgeburtshilfe für Mutter und Kind:[52] So liegt hier nicht nur die Zahl der Dammschnitte, der vaginalen Operationen oder der Kaiserschnitte deutlich niedriger. Auch leiden Kinder, die in einer ruhigen Familienatmosphäre das Licht der Welt erblickt haben, im Säuglingsalter weniger unter Streß und nervösen Störungen. Angesichts all dieser Fakten, die für die Hausgeburtshilfe sprechen, frage ich mich, ob es den Herren Gynäkologieprofessoren wirklich um das Wohl von Mutter und Kind geht oder ob sie sich vielleicht durch die Autonomie der Gebärenden in ihrer eigenen Macht eingeschränkt fühlen.

Nachdem schon die Geburt von den Medizinern vereinnahmt worden war, stürzten sie sich auch auf die Schwangerschaft, denn, so der Bonner Pränatalmediziner Manfred Hansmann auf einer Pressekonferenz: »Man darf nie übersehen, daß die Entwicklungsphase im Uterus und die Neugeborenenzeit die bedrohlichsten Zeiten sind, die man überhaupt als Mensch erlebt.«[54] So wurde der Leib der Schwangeren in den letzten Jahren von Medizinern zu einem höchst risikoreichen Ort umgedeutet, zu einer Umgebung, die für das Ungeborene bedrohlich ist. Für Gynäkologen Grund genug, die Schwangerschaft und damit die Schwangere medizinisch in den Griff zu nehmen. Dies drückt sich in der hier üblichen Schwangerenvorsorge aus, denn nach diesen Richtlinien werden Frauen in »anderen Umständen« kaum mehr betreut oder gar begleitet, sondern nur noch medizinisch durchgecheckt. Unablässig wird kontrolliert, inwieweit der »Produktionsapparat Frau« richtig funktioniert und ob die »Qualität des auszutragenden Produkts« auch

heutigen gesellschaftlichen Erwartungen entspricht. Von den gynäkologischen ExpertInnen verschwiegen wird dabei, daß die Schere zwischen dem, was inzwischen diagnostiziert werden kann, und dem, was während der Schwangerschaft überhaupt therapierbar ist, immer weiter auseinanderklafft.[55]
Innerhalb der letzten 20 Jahre haben sich die ärztlichen Leistungen rund um die Schwangerschaft um rund 500 Prozent gesteigert. Sei es mit Labortests oder häufigem Wiegen und Blutdruckmessen, sei es mit dem permanenten sonographischen Blick in die Gebärmutter oder dem genetischen Check-up des Fötus – der Mediziner fahndet, ähnlich einem Kriminalinspektor, unablässig nach Risiken beziehungsweise nach Abweichungen von der Norm.
»Bei einem solchen Konzept der Schwangerenvorsorge«, so der Arzt und ehemalige WHO-Beauftragte für Geburtsfragen Marsden Wagner, »wird nicht nur jede Frau zur Patientin, sondern jede zweite gleich zur Risikopatientin.«[56] Und tatsächlich: In Deutschland, inzwischen weltweit das Land mit dem dichtesten Netz medizinisch-apparativer Schwangerenversorgung, ist auch die Zahl der Risikoschwangeren weltweit die höchste. Inzwischen gelten 70 bis 80 Prozent aller Schwangeren als Risikoschwangere. 20 Prozent werden zusätzlich zur ambulanten Betreuung auch noch zur stationären Behandlung ins Krankenhaus eingeliefert; im Durchschnitt werden 8,8 Medikamente pro Schwangerschaft verordnet, wovon jede fünfte Medikamentengabe als höchst problematisch einzuschätzen ist.[57]
Untersuchungen belegen, daß es einen direkten Zusammenhang zwischen der steigenden Anzahl der Risikoschwangerschaften und der zunehmenden Dichte ärztlicher Versorgung gibt.[58] Je mehr sich die Frau unter die Fittiche der Medizin begibt, desto größer ist die Gefahr, daß irgendeine Abweichung von der Norm diagnostiziert wird. Bei etwa 190 Einzeluntersuchungen, die schon die normale Schwangerenvorsorge vorschreibt, ist das kein Wunder. Der Blutdruck ist zu hoch, die Gewichtszunahme zu stark, der Eisenwert zu niedrig, am Ultraschall stimmt die Größe des Kopfes nicht mit dem errechneten Geburtstermin überein, oder beim genetischen Check-up des Fötus wird ein überflüssiger Genabschnitt gefun-

den . . . Die Liste ließe sich um ein Vielfaches erweitern. Nicht selten wird durch die Information über einen angeblich normabweichenden Befund erst eine Ereigniskette ausgelöst, die das Erleben einer normalen Schwangerschaft kaum noch zuläßt.
Die Perinatalmediziner behaupten einen Zusammenhang zwischen ihren risikomedizinischen Strategien und dem Sinken der Säuglingssterblichkeit.[59] Damit rechtfertigen sie die Entmündigung der schwangeren Frauen ebenso wie den kontinuierlichen Ausbau des medizinischen Überwachungssystems: Der Geburtshelfer Heinrich Wulf resümiert denn auch: »Der unbestrittene Fortschritt in der Geburtshilfe wurde erkauft durch eine lückenlose Medikalisierung von Schwangerschaft und Geburt, verbunden mit einer technischen Revolution im Überwachungsmanagement.«[60]
Abgesehen davon, daß Sterblichkeitsstatistiken allein kein Gradmesser für eine geglückte Mutterschaftsvorsorge sein können, weisen mehrere Studien nach, daß die Verknüpfung »je mehr Überwachung der Schwangeren, desto weniger Risikogeburten« nicht haltbar ist. Ganz im Gegenteil: Trotz des engmaschigen Fahndungsnetzes haben mütterliche Erkrankungen, die Frühgeburtlichkeit zur Folge haben können – wie vorzeitige Wehen oder Gestosen –, in den letzten Jahren immer mehr zugenommen. Statt aber bereits in der Praxis bewährte psychosomatische Konzepte der Schwangerenbetreuung anzuwenden, schwört die Medizinerzunft auf noch mehr medizinische Interventionen und noch mehr Kontrolle der schwangeren Frauen.
Bei genauerem Betrachten erweisen sich die Erfolgsmeldungen der Ärzteschaft oft lediglich als Jonglierkunststücke mit Statistiken und Daten. Ein Blick auf die Perinatalstatistiken zeigt, daß dank der Fortschritte in der Neugeborenenmedizin zwar die Todesrate in bezug auf die ersten sieben Tage nach der Geburt deutlich gesunken ist; nur geringfügig hingegen sank die Gesamtrate der Kinder, die im Laufe des ersten Lebensjahres sterben.[61] In einem Artikel unter der Überschrift »Geburtshilfe – Deutschland ist Spitze« ist denn auch nachzulesen: »Die Neugeborenensterblichkeit beträgt 0,5–0,6 Promille und liegt damit um die Hälfte niedriger als 1980.« Und weiter: »Die Kosten für die intensive Behandlung der Frühge-

burten werden immer höher. Etwa 6000 Schwangere und Frühgeborene werden mit einem Kostenaufwand von etwa 1,2 Milliarden DM jährlich versorgt.«[62]

Jene Frauen, die in der Schwangerschaft am stärksten gefährdet sind, zum Beispiel Sozialhilfeempfängerinnen, sehr junge Frauen, Frauen mit vielen Kindern sowie Ausländerinnen, fallen meist durch die Maschen des medizinischen Präventionsnetzes. Bereits Anfang der 80er Jahre wurden im Rahmen des Bremer Modellprojektes »Familienhebammen« Strategien für die Versorgung solcher Risikogruppen entwickelt: Hebammen besuchten schwangere Frauen zu Hause, halfen ihnen, die Fragen des Alltags zu klären, und nahmen sie durch Zuspruch ein Stück weit an die Hand. Auch nach der Geburt standen sie mit Rat und Tat beiseite – mit viel Erfolg. Innerhalb weniger Jahre sanken die Zahl der Totgeburten und die Säuglingssterblichkeit statistisch signifikant.[63]

In Nordrhein-Westfalen dagegen, einem Bundesland, in dem die Säuglingssterblichkeitsrate ursprünglich ähnlich hoch war wie in Bremen, setzte sich die Lobby der Ärzteschaft durch. Statt Familienhebammen zu engagieren, wurden Milliardenbeträge in hochtechnisierte Perinatalzentren investiert. Doch der vorhergesagte Erfolg blieb bislang aus; in einigen Regionen verzeichnen die Statistiker sogar eine leichte Zunahme der Säuglingssterblichkeit, so daß die Landesregierung sich 1992 gezwungen sah, für bestimmte Regionen zusätzlich Familienhebammen anzuheuern, was nahezu klammheimlich geschah. Schließlich wollte man das Scheitern des

Der Fötus als Patient

Durchaus mit Sinn für Geschichte rief die Internationale Vereinigung der Pränatalmediziner 1989, in Anlehnung an die Französische Revolution vor 200 Jahren, die Rechte des Fötus aus. In dem Pamphlet »Der Fötus als Patient« heißt es: »Der Fötus hat das Recht auf eine intelligente Mutter-Kind-Beziehung.« Was die Mediziner unter »intelligent« verstehen, wird dann auch gleich erläutert: Die schwangere Frau begibt sich in ärztliche Aufsicht und beansprucht die modernsten Techniken der Schwangerenüberwachung.[64]

medizinischen High-Tech-Konzeptes nicht öffentlich eingestehen. Auch der Blick über die deutschen Grenzen hinaus läßt Zweifel aufkommen, ob das »deutsche System der Schwangerenvorsorge das beste der Welt« (der Bonner Pränatalmediziner Professor Manfred Hansmann) sei. Untersuchungen aus den Niederlanden, aus Großbritannien, den USA und den skandinavischen Ländern zeigen sehr deutlich Vorteile einer qualifizierten Betreuung durch Hebammen – während der Schwangerschaft sowie unter und nach der Geburt. In einer Studie beispielsweise, die die Großräume München und Helsinki miteinander vergleicht, schneiden die finnischen Hebammen sehr viel besser ab als die deutschen Ärzte.[65]
Warum?
Hebammen betonen in der Regel die Normalität der Schwangerschaft. Sie helfen die psychischen und körperlichen Kräfte der Frauen mobilisieren. Sie vermitteln Vertrauen und Sicherheit da, wo deutsche GynäkologInnen durch ihre Apparate oft nur verunsichern. Sie kennen Tips, wie Frauen sich auch in der Schwangerschaft fit halten können, genauso wie sie Rat beim Windeln wissen und bei den ersten Stillversuchen helfen. Und nicht zuletzt ist für Hebammen das Kinderkriegen ein soziales Ereignis. Sie kennen die jeweiligen Familienverhältnisse und wissen um Ängste oder soziale Probleme. Die Fahndung nach medizinischen Schwangerschaftsrisiken spielt bei ihnen nur eine sekundäre Rolle. Auch in den Niederlanden werden nach wie vor 70 Prozent aller Schwangeren von Hebammen betreut. Ärztliche Leistungen werden nur honoriert, wenn im Verlauf der Schwangerschaft Komplikationen auftreten. Und die Entscheidung, welche Komplikation auch ärztlich behandelt werden muß, trifft die Hebamme. Auch in Großbritannien spielen Hebammen eine zunehmend wichtigere Rolle. Jüngst hat sogar der Gesundheitsausschuß des House of Commons einen weiteren Ausbau der Hebammenversorgung und eine noch stärkere Ausrichtung an den Bedürfnissen der Frauen gefordert.[66]
Einer der zentralen Wünsche der Frauen: eine kontinuierliche Betreuung, die sowohl Schwangerschaft als auch Geburt und Säuglingszeit erfaßt. Außerdem wünschen sie sich Aufklärung über präventives Gesundheitsverhalten, über den Geburtsablauf und die

Versorgung des Neugeborenen sowie Hilfestellung bei seelischen Konflikten oder psychosomatischen Problemen.
Kaum ein Punkt von dieser Wunschliste ist in der hiesigen Schwangerenvorsorge abgedeckt. Deutsche schwangere Frauen und Wöchnerinnen – zumal die aus der Mittelschicht – sind zwar medizinisch eher überversorgt. Doch werden sie mit ihren Sorgen, Problemen und Fragen weitgehend allein gelassen. Immer mehr verirren sie sich im Gestrüpp von angeblichen Risiken, Komplikationen und medizinischen Untersuchungen. Die Bremer Frauenärztin Edith Bauer kennt Kollegen, die ihre Untersuchungen brav mit Kreuzchen im Mutterpaß dokumentieren. »Aber in der zweiunddreißigsten Woche, wenn sie die schwangere Frau bereits zwölfmal gesehen haben, wissen sie immer noch kaum was über deren Lebensrealität.« (Vgl. 2. Kapitel, Schwangerschaft)
Überhaupt scheinen die Wünsche der schwangeren Frauen die deutsche Gynäkologenzunft herzlich wenig zu interessieren. Im Gegenteil: Äußert die Schwangere Bedürfnisse, so werden diese oft als unangemessen oder gar verantwortungslos abgetan. Ein Beispiel erzählt die achtundzwanzigjährige Katrin, die es ablehnte, bei jedem Vorsorgetermin sonographiert zu werden, und deshalb Schelte von ihrem Arzt bezog. Auch Uscha mußte sich anhören, sie sei verantwortungslos, weil sie bei vorzeitiger Wehentätigkeit nicht länger im Krankenhaus unter ständiger Kontrolle des Herztonwehenschreibers liegen wollte. »Ich hatte das Gefühl: Ich werde immer unruhiger, und das tut weder mir noch meinem Kind gut. Doch das interessierte niemanden.« Und als Maria ihrem Arzt mitteilte, daß sie ihr Kind zu Hause, unter der Begleitung durch eine Hebamme, auf die Welt bringen wollte, fand dieser, dies sei fast wie Totschlag. So sind Gynäkologen schnell mit Schuldzuweisungen und Drohungen zur Stelle, wenn schwangere Frauen ihre Vorstellungen äußern. In diese Richtung passen auch Überlegungen in der deutschen Ärzteschaft, eine Behandlungspflicht »im Interesse des Kindes« einzuführen, die per Gerichtsbeschluß zwangsweise und auch gegen den Wunsch der Mutter durchgesetzt werden solle. So vertritt die Gynäkologin Elisabeth Mrozik in einer medizinischen Fachzeitschrift die Ansicht, daß der staatliche Schutz des

Ungeborenen dazu führen müßte, »die Mutter des Ungeborenen zu Behandlungen zu zwingen, auch wenn es zu deren Schaden ist«[67]. Seit Jahren gibt es eine Reihe von Studien, die die Ineffektivität der hierzulande praktizierten Schwangerenvorsorge thematisieren und nachweisen.[68] An einer Vielzahl von Beispielen ist inzwischen aufgezeigt worden, wie stark die Überwachungsmedizin die Frauen verunsichert, sie entmündigt und damit neue Risiken schafft.[69] Die rapide Zunahme der mütterlichen Erkrankungen wie vorzeitige Wehen oder Gestose sind Indikatoren dafür.[70]

Statt die vorhandenen Ressourcen der Frauen und der Familien zu fördern, treibt man sie immer weiter in die Unselbständigkeit. Die nächste Patientengeneration wird damit schon kreiert: Verunsicherte Mütter überschwemmen schon heute die Kinderarztpraxen, um sich die normale Entwicklung ihrer Säuglinge bestätigen zu lassen.

Und trotzdem ändert sich nichts. Weiterhin fließen Milliardenbeträge in den Geldbeutel der Ärzte, während sich Hebammen und Geburtsvorbereiterinnen, die eine andere Form von Schwangerenvorsorge praktizieren wollen, mit Minimalsätzen zufriedengeben müssen. Frauen, die Alternativen zur Klinikentbindung oder zur rein medizinisch orientierten Schwangerenüberwachung suchen, werden von führenden deutschen Gynäkologen genauso verteufelt wie Hebammen oder Geburtsvorbereiterinnen, die sich in Geburtshäusern oder in der Hausgeburtshilfe engagieren.[71] Eine fruchtbare Diskussion über sinnvolle Schwangerenvorsorge und Geburtshilfe wird in Deutschland von den Berufsverbänden der Gynäkologen systematisch verhindert. Daten aus anderen Ländern, die zum Beispiel die Vorteile der Hebammenversorgung und der Hausgeburtshilfe aufzeigen, werden als unglaubwürdig hingestellt oder gar verfälscht. Die Gynäkologen kämpfen um ihr uneingeschränktes Monopol, sie fürchten, den Kuchen teilen zu müssen. Sie bangen vor der zunehmenden Konkurrenz durch Hebammen und blasen zum Angriff. So auch der Vorsitzende des Landesverbandes der Frauenärzte in Bremen, Peter Schütte, der den »lieben Kollegen und Kolleginnen« rät, »nicht unreflektiert Infomaterial von Hebammen in den Frauenarztpraxen auszulegen«. »Schließlich«, so der

Gynäkologe weiter, »ist es unstrittig, daß die Mutterschaftsvorsorge in die Hände des versierten Gynäkologen gehört.«
Es ist an der Zeit, daß die Gynäkologenzunft dafür den Beweis antritt.

Krebsfrüherkennung

Der Gynäkologe tadelt seine sechzigjährige Patientin – sie »schludere« mit sich –, weil sie sich seit drei Jahren nicht zur Vorsorgeuntersuchung auf den gynäkologischen Stuhl begeben hat. So steht es im Porträt eines Gynäkologen in einer Ärztezeitung. In einer Tageszeitung steht: »Die Angst der Frauen ist lebensgefährlich.« Ähnlich droht auch ein deutscher Gynäkologie-Professor, Vorstand einer Krebsforschungsgesellschaft: »Nicht zur Krebsvorsorge zu gehen kann tödlich sein.« Mitunter wird die Krebsvorsorge gar als Pflichtuntersuchung für alle Frauen diskutiert; jeder Frau über Zwanzig flattert heute schon regelmäßig eine Aufforderung zur Krebsvorsorge ins Haus.
Angesichts dieser Drohgebärden und Angstmacherei verwundert es, wie wenig der Nutzen der jährlichen Krebsfrüherkennungsuntersuchungen bislang wissenschaftlich nachgewiesen worden ist. Denn auch regelmäßige Krebsfrüherkennungsuntersuchungen schützen nicht vor Krebs. Zudem sind die wenigsten Frauen über die begrenzte Aussagekraft der Vorsorge informiert: Nur rund 80 Prozent der Zellveränderungen werden mit Hilfe des Abstrichs am Gebärmutterhals überhaupt festgestellt. Da gerade der Gebärmutterhalskrebs sich sehr langsam ausbreitet, meist über Jahre hin, verwundert die Häufigkeit, mit der Frauen zum Krebsabstrich bestellt werden. »Alle drei bis fünf Jahre zur Kontrolle – bei einem normalen Befund –, das reicht«, finden denn auch kritische GynäkologInnen. Warum also die Euphorie für diese Krebsvorsorge, die doch mit einem gehörigen Maß an Panikmache verbunden ist? Ein Insider, selbst Mediziner, vermutet, daß diese Haltung der »Anbieter« von Krebsvorsorge, also der Gynäkologen, »oft eher den eigenen Interessen als denen der Frauen dient.«

Wenn es um den eigenen Profit geht, dann übersieht man auch gern die weltweit durchgeführten empirischen Studien, die den Nutzen der Krebsfrüherkennung eher gering einschätzen. Dabei haben die großen Vorsorgekampagnen nicht nur die allgemeine Krebsangst bei Frauen geschürt. Sie produzieren auch in großem Ausmaß neue Pathologien in einer bislang symptomlosen Bevölkerungsgruppe.

Brustkrebs

Brustkrebs ist eine der bei Frauen am häufigsten vorkommenden Krebsarten und vor allem wegen der Bildung von Metastasen, der sogenannten Tochtergeschwülste, sehr gefürchtet. Die Häufigkeit der Diagnose Brustkrebs hat gerade in den reichen Ländern (außer in Japan) in den letzten vier Jahrzehnten enorm zugenommen, während die Rate der Frauen, die an dieser Erkrankung sterben, nahezu konstant geblieben ist. Zwölf Prozent aller amerikanischen Frauen bekommen heute die Diagnose Brustkrebs, 3,5 Prozent sterben auch heute noch an dieser Krankheit.[72] An der gleichbleibenden Sterblichkeitsrate hat der immense Ausbau der Früherkennungsprogramme in den USA nichts ändern können. Diese nüchterne Bilanz veranlaßte kürzlich die renommierte Medizinerzeitung »Lancet«, den Sinn des Brustkrebsscreening ernsthaft zu überdenken. Immerhin ist die Diagnose »Brustkrebs« ein Schock für jede Frau, und der Vorteil der frühzeitigen Erkennung ist durch keine Studie wirklich nachgewiesen. Ganz abgesehen von den hohen Kosten, die die Screeningprogramme verursachen.[73] So zeigt zum Beispiel eine großangelegte kontrollierte Studie, die in Malmö (Schweden) durchgeführt wurde, daß 67 568 Frauen mittels Mammographie untersucht werden müßten, damit eine Frau davon profitiert.[74]
Heute wird der Brustkrebs in mehr als der Hälfte aller Fälle von den Frauen selbst ertastet. Das ist durchaus sinnvoll: Die Frauen kennen ihre Brust selbst am besten und können so auch Veränderungen einschätzen.[75] Doch geht es nach einigen Meistern der Gynäkologie, soll sich diese Praxis bald ändern. Trotz Studien, die

die Effektivität stark anzweifeln, soll in Deutschland auch zukünftig jede Frau ab Vierzig mammographiert werden, das heißt, regelmäßige Röntgenaufnahmen der Brust sollen die Normalität der Frau bestätigen.
Für diese Praxis wird auch der mögliche Schaden, den diese Untersuchungsmethode anrichten kann, in Kauf genommen, denn die Mammographie ist selbst in Medizinerkreisen wegen ihrer hohen Strahlenbelastung umstritten. Bislang ist noch wenig erforscht, welche Auswirkungen Röntgenstrahlen auf winzige, noch nicht erfaßbare Krebszellen haben; möglicherweise könnten sie zum Wachstum angeregt werden.[76] Außerdem ist die Diagnosestellung oft schwierig und verlangt viel Sachverstand von den GynäkologInnen. Aber gerade daran scheint es zu mangeln. Dies jedenfalls ist das Ergebnis der 1993 von der Medizinischen Hochschule Hannover veröffentlichten Mammographie-Studie. Nicht nur daß jedes zweite Mammographiegerät hierzulande veraltet oder technisch defekt ist, auch viele Befunde werden von den Ärzten falsch bewertet. So wurde einerseits trotz Mammographie so mancher manifeste Brustkrebs übersehen. Aber weitaus häufiger kam es vor, daß Ärzte vorschnell Krebsdiagnosen stellten, die dann eine Kette weiterer meist operativer Eingriffe nach sich zogen, bis sich herausstellte, daß der Befund völlig unbegründet war.
Überhaupt räumen inzwischen vor allem amerikanische Wissenschaftler ein, daß die Entstehungsgeschichte des Brustkrebses medizinisch noch gar nicht richtig verstanden worden ist. Nicht jede kleine Normabweichung – wie zum Beispiel Kalkablagerungen oder Verdickungen in der Brust –, die durch die feine Diagnosemethode der Mammographie erfaßt werden kann, ist besorgniserregend oder gar eine Vorstufe von Krebs. Manche verschwinden zum Beispiel mit der Monatsblutung, andere Knötchen verändern sich über Jahrzehnte nicht. Doch MedizinerInnen sind heute geneigt, bereits jede Veränderung der Brust als pathologisch zu deuten. Ein Trend, den großangelegte Studien aus den USA und aus Schweden belegen. Danach sind in der Gruppe von Frauen, bei denen eine Mammographie durchgeführt wurde, zwischen 30 und 51 Prozent mehr (angebliche) Brustkrebsfälle diagnostiziert worden

als in der Gruppe von Frauen, die sich dieser Röntgenuntersuchung nicht unterzogen.[77] Eine andere Langzeitstudie zeigt, daß noch 22 Jahre nach dem mit Mammographie erhobenen Krebsbefund nur bei der Hälfte aller Frauen der Krebs wirklich ausgebrochen ist.[78] Trotzdem – um auf Nummer Sicher zu gehen, rieten die meisten MedizinerInnen zu Gewebeprobeentnahmen bis hin zur Brustamputation. Letztere wird inzwischen zwar seltener durchgeführt, da sich in der Bekämpfung des Krebses schonendere, die Brust erhaltende Operationen mittlerweile als genauso sinnvoll erwiesen haben. Dennoch werden viele Frauen auch heute noch unnötig verstümmelt. Jede Operation an der Brust, wie gut sie auch verlaufen mag, ist ein schwerer Eingriff, der zu neuen seelischen und gesundheitlichen Problemen führen kann – ganz abgesehen von den Todesängsten, die allein durch solch eine fragwürdige Diagnosestellung ausgelöst werden.

Der PAP-Abstrich

Auch die Effektivität der Krebsfrüherkennung durch einen Abstrich am Gebärmutterhals ist in der internationalen Bewertung nicht unumstritten. Der Vorwurf: Er schüre mehr Ängste, als daß er Frauen wirklich vor Gebärmutterhalskrebs bewahre. Eine britische Untersuchung zeigt beispielsweise, daß bei 40 000 Frauen Abstriche gemacht werden müssen, davon mindestens 200 Gewebeentnahmen, um eine Frau vor Gebärmutterhalskrebs zu retten.[79] Zudem hat der Gebärmutterhalsabstrich – nach seinem Erfinder, dem griechischen Arzt George Papanicolaou, »PAP-Abstrich« genannt – keinesfalls eine so sichere Aussagekraft, wie die meisten FrauenärztInnen vorgeben. So gibt es unterschiedliche Einschätzungen in verschiedenen Labors: Was bei den einen als PAP 3 deklariert wird, ist vielleicht in einem anderen Labor PAP 2. Außerdem kann der Gynäkologe, die Gynäkologin den Abstrich auch fehlerhaft durchgeführt haben, oder die Frau hatte zum Zeitpunkt des Abstrichs eine Infektion oder leichte Blutungen. Auch das kann das Resultat des Abstrichs beeinflussen.

Einteilung der PAP-Werte

PAP I: Alle Zellen sind unauffällig.

PAP 2: Die Zellen sind normal, zeigen aber Zeichen einer Entzündung. Manche Ärzte verschreiben, ohne den Krankheitserreger zu bestimmen, Antibiotika. Das ist für sie praktisch, für die betreffende Frau aber eine Zumutung, denn Antibiotika sind sehr belastende Medikamente. Sollten Antibiotika notwendig sein, so ist eine lokale Behandlung vorzuziehen. Viele Infektionen können alternativ behandelt werden, z. B. homöopathisch oder mit Akupunktur. Dies gilt auch für PAP 3 und PAP 3 D. Oft verschreiben Ärzte Östrogene »zur Aufhellung« der Zellen, da diese unter Östrogeneinfluß leichter beurteilbar sind. Das kann eine Frau, die noch vor den Wechseljahren ist, einfacher und ungefährlicher haben: Sie wiederholt den Abstrich zur Zeit des Eisprungs, dann ist die Östrogenmenge im Körper hoch. Die zweite Untersuchung sollte erst nach Abheilung der Entzündung durchgeführt werden.

PAP 3: Die Zellen des Gebärmutterhalses und des Gebärmutterhalskanals erneuern sich ständig. Es finden sich daher bei einem Abstrich Zellen jeden Reifegrades: junge, mittelalte und reife Zellen. Bei PAP 3 sind Zellveränderungen gefunden worden, deren Ursache eine Entzündung, eventuell auch eine leichte Dysplasie sein kann. Dysplasie heißt Fehlbildung. Einige Zellen haben im Verhältnis zum flüssigen Teil der Zellen (Plasma) größere Zellkerne.

PAP 3 D: Es findet sich eine leichte bis mittlere Zellfehlbildung (Dysplasie). Betroffen sind die oberflächlichen und mittleren Zellschichten, es handelt sich also um Veränderungen an einigen mittelalten und reifen Zellen. Das bedeutet aber nicht, daß ein Krebsherd vorhanden sein muß. Eine Beobachtung ist angeraten, der Krebsabstrich sollte nach drei bis sechs Monaten wiederholt werden.

PAP 4 A: Bedeutet eine schwere Dysplasie. Neben den oberflächlichen und mittleren Zellschichten ist auch die Grundschicht von Zellveränderungen betroffen. Die Schichtung der Zellen ist noch erkennbar. Eine Gewebeprobe, zum Beispiel in Form einer Konisation, wird zur Abklärung des Befunds empfohlen.

PAP 4 B: wird auch Carcinoma in situ genannt. Dies ist irreführend, da es sich nicht um in das Gewebe wachsende Zellen, das heißt Krebs, handelt, sondern um eine schwere Dysplasie, bei der die Schichtung der Zellen nicht mehr erkennbar ist. Es sind viele

unreife Zellen vorhanden, die sich teilen. Das Carcinoma in situ gilt heute als Vorstufe zu Krebs. Die Zellen wachsen zum Teil in vorgegebene Hohlräume, z. B. in Drüsen des Gebärmutterhalses. Dies kann dazu führen, daß auf schräg getroffenen Schnitten der Eindruck eines invasiven (in die Tiefe wachsend) Wachstums entsteht.
PAP 5: Es sind einige Krebszellen, das heißt in die Tiefe des Gewebes wachsende Zellen vorhanden. Bis zu einer Ausdehnung von zirka 0,5 cm Tiefe und einer Oberflächengröße von 1 cm wird von einem Mikrokarzinom gesprochen. Auch wenn die Anzahl der Krebszellen gering ist, besteht doch die Gefahr einer Streuung.[80]

Was außerdem viele Frauen nicht wissen und was ihnen von vielen Frauenärzten und -ärztinnen auch nicht gesagt wird: Zellveränderungen am Muttermund treten sehr viel häufiger auf als eine Krebserkrankung am Gebärmutterhals. Deshalb sind auch die Bezeichnungen »Krebsvorsorge« und »Krebsfrüherkennung« falsch gewählt. Denn nicht jeder abnormale Befund beim PAP-Abstrich weist auf eine Krebserkrankung hin und muß deshalb auch nicht Anlaß zur Panik oder zur Operation sein. Solche Veränderungen entwickeln sich oft in ruhigeren Zeiten, eventuell unterstützt durch entzündungshemmende Naturheilmittel, von selbst wieder zurück. Doch davon wollen viele Gynäkologen nichts wissen. Frauen, die erst einmal abwarten wollen, ob sich die Zellveränderungen nicht von selbst wieder zurückentwickeln, werden als »leichtsinnig« beschimpft. Es wird ihnen unterschwellig mit dem Tod gedroht, falls sie die Behandlungsmethoden des Arztes ausschlagen.[81]
Doch der vorgeschlagene Kegelschnitt (Konisation genannt) oder auch eine radikale Verätzung oder Vereisung des Muttermundes kann zu einer Veränderung des Muttermundschleims führen und dadurch die Möglichkeit, Kinder zu zeugen, einschränken. Außerdem können die entstehenden Vernarbungen am Muttermund das Gebären erheblich erschweren.
Studien zeigen, daß viele Frauen bereits auf die Diagnose eines abnormalen PAP-Abstrichs mit ernstzunehmenden psychosexuellen Schwierigkeiten reagieren.[82] »Als ich hörte, ich hätte PAP 3 D, fühlte ich mich wie am Boden zerstört«, sagt die neunundzwanzig-

PAP-Abstrich

Maria erzählt von ihren Erfahrungen mit dem ersten PAP-Abstrich. Sie war damals 32: »Ich kannte die Frauenärztin schon einige Jahre und war mit ihr zufrieden. Als ich sie wegen einer Scheideninfektion aufsuchte, empfahl sie mir, einen PAP-Abstrich machen zu lassen. ›Einfach so zur Kontrolle.‹ Ich willigte ein, eigentlich weil ich ihr einen Gefallen tun wollte. Eine Woche später, ich hatte die Untersuchung längst vergessen, rief sie mich im Büro an, druckste herum und sagte, ich hätte ›PAP 3 D‹. Wäre nicht so schlimm. Aber ich sollte doch eine Gewebeprobe entnehmen lassen, um auf Nummer Sicher zu gehen, daß es nicht Krebs sei. Ich hörte nur das Wort Krebs und war zutiefst erschrocken. Sofort fiel mir eine Kollegin ein, der sie mit dem gleichen Befund die ganze Gebärmutter herausgenommen haben. Aber vielleicht wollte ich doch einmal Kinder haben, und vor allem wollte ich leben. Die Panik der Frauenärztin übertrug sich auf mich. Ich kam richtig in die Krise mit allerlei anderen körperlichen Symptomen. Ich ließ mich krank schreiben und versuchte noch andere Informationen zu bekommen. Das war Anfang der 80er gar nicht so einfach. Doch mein Gefühl sagte mir, ich sollte erst mal abwarten und Urlaub machen. Dies teilte ich der Ärztin mit, worauf sie sehr böse wurde und meinte, sie übernehme keinerlei Verantwortung mehr für mich. Zum Glück fand ich einen Frauenarzt in einer anderen Stadt, der mir naturheilkundliche entzündungshemmende Mittel aufschrieb und mich zu der abwartenden Haltung ermutigte. Er beruhigte mich, indem er von mehreren Frauen erzählte, die nach dieser Behandlung wieder einen Normalbefund hatten. Ich nahm die Tropfen, kündigte meine Arbeit und fuhr für ein halbes Jahr nach Amerika. Ich suchte die Distanz, um über mein bisheriges Leben und meine Wünsche für die Zukunft nachzudenken: So verrückt das klingt, jetzt, als ich fürchten mußte, daß ich meine Gebärmutter verliere, nahm ich erst wahr, daß ich eine habe, daß ich nicht nur mit dem Kopf, sondern auch mit meinem Körper fruchtbar sein kann. Über meinem beruflichen und politischen Engagement hatte ich die andere, weibliche Seite in mir völlig ignoriert. Als ich zurückkam, hatte sich der Befund normalisiert. Und ich war sehr froh, auf mich selbst und nicht auf die Frauenärztin gehört zu haben. Diese Erfahrung ermutigte mich zu einem anderen Umgang mit meinen Körper, aber auch mit Gynäkologen und Gynäkologinnen.

jährige Ute; und Isabel, 33: »Ich dachte, das wäre das Aus für meinen Kinderwunsch.« Andere Frauen berichten bereits bei einem in den allermeisten Fällen harmlosen Befund wie PAP 3 von schweren Depressionen bis hin zu Todesängsten. Obwohl man in der gynäkologischen Diskussion mittlerweile erwägt, nicht gleich jede Gewebeveränderung operativ zu behandeln, sondern sie zunächst über längere Zeit zu beobachten, wird das von vielen Gynäkologen einfach nicht beachtet.

Um der Krebsangst, die vielfach durch die Früherkennungskampagnen sogar geschürt wird, noch »gründlicher« vorzubeugen, entfernen manche Frauenärzte schon im Vorfeld gern die Organe, die möglicherweise später einmal vom Krebs befallen werden könnten. So wird heute noch Millionen von Frauen die Gebärmutter »prophylaktisch« entfernt, ohne daß es dafür stichhaltige medizinische Gründe gäbe.

Überflüssige Operationen

■ In der Bundesrepublik hat heute etwa jede dritte Frau, die älter als 40 ist, keine Gebärmutter mehr; bei Frauen in und nach den Wechseljahren steigt die Zahl sogar auf 53 Prozent an. Eine Studie des Meinungsforschungsinstituts Infratest nannte 1989 die Zahl von 148 000 Gebärmutterentfernungen jährlich. Hochgerechnet bedeutet das, daß in den letzten 20 Jahren mindestens 3,5 Millionen Frauen ihre Gebärmutter verloren. »Mit keinem anderen Organ wird so fahrlässig umgegangen wie mit der Gebärmutter«, kritisiert die Ärztin Ingrid Olbricht, ärztliche Leiterin der psychosomatischen Abteilung einer Klinik in Bad Wildungen, ihre Kollegen. Nach ihrer Erfahrung sind 80 Prozent der Hysterektomien (Gebärmutterentfernungen) überflüssig.[83]

Gebärmutterentfernung

Die meisten Gebärmutterentfernungen werden vor den Wechseljahren oder währenddessen durchgeführt, und rund zwei Drittel dieser Operationen geschehen aufgrund von Diagnosebildern, die mit den Wechseljahren oft von selbst verschwinden. Zum Beispiel Myome. Diese gutartigen Wucherungen der Gebärmutterwand sind heute die weitaus häufigste Indikation. »Oft wird mit dramatisierenden Beschreibungen den Frauen Angst vor Krebs gemacht, und deshalb willigen sie in die Operation ein«, ist die Erfahrung von Maria Krieger, Gründerin des »Arbeitskreises Frauenselbsthilfe bei gynäkologischen Problemen« in Hamburg. Anderen Frauen wird wegen ihrer vergrößerten Gebärmutter zur Hysterektomie geraten, ohne daß dabei berücksichtigt würde, daß eben auch dieses Organ sich im Leben einer Frau verändert und bei einer Fünfundvierzigjährigen in der Regel größer ist als bei einer jungen Frau. Aber auch Menstruationsbeschwerden, unklare Bauchschmerzen und Gebärmuttersenkungen gehören zu den sogenannten weichen Indikationen. Dabei sehen ExpertInnen im wesentlichen nur drei Gründe, die eine Gebärmutterentfernung wirklich rechtfertigen: starke Blutungen, eine Krebsgeschwulst oder ein schwerer Gebärmuttervorfall, der sich nicht mehr durch Beckenbodengymnastik beheben läßt und zudem große Beschwerden verursacht.

Obwohl inzwischen auch einige FrauenärztInnen ihre Kollegen ermahnen, behutsamer mit diesem Organ umzugehen, zeigen jüngste Untersuchungen, daß dies die Mehrzahl der Gynäkologen offenbar wenig beeindruckt. Es wird operiert wie eh und je, das Münchener Meinungsforschungsinstitut Infratest vermutet sogar eine steigende Tendenz. Und das, obwohl die mit der Gebärmutterentfernung verbundenen, oft schwerwiegenden Komplikationen auch den Medizinern nicht entgangen sein dürften.[84]

Der Operationsboom begann in den 70er Jahren, als der Vorsorgegedanke in Mode kam. Die Gebärmutter wurde als »nach abgeschlossener Familienplanung« unnützes Organ betrachtet und ihre Entfernung als verantwortliche Form der Familienplanung und der Krebsvorbeugung propagiert. Ganz in diesem Sinne nannten die baden-württembergischen Gynäkologieprofessoren Stoll und Staemmler ihre »Erfindung« dann auch »präventive Hysterektomien«, also »vorsorgliche Gebärmutterentfernungen«. Noch Anfang der 80er Jahre freuten sie sich, daß in ihrer Klinik so viele Frauen dieses »nutzlose Organ« noch rechtzeitig entfernen lassen könnten, bevor es entarte. In einer Ton-Bild-Schau versuchten sie diese Operation Fachkollegen und Patientinnen gleichermaßen schmackhaft zu machen. »Die Entfernung der Gebärmutter macht weder alt noch dick, weder unfreundlich noch asexuell.« Und sie versprachen der »ausgeräumten» Frau für hinterher ein »Gefühl der Befreiung«.[85] Welch männlicher Blick.

Doch dieses Gefühl der Befreiung nach der Gebärmutterentfernung blieb bei vielen Frauen aus.

Statt dessen klagten sie über die unterschiedlichsten Symptome wie

Erschöpfungszustände, Verwachsungen oder Kreuzschmerzen. Doch Gynäkologen nahmen diese Beschwerden lange Zeit nicht ernst. Voreilig legten sie sie unter der Rubrik »psychische Probleme mit der Weiblichkeit« ab oder bezeichneten die Frauen, die klagten, einfach als Querulantinnen.
Die Vermutung liegt nahe, daß ihnen noch andere Interessen den Blick für die Folgen ihrer Schnippelei versperren. Eine vom Gesundheitsamt des schweizerischen Kantons Tessin durchgeführte Studie belegt, daß Hysterektomien zumindest für die Gynäkologen, die über Belegbetten verfügen, ein lukratives Geschäft sind: Je mehr Klinikbetten in einer Region, desto mehr Gebärmutterentfernungen. In Ländern mit staatlichem Gesundheitswesen liegt dagegen die Rate der Operationen wesentlich niedriger. Zum Beispiel werden in Schweden im Durchschnitt viermal weniger Hysterektomien durchgeführt als hierzulande.
Zudem kann Frauen die Nähe einer Universitätsklinik oder sonstigen Ausbildungsstätte gefährlich werden. Schließlich müssen zukünftige GynäkologInnen eine hohe Anzahl selbständig durchgeführter Gebärmutterentfernungen nachweisen, und das treibt die Zahl der Hysterektomien in die Höhe.

Der Gynäkologe Dr. med. John Morris vor dem amerikanischen Kongreß:

»Ein Arm ist nützlich; Brüste haben kosmetische Vorteile. Gewisse Organe dagegen sind absolut nutzlos, so zum Beispiel die Gebärmutter nach der Geburt der Kinder.[86]

Aber auch der (mechanistische) Blick des Mannes auf die Frau ist ein Faktor, der nicht unterschätzt werden darf. Männliche Gynäkologen neigen dazu, die Frau als Gebärapparat zu sehen. Wünscht die Frau keine Kinder mehr, dann fühlt sich der Gynäkologe geradezu berufen, den angeblichen Ballast aus der »Maschinerie Frau« zu entfernen. Daß die Gebärmutter zur Frau gehört, Teil ihrer persönlichen Biographie ist, der Raum, den sie möglicherweise mit

ihren Schwangerschaften assoziiert oder auch mit ihrer sexuellen Lust, eine solche Betrachtungsweise scheint vielen Gynäkologen fremd zu sein. Wie sonst ist es zu erklären, daß Frauenärztinnen nur halb so oft zur Entfernung der Gebärmutter raten wie ihre männliche Kollegen? Einen Grund dafür fanden im übrigen die Schweizer Forscher in der Identifikation der weiblichen Gynäkologinnen mit den Patientinnen: »Sie sehen in dieser Operation einen Verlust an Weiblichkeit und Attraktivität.«[87]
Doch auch Frauenärzte fühlen mit. Sie identifizieren sich mit ihren Geschlechtsgenossen. In diesem Zusammenhang machen sie durchaus die Vorteile einer hysterektomierten Frau für das männliche Geschlecht aus. Wie anders ist sonst folgender Ausspruch des Münchener Frauenarztes Professor Hans Jürgen Kümper zu verstehen? »Die Frau verschließt sich dem Mann auch nicht mehr zu bestimmten Zeiten, etwa in Pillenpausen oder während der Menstruation. Intimkontakt ist deshalb ständig möglich. Außerdem verbessern sich nach plastischen Operationen die räumlichen Verhältnisse in der Scheide.«[88]
Ob die Mehrzahl der Frauen allerdings nach einer Gebärmutterentfernung noch Lust auf Sex hat, ist zweifelhaft. Viele Frauen haben hinterher mit sexuellen Problemen zu kämpfen. Gerda, eine zweiundvierzigjährige Laborantin, der vor vier Jahren wegen eines Myoms die Gebärmutter entfernt wurde, sagt: »Ich konnte nicht mehr mit meinen Mann schlafen. Ich fühlte mich, als wäre ich geschändet worden.«
Gerda war über die möglichen Folgen der Gebärmutterentfernung nicht aufgeklärt worden. »Er machte mir angst, daß ich Krebs hätte, und da willigte ich ein.« Die Operation selbst stellte der Gynäkologe als kleinen Eingriff dar. So war Gerda erstaunt, als sie wenige Stunden vor dem Eingriff ein langes Formular mit Hinweisen auf alle möglichen Operationsrisiken unterschreiben mußte. Viele Frauen, die einer Gebärmutterentfernung zustimmen, wissen gar nicht, was sie bei der Operation erwartet. Manche Frauenärzte versäumen sogar, der Frau mitzuteilen, daß die Operation unter Vollnarkose durchgeführt werden muß und schon allein deshalb etliche Risiken birgt. So ging es der inzwischen dreiundvierzigjäh-

rigen Lieselotte. Sie war wegen unregelmäßiger Blutungen von ihrem Frauenarzt ins Krankenhaus überwiesen worden. »Zuerst warnte mich schon die Schwester und sagte: ›Der Doktor hat heute schlechte Laune.‹ Und dann kam er angeweht, untersuchte mich und sagte: ›Ach, da nehmen wir einfach die Gebärmutter raus. Das geht ganz schnell. Sie wollen doch keine Kinder mehr, oder?‹«
Gerda und Lieselotte waren wie die meisten ihrer Geschlechtsgenossinnen über die mit der Operation zusammenhängenden Komplikationen nur ungenügend aufgeklärt. Dabei kommt es mindestens bei jeder zehnten Operation zu Problemen während des Eingriffs oder unmittelbar danach, zum Beispiel zu hohem Blutverlust, Verletzungen von Harnblase oder Darm, schlechter Wundheilung, Infektionen oder Thrombose.[89] Auch Lieselotte hatte Probleme; unmittelbar nach der Operation hatte sie eine schwere Blutung. »Ich mußte gleich noch mal in den OP. Dann wurde ich noch mal versorgt da unten. Das war sehr unangenehm, fast ein Alptraum.«
Es dauerte Monate, bis Lieselotte sich von dem Eingriff einigermaßen erholt hatte. Nach Ablauf eines Jahres ging sie wegen Schmerzen im Unterleib wieder zum Gynäkologen. Er fand Zysten am linken Eierstock und überwies sie wieder ins Krankenhaus. Dort wurde ihr dann der linke Eierstock herausgenommen. Lieselotte rückblickend: »Nach dieser Operation kam ich dann wirklich in die Krise. Ich fragte mich, was ich mir alles bieten lasse und wie ich eigentlich mit meinem Körper umgehe.«
Wie Lieselotte stolpern viele Frauen in diese Operation, weiß Maria Krieger vom Hamburger »Arbeitskreis Frauenselbsthilfe bei gynäkologischen Problemen« zu berichten. Die wenigsten Frauen wissen etwas von den vielen Komplikationen, die nach der Gebärmutterentfernung eintreten können: Depressionen, Erschöpfungszustände, Blasenschwäche oder Kreuz- und Gelenkschmerzen stellen sich oft erst einige Jahre nach der Operation ein. Deshalb bringen viele Frauen sie auch nicht ursächlich mit dieser Operation in Verbindung.
Die Gebärmutter ist eben kein überflüssiges Organ, wie Mediziner es uns jahrelang weiszumachen versuchten. Sie ist Teil unseres inne-

ren weiblichen Orchesters, und wenn sie fehlt, dann kommt der Organismus aus dem Takt. Neuere Forschungen belegen, daß die Gebärmutter eine wichtige Rolle im gesamten Stoffwechsel- und Hormonhaushalt spielt. So kommen Frauen, die hysterektomiert worden sind, im Durchschnitt vier Jahre eher in die Wechseljahre. Bei jüngeren Frauen, deren Gebärmutter vor der Menopause entfernt worden ist, stellen einige medizinische Untersuchungen vermehrt Herzkrankheiten fest.[90] Auch das Risiko, an Osteoporose zu erkranken, steigt. Doch auch die inzwischen allen Frauen in den Wechseljahren empfohlene Östrogen-Ersatztherapie ist kein Allheilmittel. Eine über zehn Jahre laufende amerikanische Studie hat mittlerweile herausgefunden, daß das Brustkrebsrisiko bei Frauen nach einer zehnjährigen Östrogensubstitution um 36 Prozent erhöht ist.[91]

»Dramatasierende Diagnosen und zugerichtete Frauen«. *Ein Bericht von Maria Krieger*

Als ich Maria Krieger vor einigen Jahren kennenlernte, spürte ich ihre Wut und ihr Entsetzen über die Verletzungen, die ihr ein Gynäkologe zugefügt hat. Als eine von wenigen Frauen war sie damals bereit, über ihre schlechten Erfahrungen zu berichten und sich nicht – wie andere – zu schämen für das, was man ihr angetan hatte. Sie suchte nach Leidensgenossinnen und fand unzählige Frauen, die von Gynäkologen entweder ganz ohne Grund oder ohne ausreichenden medizinischen Grund verstümmelt worden waren. Daraufhin gründete sie 1990 mit anderen Gynäkologiegeschädigten eine Selbsthilfegruppe namens »Frauenselbsthilfe nach gynäkologischen Operationen«, aus der nur wenige Monate später der »Arbeitskreis Frauenselbsthilfe bei gynäkologischen Problemen« hervorging. Die Initiative erkannte, daß es nicht nur darum gehen kann, eine Stütze für bereits geschädigte und beschädigte Frauen zu sein, sondern daß Frauen vor allem im Vorfeld über diese Operationen aufgeklärt werden müssen. Maria Krieger ist heute 61 Jahre alt, sie hat sechs Kinder aufgezogen. Als die Kinder größer wurden, absolvierte sie eine sozialpädagogische Ausbildung und arbeitete über zehn Jahre mit Heranwachsenden und ihren Familien in einem sozial problematischen Wohnviertel. Vor mittlerweile 17 Jahren verlor sie bei einer Totaloperation ihre Gebärmutter, ihre Eileiter und Eierstöcke. Dieser Eingriff hat ihr Leben völlig verändert. Maria Krieger beschreibt die Folgen:[92]

> »Ich hatte mein Kind verloren, auf das ich mich damals so gefreut hatte; Leila sollte es heißen, wenn es ein Mädchen würde. Meine zweite Ehe zerbrach. Gesundheitliche Einschränkungen und häufige Krankentage machten meine beruflichen Pläne zunichte. Schwere Depressionen verdunkelten mein Leben.
> Meine eigenen Erfahrungen in der Auseinandersetzung und der Bewältigung dessen, was ich erlebt habe, sind Grundlage und Ausdruck für meine Arbeit. Sie haben mich aufmerksam und wach gemacht für das Leid anderer Frauen. Die schon vor Jahren begonnene Weiterbildung zur Therapeutin für konzentrative Bewegungstherapie, eine ganzheitlich orientierte Psychotherapie, hat mir bei der Bewältigung dieses fürchterlichen Einbruchs in mein Leben geholfen.
> Endlich, im Mai 1989, nach einer langen Odyssee durch Krankenhäuser und Facharztpraxen, bekam ich eine Erklärung für meinen gesundheitlichen Verfall. Es wurde ein extremer Östrogenmangel festgestellt. Der Gynäkologe hatte nach der Entfernung meiner Gebärmutter samt Eileitern und Eierstöcken versäumt, eine Hormonersatztherapie zum Ausgleich zu verordnen. Ein schwerwiegender Behandlungsfehler, wie ich heute weiß.
> Der verantwortliche Gynäkologe verweigerte die Aussage über diese ›Nichtbehandlung‹, und nun wurde ich zum erstenmal mißtrauisch: Was war denn nun wirklich dran an diesem ganzen Gerede von der gefährlichen Situation vor der Operation und noch Jahre danach? Eine Ärztin der Pro Familia in Hamburg ist bereit, die Unterlagen zu besorgen, und hält sie nach 14 Tagen in den Händen – mir scheint, sie hält eine Bombe. Behutsam, Schritt für Schritt, klärt sie

mich auf, daß ich völlig gesund gewesen sei, keinerlei Indikation für eine Operation vorgelegen habe – im Gegenteil. Ich begreife gar nichts, in meinem Kopf nur Brausen. Erst auf dem Nachhauseweg laufen mir die Tränen über das Gesicht, und ich begreife allmählich, was die Ärztin mir erklärt hat, begreife immer mehr, was damals wirklich passiert ist. Damals, als ich glaubte, schwanger zu sein, und schon einen Bauch hatte – das Kind, das ich mir so sehr gewünscht hatte, trug ich tatsächlich. Aber der Gynäkologe erklärte dieses Kind für eine ›lebensgefährliche Geschwulst‹, die den schnellsten Eingriff erforderte. Ich hielt mich für hysterisch und die Schwangerschaft für Einbildung und glaubte schließlich, meinem vermeintlichen Lebensretter nur noch dankbar sein zu müssen.

In all dem Entsetzen ändert sich meine Wahrnehmung, stoße ich auf Informationen über solche und ähnliche Vorkommnisse, bekomme ich Hinweise zum Beispiel auf die ›Tessiner Studie‹, frage ich nach und erhalte Informationen über Veröffentlichungen – mir gehen die Augen über bei diesen mit Zahlen und Statistiken belegten Berichten über die steigende Anzahl der gynäkologischen Operationen und Entfernungen von Organen, welche mindestens zu 50 Prozent völlig gesund waren –, lese ich von der Ausbildungsordnung und den Anforderungen, den OP-Katalog vollzubekommen, und der notwendigen ›Bettenauslastung‹ in den Kliniken, lese ich von dem stummen Leid der Frauen. Ich bin also nicht die einzige, der man Furchtbares angetan hat. Und anderen Frauen tut man es immer noch an.

Über Zeitungsannoncen suche ich nach anderen Frauen. Zehn, zwölf Frauen melden sich, und wir treffen uns zunächst in einem Szenelokal und fangen an zu reden . . . Wir reden über unsere Schmerzen – von den vielfältigen körperlichen und seelischen Beschwerden, von den Einschränkungen, von der Erschöpfung, von unserer Trauer und unseren Versuchen, damit zu leben und nach außen möglichst nichts zu zeigen. Das, was uns angetan wurde, und die Folgen sind

so schmerzlich, so beschämend – und nicht nur wegen der sexuellen Probleme und der Inkontinenz (unfreiwilliger Harnabgang). Im Gespräch erleben wir es auch als erste Entlastung, daß unsere Beschwerden nicht persönliches Versagen, sondern Folgen eines unverantwortlichen Eingriffs sind. Zum Beispiel J.; heute ist sie 48. Sie hatte jahrelang schmerzhafte Regelblutungen. Der Gynäkologe empfahl, doch einfach die Gebärmutter herauszunehmen, dann sei sie die Probleme los. J. ist vorsichtig, fragt nach eventuellen Folgen, unter anderem auch, ob die Sexualität beeinträchtigt würde, und wird vom Gynäkologen beruhigt: Nein, da gäbe es überhaupt keine Beeinträchtigung. Nach der Gebärmutterentfernung sieht alles anders aus. Ständige Schmerzen, schwere Erschöpfungszustände, durch Verwachsungen verursachte Verdauungsprobleme, hormonelle Schwierigkeiten und eine gestörte Sexualität. Außerdem wird nach einiger Zeit die Entfernung eines Eierstocks mit Eileiter notwendig, da sich eine Zyste gebildet hat – eine unter den Medizinern bekannte, häufige Folge nach Gebärmutterentfernungen. J. kämpft heute noch um ihre Gesundheit.
W. geht mit 42 Jahren wegen einer Tubenligatur (Sterilisation, bei der die Eileiter unterbrochen werden) ins Krankenhaus und wacht mit einem großen Bauchschnitt wieder auf. Auf ihre Fragen nach dem Grund für diesen großen Schnitt wird ihr erklärt, daß sie eine Adipositas (Fettleibigkeit) habe, ob sie wisse, was das sei – und da müsse man eben einen so großen Schnitt machen. Als danach die Regelblutung ausbleibt, wird W. beruhigt mit den Worten: »Das kann schon mal vorkommen.« W. geht es zunehmend schlechter, und wegen unerträglicher Gelenkschmerzen wird die Knochendichte gemessen. Dabei wird eine fortgeschrittene Osteoporose festgestellt, Östrogene sind kaum noch nachweisbar. Eine Ultraschalluntersuchung und die Computertomographie zeigen, daß Gebärmutter und beide Eierstöcke fehlen. W. kämpft seit Jahren um Unterlagen und Belege; Teile der Krankenhausakte fehlen; dann taucht ein Narkoseprotokoll

mit der Eintragung ›Uterus ex.‹ auf. Da W. oft sehr direkt vorgeht, wird sie häufig aus Krankenhäusern und Praxen rausgeworfen. Der von ihr angestrengte Prozeß ist mühsam, und W. hat fast keine Kraft mehr. Inzwischen läuft die Klage auf Schadensersatz seit mehr als drei Jahren. Ein Ende ist nicht abzusehen.

R. hat ein Myom (gutartiger Muskelknoten); dieses Myom wurde zufällig bei einer ›Krebsfrüherkennungs-Untersuchung‹ entdeckt, R. war damals Anfang Vierzig. Obwohl sie keinerlei Beschwerden hat, wird ihr nahegelegt, die Gebärmutter entfernen zu lassen, weil ein Myom doch sehr gefährlich sein könnte, und Kinder wolle sie ja sowieso nicht mehr. Bei der Operation wird ein Harnleiter geringfügig beschädigt. Die Vernarbung führt zu einem Verschluß des Harnleiters mit nachfolgender ›Stauniere‹, welche dann entfernt werden muß. Zu den bereits bestehenden Beschwerden kommen weitere hinzu: Bluthochdruck, die Nierentätigkeit muß sorgfältig kontrolliert werden, ständige Medikamenteneinnahme. R. versucht zu klagen und muß feststellen, daß wichtige Beweisstücke fehlen. Zum Beispiel fehlt das herausoperierte Schnittpräparat der Verwachsungen am Harnleiter, das aus Dokumentationsgründen von der Klinik 30 Jahre aufgehoben werden muß.

U. war 48, als sie sich – sicherheitshalber, wie sie später sagt – anstelle einer Ausschabung der Gebärmutter nach einer Überdosierung mit Östrogenen diese gleich herausnehmen ließ. Sie nannte es ›Nägel mit Köpfen machen‹. U. ist eine selbstbewußte, energische, erfolgreiche und sehr sportliche Frau. Verzweifelt kämpft sie nach der Operation gegen die Folgen an. Mit viel Disziplin schafft sie es, einen Teil der körperlichen Beschwerden zu überwinden. Sie hat dieser Disziplin ihren Lebensalltag untergeordnet; Erschöpfungszustände, sexuelle Probleme, Trauer, Depressionen, Wut und Unkonzentriertheit bleiben. U. ist nicht mehr voll leistungsfähig, versucht, dieses zu kaschieren, und fragt sich voll Sorge, wie es wohl weitergehen soll – auch mit ihrer Ehe.

A. denkt, es sei mal wieder an der Zeit, zur ›Krebsvorsorge‹ zu gehen, auch wenn sie sich jedesmal dabei verkrampft. Jedesmal das gleiche Theater: Sie habe Myome, und in ihrem Alter sei das nicht so harmlos. Sie solle sich endlich entscheiden, wann sie sich einen Termin für eine Gebärmutterentfernung hole. A. versucht der Gynäkologin klarzumachen, daß sie keine Beschwerden habe und daher auch keinen Grund für die Entfernung der Gebärmutter sehe. Beim Blutdruckmessen ist dieser erhöht. Kommentar der Ärztin: ›Sehen Sie, jetzt haben Sie sogar schon einen Bluthochdruck gekriegt.‹ A. wechselt die Ärztin, der Blutdruck ist bei einer Kontrolluntersuchung normal.
V. ließ sich von ihrem Gynäkologen überzeugen, daß bei Myomen die Gebärmutter entfernt werden müsse. Da die Myome noch nicht so groß seien, könne er noch eine vaginale Operation durchführen, man würde hinterher keine Narben sehen. Nach der Operation hat V. Beschwerden, über die sie in keiner Weise aufgeklärt wurde, dazu kommen starke Schmerzen bei sexuellen Kontakten. Trauer, Wut und Versagensängste quälen sie. Eine andere Ärztin klärt V. darüber auf, daß ihr die kleinen Schamlippen weitgehend zugenäht worden sind. In einem weiteren Eingriff muß diese Verstümmelung wieder beseitigt werden. Wir erfahren später von drei Frauen, denen in Hannover vom selben Arzt die kleinen Schamlippen zugenäht wurden.«

Inzwischen ist aus der Selbsthilfegruppe der »Arbeitskreis Frauenselbsthilfe bei gynäkologischen Problemen«, Hamburg, geworden, der sich im folgenden Kapitel selbst vorstellen wird und der Frauen bei gynäkologischen Problemen sowie vor und nach Operationen berät. Maria Krieger erzählt, daß in dieser Beratungsstelle viele Frauen anrufen, die von ihren GynäkologInnen regelrecht zugerichtet worden sind. Und das schlimmste dabei: Viele Operationen wären, wie sich hinterher herausstellt, gar nicht nötig gewesen. Die Klagen der Frauen beziehen sich aber nicht nur auf die Unterleibsorgane. Auch Frauen, die (zum Teil mißlungene) Brustoperationen hinter sich haben, suchen Rat. Maria Krieger über ihre Erfahrungen:

Verstümmelte Brüste

> »Seit etwa Anfang 1992 melden sich bei uns in der Beratungsstelle immer mehr Frauen, bei denen entweder ein Eingriff an der Brust oder gar die Entfernung einer Brust vorgenommen, wurde. Auffallend ist nach Durchsicht der pathologischen Befunde, daß viele dieser Eingriffe aus medizinischer Sicht nicht erforderlich waren. Auch hier werden wieder Diagnosen dramatisiert, werden harmlose Veränderungen der Brust oder der Brustdrüse, die sich im allgemeinen wieder zurückbilden (zum Beispiel nach Ablauf einiger Regelzyklen), zum Anlaß genommen zu operieren.
> Zum Beispiel M.; sie war 62, als ihr Gynäkologe bei einer Routineuntersuchung einen Knoten feststellte. Er überweist sie ins Krankenhaus. Dort bittet sie die Ärzte, erst einmal eine Probe zu entnehmen und die Brust nur abzunehmen, wenn es zwingend notwendig sei; dies wird ihr zugesagt. Nach der Operation erklärt ihr der Arzt, sie habe Glück gehabt, der Knoten sei harmlos gewesen. Bei Abnahme des Verbandes sieht M. mit Entsetzen, daß die Brust entfernt wurde. Als sie daraufhin dem Arzt Vorhaltungen macht, bekommt sie zu hören: ›Was wollen Sie eigentlich, seien Sie doch froh, daß Sie keinen Krebs haben. Das ist doch das Wichtigste, auch wenn wir Ihnen beide Brüste und die Hinterbacken dazu abgeschnitten hätten.‹ M. kann nicht kämpfen und zieht sich voller Trauer und Verbitterung zurück.«

Dieses Beispiel zeigt, wie wenig Achtung männliche Gynäkologen vor der weiblichen Brust haben. Leichtfertig schneiden sie an den Brüsten herum. Gleichzeitig versprechen sie der Frau, daß sie mit Hilfe eines künstlichen Brustaufbaus schönere Brüste bekommen würde, als sie vorher hatte. Nur zu oft versuchen sie, die Bedenken

und Ängste der Frauen auf diese Weise zu zerstreuen. So passen männliche Gynäkologen künstlich die Brust ihren Vorstellungen von sexueller Attraktivität an.
Aber erfahrungsgemäß bekommen die operierten Frauen hinterher gerade durch diesen Brustaufbau viele Probleme. Maria Krieger:

> »Es ist einfach nicht zu begreifen, daß dieser Brustaufbau bei uns in der Bundesrepublik in den meisten Fällen mit den in den USA längst verbotenen Silikoneinlagen durchgeführt wird. Auch bei den manchmal verwendeten Plastikkissen, die mit einer Salzlösung gefüllt sind, kommt es zu Reaktionen oder »Veränderungen« an den Narben oder dem verbliebenen Gewebe. Veränderungen, die weitere Eingriffe erforderlich machen. Über die damit verbundenen Risiken wird, wenn überhaupt, nur am Rande gesprochen. Ich selbst habe während einer Hospitation in einer Rehabilitationsklinik Frauen gesehen, die zum Teil acht oder mehr Nachoperationen hinter sich hatten, denen immer mehr Brustgewebe entfernt werden mußte. Einige Frauen hatten schließlich Teile des großen Brustmuskels verloren und zusätzliche Atembeschwerden. Der Anblick dieser verstümmelten und unglücklichen Frauen war nur schwer zu ertragen, und bei einer Visite habe ich dann auch schlappgemacht. Für die Frauen kam als zusätzliche Belastung noch die Angst vor der Krebserkrankung hinzu. Hatten sie doch wegen dieser Angst dem Eingriff überhaupt nur zugestimmt. Nun fragten sie immer wieder, ob der Krebs nicht doch wieder auftauchen könne, ob denn wirklich alles entfernt sei – und Krebs müsse es ja gewesen sein, sonst hätte man ja nicht so viel wegoperiert. Doch beim Durchblättern ihrer Krankenakten fand ich immer wieder den Hinweis auf eine falsch gestellte Brustkrebsdiagnose, das heißt, sie sind umsonst verstümmelt worden.
> Was sagen wir diesen Frauen nur?«

Die hier geschilderten Erfahrungen von Frauen mit einer *Frauenheilkunde,* die verstümmelt, statt zu heilen, sind keine dramatischen Ausnahmen. Auch sie zeichnen das Porträt einer Zunft, die es binnen weniger Jahre geschafft hat, den weiblichen Körper zu medikalisieren und die Frauen von ihrer »Kunst« abhängig zu machen. Sicherlich betrifft dieser Vorwurf bei weitem nicht alle FrauenärztInnen. Trotzdem bleibt zu fragen, warum gerade die Gynäkologie die medizinische Disziplin ist, in der am allermeisten »gepfuscht« wird. Hängt das vielleicht auch mit den Patientinnen zusammen? Immerhin fallen die Entscheidungen für Therapien in einer Arzt-Patientin-Beziehung, die vom Arzt, aber auch von der Frau gestaltet wird. Wir Frauen würden uns selbst in die Tasche lügen, sähen wir die Gründe für den Aufstieg und die Dominanz dieses Berufsstandes allein in der männerdominierten Gynäkologie.

Die Frage steht im Raum: Warum lassen sich Frauen das alles gefallen und schenken »ihren« Frauenärzten so viel blindes Vertrauen? Warum suchen sie regelmäßig Frauenärzte auf, ohne krank zu sein? Und: Warum lassen sich Frauen widerstandslos die Gebärmutter herausrupfen, ohne danach zu fragen, was sie danach erwartet? Was für ein Selbstbild steckt hinter diesem Verhalten? Diese Fragen sollen im nächsten Kapitel behandelt werden.

2. KAPITEL

Unsicher in der eigenen Haut. Wie sich die Erwartungen der Frauen mit denen der Gynäkologen treffen

Die ärztlichen Rituale des Übergangs

■

Die Frauengesundheitsbewegung

Selbstwahrnehmung

Viele Frauen – egal, ob berufstätig oder nicht, ob Mutter oder ohne Kinder, ob Lesbierin oder Ehefrau – haben Probleme mit ihrer Körperlichkeit: Sie finden sich zu dünn oder zu dick, die Brüste zu klein oder zu groß, die Schenkel nicht straff genug. Sie fürchten, ihr Hormonhaushalt könnte nicht normal sein oder ihr Körper könnte Krebszellen produzieren. Oder sie fühlen sich durch ihre monatliche Blutung gestört, durch ihren unregelmäßigen Zyklus, ihre geringe Lust oder ihre körperliche Sehnsucht. Sie sind irritiert, weil einmal ihre Fruchtbarkeit sie überrumpelt und sie ein andermal trotz vielfältiger Versuche nicht schwanger werden. Es beunruhigt sie, daß ohne eigenes Zutun in ihrem Leib ein Du heranwächst und daß das körperliche Sichöffnen während der Geburt auch die Seele erschüttert. Und sie sehen mit zwiespältigen Gefühlen den Wechseljahren entgegen. Kurzum: Viele Frauen sind zumindest phasenweise beunruhigt von ihrer körperlichen Vielfalt und verunsichert in ihrem zyklischen Erleben. Ihr Leib ist ihnen oft nicht nur Lust, sondern auch Last.

Warum das so ist? Auch wenn jede Frau andere Erfahrungen mit sich und ihrer Geschlechtlichkeit gemacht hat, haben sich doch in unseren Körpern mehr oder weniger die Spuren unserer kollektiven Geschichte eintätowiert. Und die kulturellen Grunderfahrungen spiegeln sich in jeder einzelnen Frau wider. Dies ist der Boden, auf dem die Bereitschaft wächst, sich von den Normen der Gynäkologie abhängig zu machen und den Ratschlägen der MedizinerInnen blind zu folgen. Im folgenden sollen einige Tendenzen zur Diskussion gestellt werden:

Innerhalb der letzten 25 Jahre ist das weibliche Körperinnere durchleuchtet und immer mehr zum »öffentlichen Raum«[1] umgedeutet worden. Parallel zu dieser Entwicklung in der Medizin sind der Frau buchstäblich die Kleider vom Leib gerissen worden. Schnürte früher das Korsett die weibliche Bewegungsfreiheit ein, so diktieren heute Bilder auf der Leinwand, an Plakatwänden oder in Illustrierten die Vorstellungen von Schönheit und Frausein.[2] Der

»ideale« weibliche Körper wird ständig zur Schau gestellt: Brust, Po und Beine werben für Autoreifen, Feuerzeuge und Stereoanlagen: »Diese Geräte haben mit Mädchen manches gemeinsam, handlich, immer wieder bespielbar und stets bereit«, heißt es in einer Anzeige für Musikinstrumente. Schamlos verfügt der Kommerz über Frauen als Lustobjekte. Das hinterläßt Spuren in der eigenen Wahrnehmung, auch wenn jede von uns weiß, daß das Leben eine andere Partitur spielt.

Therapeutinnen berichten, daß Frauen sich oft fremd in ihrem Körper fühlen.[3] Sie sehen ihn als ein Instrument zur Selbstdarstellung und sexuellen Inszenierung, als Objekt der gesellschaftlichen Mißachtung oder der medizinischen Interpretation. Eine dreißigjährige Studentin, die unter ständigen Eß-Brech-Anfällen leidet: »Ich habe das Gefühl, dieser Körper gehört gar nicht zu mir.« Frauen trennen zwischen der Idealfrau und der, die sie verkörpern. Sie haben zwei Körper; einen, der immer zu dick, zu flach, zu alt oder zu schlapp ist, und einen zweiten, imaginären, der jung und schlank genug wäre, um ihnen ein glücklicheres Leben zu garantieren.[4]

Frauen sind daran gewöhnt, sich von außen zu betrachten. Und befinden sich selten für gut genug. Aber nicht nur mit ihrem Äußeren sind sie unzufrieden, sondern auch mit ihrem Wesen. Ute Timmermann, Mitarbeiterin des Bremer Frauengesundheitszentrums, stößt in ihren Beratungen häufig auf diesen Aspekt der Weiblichkeit: »Entweder haben Frauen das Gefühl, zu viele Kinder zu

Twiggy und die Amazonen

Twiggy oder so ähnlich heißt das Ideal der modernen Frau: dürr, zerbrechlich, künstlich, androgyn. Skulpturen aus anderen oder früheren Kulturen zeigen ein anderes Frauenbild. Frauen, die Raum beanspruchten, üppig und überquellend in ihrer Körperlichkeit. Vagina und Brüste symbolisierten Macht. Die Fülle galt als Zeichen weiblicher Fruchtbarkeit. Und wofür steht Twiggy?

haben, um sich im Beruf zu entfalten, oder sie haben zu wenige, um sich als Frau anerkannt zu fühlen; entweder halten sie sich für zu zurückhaltend, um ihre Forderungen zu stellen, oder für zu dominant, um von einem Mann geliebt zu werden; oder sie selbst lieben ganz einfach zu sehr.« – »Wenn Frauen zu sehr lieben« – Ausdruck des weiblichen Lebensgefühls am Ende dieses Jahrtausends?

Dieses Gefühl, nie zu genügen, nicht in Ordnung zu sein, ist in uns Frauen tief verwurzelt. Es erklärt sich vor allem aus den jahrtausendealten patriarchalen Strukturen: der Mann als Gradmesser von Normalität; eine Vorstellung, die zu weiten Teilen immer noch existiert. Frauen entsprechen nicht dem kulturellen Ideal einer reibungslos funktionierenden Maschine oder gar einer Fabrik. Sie können dieser Norm nur hinterherhecheln und werden sie doch nie erreichen. Bei aller Anstrengung nicht.

Wenn wir es dem Mann schon nicht gleichtun können, so wollen wir doch wenigstens dem Ideal der Weiblichkeit entsprechen. Aber auch dort müssen die meisten von uns passen. Sie entsprechen weder dem »Girl« auf dem Titelbild der Illustrierten, noch sind sie dürr wie Twiggy oder vollbusig wie Marylin Monroe. Sie haben keine in mehreren Wellen sich über Stunden hinziehenden Orgasmen; und sie erleben, daß es Zeiten gibt, in denen sie weniger Lust haben als in anderen.

Und trotzdem strecken Frauen unaufhörlich ihre Fühler aus, um von anderen zu erfahren, wie sie sein sollen: dicker, dünner, mit regelmäßigem Zyklus, nach einem Jahr regelmäßigen Geschlechtsverkehrs schwanger, leistungsfähig bis zur Niederkunft und faltenfrei bis ins hohe Alter. Frauen suchen nach Vorbildern, Ratgebern und mitunter nach einfachen Antworten, die sie sich von der Medizin erhoffen.

Die körperlichen Veränderungen, die als große, aber auch kleine Bewegung zum Leben aller Frauen gehören, werden von vielen nicht in Neugierde, sondern skeptisch und ängstlich unter dem Blickwinkel gynäkologisch gesetzter Normen wahrgenommen. Aus Mangel an eigener Orientierung lechzen Frauen oft geradezu nach ärztlichen Interpretationen der eigenen Befindlichkeit.

Unbewußt übernehmen sie die Metaphern der Mediziner, nehmen sich selbst in diesen Kategorien wahr: passives Weibchen, Maschine, Industrieunternehmen oder – dem Computerzeitalter angepaßt – komplexes Informationssystem mit Hormonausschüttung.

Medizinische Interpretationen weiblicher Befindlichkeit

»Meine Hormone haben es gemacht!« antwortete mir vor kurzem eine Frau, die ich nach dem Grund ihres Umzugs nach Bremen fragte. Als ich sie verdattert anschaute, erzählte sie mir, daß ihr Freund in dieser Stadt wohnt. Erst allmählich begriff ich: Für sie ist Liebe nicht eine Wallung von Gefühlen, sondern ein Substrat von Hormonen. Sie fühlt sich als ein Anhängsel ihres Körpersystems. Damit liegt sie ganz im Trend: die Schwangerschaft als maschineller Produktionsvorgang mit einem »bißchen Chemie«, die Hormone als Informationssystem, die Gebärmutter als Produktionsapparat – den Frauen nicht mehr brauchen, wenn sie keine Kinder mehr gebären wollen – und die Wechseljahre als »Zusammenbruch des weiblichen Produktionsapparates«.
Die medizinische Denkweise filtert und interpretiert unsere Selbstwahrnehmung auf subtile Weise.[5] In die Erfahrungen, die Frauen heute mit ihrer Weiblichkeit machen, fließen die Normen der Medizin oft schon mit ein. Wie sich das bereits in der Wortwahl der »Patientinnen« ausdrückt, erzählt die angehende Frauenärztin Margret Heider: »Ich frage bei der Aufnahme, wie ist denn Ihr Zyklus; darauf antwortet die Frau zum Beispiel: Der ist ganz unregelmäßig. Das heißt, sie wertet sich selber schon ab, findet sich nicht normal. Und was meint sie damit? Sie meint, daß ihre Regelblutung alle einunddreißig Tage kommt, ganz regelmäßig. Aber sie kommt eben nicht alle achtundzwanzig Tage, wie es im Lehrbuch steht!«
Es gibt eine Reihe von Frauen, die keine Worte für ihren Körper und ihre Geschlechtlichkeit finden. Die intimen Körperteile wer-

den mit »das da unten« beschrieben; hat frau eine sexuelle Begegnung, dann tut sie »es«. Die eigenen sexuellen Begierden bleiben vage. Jeder Ausdruck von erotischer Weiblichkeit wird als höchst gefährlich bewertet.[6] Gerade solche in ihrer Leiblichkeit verunsicherten Frauen scheinen geneigt zu sein, das einfache medizinische Modell von Weiblichkeit zu übernehmen. So gibt es Frauen, die sich die Gebärmutter herausnehmen lassen, nicht weil sie Beschwerden haben, sondern nur weil der Arzt das Organ für zu groß befunden hat.

Diese Frauen kommentieren die Operation so: »Der Doktor hat recht. Ich brauche doch keine Gebärmutter mehr, wenn ich keine Kinder mehr will.«

Frauen schlucken Hormone, weil der Gynäkologe meint, nach einem Jahr regelmäßigen Geschlechtsverkehrs hätte sich doch endlich Nachwuchs einstellen müssen. Andere Frauen nehmen in den Wechseljahren Hormone, weil Mediziner es für richtig halten, in dieser Lebensphase »vorsichtshalber« Hormone zu schlucken. »Das gehört sich so.« Frauen greifen zur Anti-Baby-Pille, weil ihrem Arzt kein anderes Verhütungsmittel einfällt oder weil der Gynäkologe das Diaphragma und »all den anderen Kram« für zu umständlich und zu unsicher hält.

Viele Frauen wissen nicht – weil sie von Arzt oder Ärztin nicht aufgeklärt worden sind oder weil sie die Informationen einfach ignorieren –, daß sie mit dem Schlucken von Hormonen auch einen normierten Rhythmus in Kauf nehmen. Sie sind erstaunt, wenn sie hören, daß die monatliche Blutung nichts mit zyklisch bedingten körperlichen Vorgängen zu tun hat, sondern medikamentös ausgelöst wird. Frauenärztinnen berichten, daß etliche Frauen, die die Pille nach vielen Jahren absetzen, feststellen, daß sie sich plötzlich viel lebendiger fühlen: Ihr eigener Körperrhythmus wird nicht mehr durch die künstlichen Hormone überdeckt. »Irgendwann leidet die Psyche unter der Pille«, geben inzwischen auch psychosomatisch orientierte Frauenärzte zu.[7] Die Pilleneinnahme löst Libidomangel, Depressionen und Gefühlslabilität aus. Ursache ist nicht allein die medikamentös herbeigeführte Veränderung des Menstruationszyklus, sondern auch das Gefühl, ganz allein für die

Verhütung zuständig zu sein und sexuell immer bereitstehen zu müssen.
Gerade aus GynäkologInnenmund habe ich oft die Klage gehört, daß Frauen zuwenig Kenntnisse über ihren eigenen Körper mitbringen, daß sie nicht einmal wissen, was während ihres Zyklus passiert, welche Hormone wann ausgestreut werden oder wie ihre Eierstöcke funktionieren. Erstaunlich ist das nicht, denn das üblicherweise vermittelte medizinische Wissen über die eigene Biologie ist abstrakt, läßt sich nur schwer auf den eigenen Körper beziehen und erzeugt oft Fremdheit.
Außerdem trägt die von der Schulmedizin favorisierte Zerlegung des Menschen in einzelne Bestandteile wenig dazu bei, die eigene Bewegung von Körper, Geist und Seele zu verstehen. Möglicherweise hindert uns die moderne Medizin sogar daran, ein Bewußtsein dafür zu entwickeln. Weil die medizinischen Kategorien so im Vordergrund stehen, ist es Frauen heute oft gar nicht möglich, Menstruation, Verhütung, Schwangerschaft, Geburt und Wechseljahre ganzheitlich zu erleben. Zudem fehlt es an Vorbildern. »Mein Körpergefühl, meine Lust und die Freiheit, sie zu leben, beeindrucken mich mehr als meine Hitzewallungen, aber wohin damit?« sagt die einundfünfzigjährige Susanne. Und weiter: »Mir fehlt es an Vorbildern, die Wechseljahre offensiv zu leben.« Ähnliches bringt auch Frauke zum Ausdruck, wenn sie sagt: »Meine Mutter hat mich, nachdem sie mitbekommen hatte, daß ich einen Freund habe, zu ihrem Frauenarzt geschleift. Er sollte mir die Pille aufschreiben. Die Erfahrung war für mich sehr unangenehm.« Auch die existentielle Erfahrung, schwanger zu gehen und zu gebären, wird im Alltag kaum mehr als weibliches Lebensereignis wahrgenommen und gefeiert. Vielmehr handelt es sich um »Zustände«, die von der Medizin interpretiert und okkupiert worden sind. Sie sind, von der weiblichen Geschlechtlichkeit »bereinigt«, zu scheinbar neutralen Ereignissen geworden, die nur noch unter dem Blickwinkel von Risiko und Schmerz wahrgenommen werden können.
Was hilft es, das grau-schwarze Ultraschallbild des 16 Wochen alten Fötus im Kopf parat zu haben, aber die innere Bewegung der Schwangerschaft nicht mehr wahrnehmen zu können? Es nützt

nichts, die komplexen medizinischen Erklärungsmodelle für die Hormonausschüttung oder für einen Eisprung zu verstehen, ohne die eigenen Körpersignale spüren und interpretieren zu können: das Ziehen in der Leistengegend beim Eisprung, der Schleim, der aus der Scheide kommt – mal gläsern und zähflüssig, mal eher dünn in der Konsistenz –, vielleicht das Spannen in der Brust in der zweiten Hälfte des Zyklus. Ist es nicht wichtig, ein Gefühl für den eigenen Rhythmus zu bekommen und sich selbst in dieser körperlich-seelischen Bewegung zu beobachten? Aber gerade das wird von FrauenärztInnen nur selten vermittelt. So sind Frauen zum Beispiel über ihre Schleimabsonderung beunruhigt, weil sie nicht wissen, daß sie zum normalen Zyklus gehört. Sie befürchten Ausfluß, suchen den Frauenarzt auf, lassen sich untersuchen und bekommen möglicherweise auch noch Zäpfchen oder sonstige Medikamente verschrieben, die die Scheidenflora zerstören können. Und das macht erst anfällig für Scheideninfektionen. Oft verstricken sich Frauen auf diese Weise schnell in das Netz medizinischer Versorgung und finden nur schwer einen Weg heraus.
Je enger der Rahmen der von Medizinern gesetzten Normen ist, desto mehr Frauen fühlen sich krank. Und um so mehr muß therapiert werden. Ein Beispiel dafür ist das Prämenstruelle Syndrom (kurz PMS), das in den 70er Jahren regelrecht erfunden wurde und sich inzwischen wie ein Hirngespinst in vielen Frauenköpfen festgesetzt hat. Für alle möglichen Symptome – von Kopfschmerzen und Depressionen über Gewichtszunahme bis hin zu Ödemen – wird das in der zweiten Zyklushälfte bestehende Ungleichgewicht im weiblichen Hormonhaushalt verantwortlich gemacht. Neue Untersuchungen zeigen jedoch, daß das PMS viel seltener auftritt als angenommen. Nur bei zwei bis sechs Prozent aller Frauen sind diese zyklischen Hormonschwankungen Ursache des Mißbehagens. Trotzdem treffe ich immer öfter Frauen, die – halb erklärend, halb entschuldigend – alle möglichen Gefühlsschwankungen als PMS bezeichnen. »Ich habe Kopfweh, mein PMS, weißt du!« heißt es dann, oder: »Ich bin so niedergeschlagen, ist ja klar, bin kurz vor der Regel.« Manche Frauen scheinen gar nicht mehr aus ihrem PMS-Zustand herauszukommen – vielleicht weil diese

medizinische Erklärung eine bequeme Rechtfertigung ist. Andere Frauen »brauchen« das PMS, weil sie sich Tage des Mißbehagens, der Wut oder der Traurigkeit einfach nicht gönnen können, obwohl diese Gefühle doch ebenso zum Leben gehören wie Freude oder Leichtigkeit.

Medizinische Vorsorge ist heute modern. Sie in Anspruch zu nehmen gilt als verantwortungsbewußt. So verwundert es nicht, daß Frauen den regelmäßigen Gang zur Krebsvorsorge mit dem Wunsch begründen, sich jetzt ernster nehmen zu wollen. Sie deuten es als eine symbolische Handlung, sich mehr um sich selbst zu kümmern. Was sie dabei übersehen, ist die Tatsache, daß sie den Experten und technischen Apparaturen mehr trauen als sich selbst und ihrem Gefühl für den eigenen Körper. Sie ignorieren, daß die medizinischen Tests und Meßinstrumente gar keine eindeutige Aussagekraft haben und schon gar keinen Schutz vor Krebs bieten können. Ständiges Durchchecken des Körpers soll bereits im Vorfeld alle eventuellen Krankheitsrisiken erkennen und ausschließen helfen. Daß dies eine Überschätzung der Vorsorge ist, habe ich im ersten Kapitel ausführlich beschrieben. Trotzdem hat sich der Vorsorgegedanke im Lauf der letzten Jahre immer mehr als eine Verpflichtung in den Köpfen der Frauen festgesetzt. Frauen fühlen sich schuldig, wenn sie sich nicht regelmäßig vom Gynäkologen untersuchen lassen. Wenn sie die Angebote der MedizinerInnen nicht wahrnehmen, haben sie Angst, dieses Versäumnis mit dem Tod bezahlen zu müssen, auch wenn der Nutzen der Diagnostik oder Therapie noch sowenig nachgewiesen ist.

Doch sich ständig der eigenen Normalität versichern zu müssen – sei es in der Krebsvorsorge, sei es in der Schwangerenvorsorge –, entfremdet, verunsichert, schürt Angst. Zunehmend haben Frauen das Gefühl, sie könnten nicht intakt sein, und fürchten Sabotageakte ihres Körpers. So sind die Besuche bei Frauenarzt oder Frauenärztin oft mit widerstreitenden Gefühlen verbunden. Eine Haltung, die die eigene Körperwahrnehmung noch mehr verstört und dazu verleitet, die eigene Geschlechtlichkeit an sich schon als Krankheit zu betrachten.

Zum Beispiel beschreiben immer mehr Frauen ihr Gefühl der eige-

Krebsangst und Brustzysten
Eine Beratung im Frauengesundheitszentrum

Anke, 39 Jahre, kommt zur Beratung. Sie hat seit zwei Jahren knotige Veränderungen an der linken Brust, die sie zunehmend beunruhigen. Da sie große Angst vor Brustkrebs hat, hat sie sich einen Termin in der Klinik geben lassen, wo die knotigen Veränderungen entfernt und untersucht werden sollen. In einer Woche soll Anke in die Klinik kommen. Vor zehn Jahren hat sie schon einmal zystische (gutartige) Knoten in der Brust gehabt und diese operativ entfernen lassen. Eine Mammographie von vor zwei Monaten hat zwar keinen Verdacht auf Krebs ergeben, und die Ärzte haben ihr noch nicht einmal zu einem Eingriff geraten. Aber da sie sich erst sicher fühlt, wenn sie weiß, daß es kein Krebs ist, will sie diesen zweiten OP-Termin auf jeden Fall wahrnehmen.

Ich frage Anke nach sonstigen körperlichen oder seelischen Problemen und nach ihrer Lebenssituation. Sie beschreibt, daß sie bis vor drei Jahren in München gelebt hat und Schwierigkeiten hatte, sich in Bremen zu Hause zu fühlen. Zumal sie mit einem Spanier verheiratet ist, der in Spanien lebt und den sie immer wieder für längere Zeit besucht. Hinzu kommt, daß sie nun eine Stelle in Hamburg angenommen hat, so daß sie sich wieder neu einleben muß. Sie fühlt sich zerrissen, heimatlos, ohne einen festen Platz und ein sicheres soziales Netz. Sie leidet unter Schlafstörungen und nächtlichen Panikanfällen. Sie überlegt, ob sie deswegen eine Psychotherapie machen soll.

Ich erkläre ihr, daß die zyklischen Veränderungen in der Brust von den weiblichen Hormonen gesteuert werden und daß die Hormone wiederum stark von der Psyche beeinflußt werden. (Psychosomatisch kann man die Brust als Organ für Mütterlichkeit, Zuhause und Heimat interpretieren. Außerdem ist die linke Brust auch die Herzgegend.) Ich habe den Eindruck, daß Anke unter starkem seelischem Dauerstreß steht. Da wundert es mich nicht, wenn die Hormone ins Ungleichgewicht geraten, was sich auch in Verhärtungen und Verspannungen im Brustbereich bemerkbar machen kann.

Wir haben über mögliche Beziehungen zwischen Brustsymptomen und Ängsten gesprochen. Deutlich ist, daß diese Frau sich ziemlich unsicher fühlt in der eigenen Haut. Ich habe ihren Ansatz, eine Psychotherapie machen zu wollen, unterstützt und ihr ansonsten geraten, ihren Wohnsitz nach Möglichkeit doch in Bremen zu behalten und zu pendeln, um sich nicht schon wieder mit dem Umzug in eine neue Umgebung zu überfordern.

Leider hatte Anke so starke Angst vor Brustkrebs, daß sie den Operationstermin jedenfalls wahrnehmen wollte, die Ergebnisse der Zelluntersuchung brauchte und nicht abwarten konnte. Dabei sind viele dieser Eingriffe überflüssig und haben weitreichende Folgen. Und die Problematik liegt – ebenso wie die Lösung – auf einer anderen Ebene: sich selbst mehr zu trauen und sich im Körper wohl zu fühlen.

Ich habe Ankes Entscheidung respektiert, hatte aber den Eindruck, daß ihre Angst vor Brustkrebs eine existenzielle Angst ist, die viel mit ihrer seelischen Verfassung und ihrer Lebenssituation zu tun hat. Ich habe die Hoffnung, daß ihre Krebsangst nachlassen wird, wenn es ihr gelingt, ihre Lebenssituation zu reflektieren und zu stabilisieren.

nen Brust gegenüber als schwierig. Sie sehen sie nicht mehr in erster Linie als Nahrungsquelle fürs Kind und Quelle eigener Lust. Auch nehmen sie sie nicht mehr als das archaische Symbol von Potenz und Fruchtbarkeit wahr. Nein, die Brust wird als möglicher Hort vieler kleiner Krebsungeheuer betrachtet, nicht lust-, sondern todbringend, unheimlich. Maren Grimm, die im Bremer Frauengesundheitszentrum den Frauen zeigt, wie sie ihren Körper kennenlernen können, berichtet denn auch von der Scheu vieler Frauen, ihre Brüste anzufassen. Ein oft genannter Grund: die Angst, möglicherweise Knoten zu ertasten.[8] Die Frauen ziehen es offenbar vor, sich vom Mediziner abtasten zu lassen. Oder sie vertrauen nur noch auf Technik, lassen ihre Brust in einen Röntgenapparat quetschen und nehmen die Strahlenbelastung ebenso in Kauf wie unklare Befunde, die zu überflüssigen Operationen führen können. Gerade die dabei entstehenden Narben stören das energetische Gleichgewicht und können zu Schmerzen und neuen Krankheiten führen.

Nicht selten übersehen Frauen, daß die Untersuchung zur Krebsfrüherkennung sie in falscher Sicherheit wiegen kann. »Immer bin ich hingegangen, und jetzt habe ich Krebs. Da hat doch der Doktor was übersehen«, lautet die Klage einer achtundvierzigjährigen Frau mit Brustkrebs.

Aber daß Krebsknoten sich eben auch bei permanenter Kontrolle bilden können, wird nicht wahrgenommen und im übrigen von GynäkologInnen oft verschwiegen. Überhaupt macht die Medizin ihre diagnostischen, vor allem aber ihre therapeutischen Grenzen viel zuwenig deutlich. Ständig nährt sie die Hoffnung, alle Lebensrisiken ausschließen und das Sterben verhindern zu können. Die Mediziner versuchen auf diese Weise ihre Patientinnen bei der Stange zu halten, und viele Frauen glauben nur zu gern an dieses Versprechen.

Die medizinische Interpretation der Weiblichkeit ist zu unserer zweiten Haut geworden. Und vielen Frauen gelingt es im Laufe ihres Lebens nicht, bis zur ersten, *eigenen,* Haut vorzudringen und ein Gefühl für ihre Körperlichkeit zu entwickeln. Aber auch wenn es schwerfällt: Ich finde es erstrebenswert, die Selbstwahrnehmung auszuprägen, die eigene innere Uhr auszubilden und ihr zu vertrauen. Mehr als all den Apparaturen.

Selbstuntersuchung

Eine gute Möglichkeit, den eigenen Körper besser kennenzulernen, ist die Selbstuntersuchung der Vagina und der Brüste. Frauen können das allein im stillen Kämmerlein ausprobieren, sie können aber auch in ein Frauengesundheitszentrum gehen und sich zeigen lassen, wie sie sich am besten selbst untersuchen. Viele Frauengesundheitszentren bieten Einzelberatungen oder auch Gruppentermine an, bei denen Frauen nicht nur erfahren, wie sie ein Plastikspekulum in die Scheide einführen können, um ihren Muttermund zu untersuchen, sondern auch über die einzelnen Phasen ihres Zyklus informiert werden und darüber, wie die hormonellen Abläufe körperlich sicht- und spürbar werden.

Zum Beispiel wissen die meisten Frauen nicht, daß der Mut-

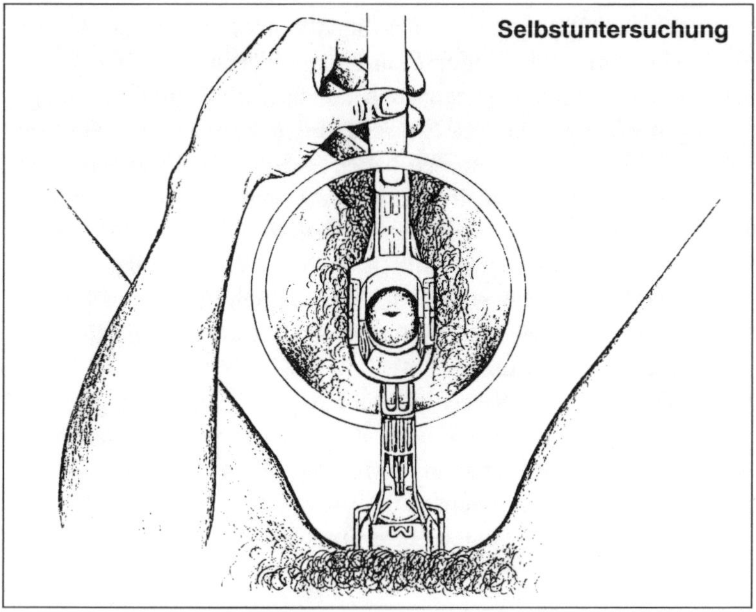

termund sich im Verlauf der verschiedenen Zyklusphasen verändert: Während der fruchtbaren Tage des Eisprungs ist er fest geschlossen, kurz vor der Periode bildet sich rund um die Öffnung weißlicher Schleim. Auch die Beschaffenheit des Schleims gibt Auskunft über die fruchtbaren Tage: Wenn der Schleim glasig ist und zwischen den Fingern Fäden zieht, dann ist die Frau in der Phase des Eisprungs. Mit diesem Wissen kann man die eigenen fruchtbaren und unfruchtbaren Tage erkennen und so auf natürliche Weise verhüten. Andere Frauen wollen ertasten, wie ihr Muttermund liegt, um besser mit dem Diaphragma umgehen zu können. Viele Frauen wissen nicht, daß in der zweiten Hälfte des Zyklus die Brust anschwellen und gutartige Zysten bilden kann, und sind deshalb jedesmal sehr beunruhigt, wenn sie solche Veränderungen feststellen. In der Gruppe können sie über ihre Gefühle sprechen und erfahren, daß auch andere Frauen dieses Anschwellen der Brüste oder ein Ziehen in der Leisten-

gegend (während des Eisprungs) kennen oder auch daß der Muttermund bei jeder Frau anders aussieht.
Manche Frauen gehen auch zu einer Selbstuntersuchungsgruppe, weil sie – teilweise schon jahrelang – mit Scheideninfektionen zu kämpfen haben und ihre Haltung gegenüber dem eigenen Sexualorgan dadurch immer negativer geworden ist. Andere sind unsicher und wissen nicht, welche Schleimabsonderung normal ist und welche behandelt werden muß. Und wieder andere schließlich hoffen, nach jahrelangem Pillenschlucken wieder ein besseres Gefühl für ihren Körper zu finden.
So können die Selbstuntersuchung und vor allem der Austausch mit anderen Frauen dazu beitragen, daß Frauen mit ihrem Körper vertrauter werden, Verantwortung für ihn übernehmen und nicht ständig vom Gynäkologen die Bestätigung brauchen, daß alles normal ist.

Der weibliche Körper als Zumutung

Frauen wurde häufig das zugeschrieben, was in einer Kultur als minderwertig galt. Im Mittelalter stand der christliche Glaube hoch im Kurs, also stritten die Gelehrten darüber, ob Frauen überhaupt eine Seele hätten. In späteren Jahrhunderten mangelte es der Frau vermeintlich an Intellekt. Damit wurde ihr Ausschluß vom öffentlichen Leben begründet. Heute wird der Frau zwar viel Seele zugeschrieben (die hat ja auch an Wert verloren), aber dafür entspricht sie nicht dem Idealbild des modernen Menschen: Sie kann nicht reibungslos funktionieren. Vor allem im Berufsalltag gerät ihr der weibliche Körper zum Vorwurf. Er ist der – natürlich selten beim Namen genannte – wahre Grund dafür, daß sie diese oder jene Stelle nicht bekommt, weniger verdient oder keine Karriere machen kann. Gerade die Frauen aus den neuen Bundesländern bekommen dies permanent zu spüren. Wie ist es sonst zu erklären, daß immer mehr Frauen ihren Bewerbungsunterlagen gleich die Sterilisationsbescheinigung beifügen?

Verwundert es in dieser kulturellen Tradition, daß die moderne Frau ihren Körper als Zumutung empfindet, daß sie vielleicht sogar ihre körperliche Widerspenstigkeit gegen die scheinbare körperliche Unkompliziertheit des Mannes einzutauschen sucht? Erstaunt es, daß sie ihren Lebenszyklus, ihre Möglichkeit, schwanger zu gehen, nicht als Potenz, sondern als biologischen Ballast erfährt, der der Lebensplanung im Wege steht? Ist es nicht allzu verständlich, daß sie versucht, die Unberechenbarkeit ihres Körpers mit Hilfe der Medizin zu bändigen und ihre Lebens- und Monatsrhythmen in den Griff zu bekommen? Ulrike, Verkäuferin in einem Kaufhaus: »Meinen Körper zu spüren kann ich mir in diesen Zeiten der Arbeitslosigkeit einfach nicht mehr leisten.«
Auch Frauen orientieren sich am Mann als Regelmensch und stimmen darin mit den Auffassungen weiter Bereiche in der Gynäkologie überein. So ist zum Beispiel für manche Frauen die Menstruation weniger ein Ausdruck von Lebendigkeit als vielmehr ekelhafter »Schmierkram«. Sie fühlen sich ständig unter Druck, ihre bis heute kulturell als schmutzig geltende Monatsblutung zu verbergen: »Wie wechsle ich nur meinen Tampon, wenn ich unterrichte? Schließlich soll niemand was merken.« Oder: »Ich konnte mich bei der Sitzung gar nicht mehr richtig konzentrieren, weil ich immer dachte, die Männer um mich herum würden es riechen, daß ich meine Tage habe. Ich fühle mich dabei so dreckig und minderwertig.« Eine ganze Hygieneindustrie rund um die Regel knüpft an diese Abwertung der Weiblichkeit an und macht damit gute Profite. Frauen schmuggeln ihre Tampons oder Binden im Ärmel auf die Toilette, sie suchen ihre »Tage« zu verbergen, und sie hoffen auf eine Steuerung des Zyklus durch Medizin und Pharmaindustrie. Nicht nur Sportlerinnen versuchen zum Beispiel, ihren Zyklus zu ignorieren, indem sie bei der Einnahme der Anti-Baby-Pille keine Pause lassen und damit die Blutung oft monatelang aussetzen. Ein Rezept über den Schreibtisch, eine kleine Manipulation am Körper, und wir sind in Ordnung gebracht, voll funktionstüchtig.
Der Körper soll immer in guter Verfassung, verfügbar und einsatzbereit sein. »Ich wünsche mir immer wieder, ich hätte einen Knopf, mit dem ich meine Blutungen ausschalten kann.« Gerade

Wieder funktionstüchtig

Ingrid, 45 Jahre, zwei Kinder, geschieden. Sie hat sich wegen eines kleinen Myoms vor einem halben Jahr die Gebärmutter herausnehmen lassen und ist erleichtert:
»Die Blutung – das fand ich alles lästig. Vor allem wenn ich mit meinem Freund schlafen wollte, gerade dann hatte ich's. Und dann konnte ich nicht gebraucht werden, war funktionsunfähig. Und jetzt, ohne Gebärmutter, fühle ich mich wieder funktionstüchtig. Ich mein' einfach, ganz sauber und rein. Daß ich nicht mehr sagen muß: Mein Gott, wie schaut denn das Bett jetzt wieder aus oder meine Unterwäsche. Ich fand das alles ekelhaft und bin froh, jetzt endlich eine richtige Frau sein zu können.«

dieses Zitat zeigt, wie sehr auch Frauen das Körpermodell der Maschine verinnerlicht haben. Eine Problematik, die mir besonders bei Frauen, die die Kinderwunschsprechstunde der Reproduktionsmediziner aufgesucht haben, immer wieder aufgefallen ist: Jahrelang nahmen sie die Pille und setzten damit ihren natürlichen Zyklus außer Kraft; dann paßte das Kind in ihre Lebensplanung, die Pille wurde abgesetzt, und trotzdem wurden sie nicht schwanger! In zahlreichen Gesprächen fiel mir auf, daß die Frauen eher an der Widerspenstigkeit ihres Körpers litten oder gar verzweifelten als an ihrer Kinderlosigkeit. Gerade diese Haltung macht sie anfällig für die medizinischen Reparateure und erklärt die weibliche Akzeptanz der Reproduktionsmedizin.
Ganz allgemein wünschen sich Frauen die Unterstützung der Medizin, um dieser Abhängigkeit von biologischen Zyklen endlich entgehen und der eigenen Natur ein Schnippchen schlagen zu können. Sie betrachten ihren Körper als Instrument und finden seine Manipulation legitim und sinnvoll. »Durch die Pille habe ich weniger Angst bei der Lust. Was ist schon dagegen zu sagen?« Und eine andere Frau, die sich über die »Müsli-Mentalität« vieler Geschlechtsgenossinnen aufregt, sagt über natürliche Methoden der Empfängnisverhütung: »Ich mein', da gibt's ja Methoden, da ist

man den ganzen Tag damit beschäftigt, seinen Körper zu untersuchen; da bleibt ja keine Zeit mehr zum Vögeln.«[9]

Im Konflikt mit der Kultur

Die kulturelle Abwertung weiblicher Geschlechtlichkeit schmerzt Frauen, auch wenn ihnen das oft nicht bewußt ist. So berichtet Ingrid Olbricht, Chefärztin einer Psychosomatischen Klinik und Psychotherapeutin, über Frauen, die über viele Jahre unter starken Menstruationsbeschwerden oder sonstigen Zyklusstörungen gelitten haben. Sie beobachtete, daß die Schmerzen meist mit einer Abwertung des eigenen Zyklus und letztendlich der eigenen Geschlechtlichkeit einhergehen. Oft reichen schon wenige Therapiesitzungen aus, um die Frau von ihren starken Schmerzen zu befreien. Voraussetzung ist, daß die Frau lernt, ihren Zyklus anders zu betrachten. Die Menstruation steht dann nicht mehr für Schwäche und Schmutz, sondern für Gesundheit, Regelmäßigkeit und Eingebundensein in einen über das eigene Ich hinausgehenden Rhythmus.[10]

Auch der moderne Arbeits- und Lebenstakt bricht sich immer wieder mit dem weiblichen Zyklus. Statt darauf zu dringen, den Arbeitsalltag zu verändern, Raum zu schaffen für weibliche Bedürfnisse, versuchen Frauen, sich durch das Schlucken von Medikamenten den Erfordernissen der Zeit anzupassen. Schließlich will (und muß) die emanzipierte Frau auch im Beruf ihren Mann stehen. (Für Mutterschaft oder Hausfrauenarbeit sind Frauen merkwürdigerweise immer geeignet, obwohl sie nicht minder anstrengend ist.) Bauchschmerzen zu Beginn der Regelblutung, Hitzewallungen oder Schlafstörungen in den Wechseljahren, ein langsamer werdender Lebenstakt in der Schwangerschaft passen nicht zu den Anforderungen des Alltags. Und für viele Frauen fängt gerade da der Streß mit ihrer Weiblichkeit an. Ute: »Wenn ich mir am ersten Tag meiner Regel Zeit zum Ausruhen nehmen kann, genieße ich es, eine Frau zu sein; wenn diese Ruhe nicht da ist, wird es manchmal sehr anstrengend.«

Stramm stehen, präsent sein, Leistungen erbringen – das ist der Preis für gesellschaftliche Anerkennung. Auch Frauen haben diese Wertvorstellungen verinnerlicht und definieren sich über die beruflichen Leistungen. Dies führt immer wieder zu psychischen Konflikten, die sich auch in Form von Frauenkrankheiten oder typischen weiblichen Unpäßlichkeiten äußern können. Starke Schmerzen zu Beginn der Regelblutung zum Beispiel, diffuse Unterleibsschmerzen ohne pathologischen Befund oder die »ungeklärte Sterilität« können als Leiden an der gesellschaftlichen Realität gedeutet werden.

Krankheiten oder Befindlichkeitsstörungen sind häufig unbewußte, aber gesunde Reaktionen auf Anforderungen der Umwelt. Sie können als Ausdruck eines Konflikts interpretiert werden, den es wahrzunehmen gilt – sie können aber auch vordergründig in ihren Symptomen gesehen und behandelt werden. Leider ist letzteres die Vorgehensweise heute gängiger Gynäkologie. Anstatt die Sexualität der Frau zum Thema zu machen, werden Scheiden- oder Blaseninfektionen häufig mit Cremes behandelt, die die Scheidenflora noch mehr zerstören. Bei Zyklusunregelmäßigkeiten ebenso wie beim Prämenstruellen Syndrom sollen Hormone die schnelle Besserung bringen. Und stören Myome, wird gleich die ganze Gebärmutter herausoperiert, »damit endlich Ruhe ist«. Doch die Ursachen dieser Krankheiten oder Symptome werden damit weder bewußt gemacht noch berührt.

Sexuelle Gewalt und gynäkologische Verstümmelung

Liest man die Krankengeschichten mancher Frauen, dann verwundert oft, wie schnell sie bereit waren, sich ihre Gebärmutter oder die Eierstöcke entfernen zu lassen. »Manche Frauen *betreiben* sogar selbst diese Operation«, weiß Maria Krieger vom »Arbeitskreis Frauenselbsthilfe bei gynäkologischen Problemen«. »Für sie sind die Unterleibsorgane der Ort von Schrecken, Verzweiflung und sexueller Ausbeutung.« Und um diese Lokalität auszulöschen, lassen sie sich »freiwillig« von Gynäkologen verstümmeln.

Diese Haltung läßt erahnen, wie groß die seelische Verletzung sein muß, die diesen Frauen meist schon im Kindes- und Jugendalter zugefügt worden ist. Vor allem durch sexuelle Ausbeutung, durch Mißbrauch oder Vergewaltigung werden solche selbstzerstörerischen Tendenzen initiiert; leider kein Einzelfall, immerhin sollen nach Angaben des Bundesfamilienministeriums jährlich 250 000 Mädchen davon betroffen sein.
Diese Gewalterlebnisse drängen, wenn sie nicht bewußt gemacht und in Form einer Psychotherapie verarbeitet werden konnten, im Erwachsenenalter, häufig als Unterleibsbeschwerden getarnt, wieder an die Oberfläche. Oft sind sie mit Selbsthaß verbunden, eine Tendenz, die durch die Gynäkologie, wie sie heute praktiziert wird, nicht selten noch verstärkt wird. Statt die Frauen zu heilen, verstümmelt man sie auch noch körperlich. Die Frau – in der Hoffnung, die Probleme endlich loszuwerden – läßt sich bereitwillig zur »Schlachtbank« führen. Doch, so die Erfahrung vieler in der Psychosomatik Tätigen: »Probleme lassen sich nicht wegoperieren.«

Die ärztlichen Rituale des Übergangs

■ Wenn Frauen von der einen Lebensphase in die andere wechseln, dann ist das mit ausgeprägten körperlichen Umstellungen verbunden. So fängt das Mädchen an, aus der Scheide zu bluten, und die Brust wächst; die Frau, die zur Mutter wird, bekommt einen dicken Bauch, und ihre Brüste spannen. Die alternde Frau verliert ihre Blutungen nach und nach wieder, sie entwickelt Hitze, und ihre Schleimhäute werden trockener. Die Frau ist im Umbruch: körperlich und seelisch. Diese Phasen des Übergangs werden bei vielen Frauen von Angst und Unsicherheit begleitet. Mädchen oder Frauen fühlen, daß eine Zeit ihres Lebens zu Ende geht, aber sie kennen die Gestalt der nächsten Phase noch nicht. Andere Kulturen haben für diese Übergangszeiten im Leben der Frau bestimmte Rituale, die diese Phasen begleiten und die psychische Umstellung vollziehen helfen. Wir kennen nur das Ritual, zum Doktor zu gehen. Doch diesem Ritual fehlt nicht nur das kollektive Moment; auch die psychisch-geistige Dimension des Wandels wird von den Medizinern üblicherweise kaum wahrgenommen. Unser Ritual bringt Frauen oder Mädchen in diesen Zeiten nicht die seelische Unterstützung, die sie beim Gynäkologen oft unbewußt suchen. Statt ärztlicher Zuwendung bekommen sie Medikamente verschrieben.

Pubertät

Kürzlich erzählten mir meine Freundin Margret und ihre vierzehnjährige Tochter Ursel, wie sie die Menarche, also die erste Monatsblutung von Ursel, gefeiert haben: Freundinnen verschiedenen

Alters wurden zum Picknick im Wald eingeladen. Symbolisch gab es roten Sekt und rote Grütze, und die Gäste begrüßten Ursel in der Gemeinschaft der Frauen. Als sie davon erzählte, strahlte Ursel Freude und Stolz aus, nun auch dazuzugehören.

Margret versuchte in eine private Form zu bringen, was in vielen anderen Kulturen ein kollektives Ereignis ist: die Feier der Menarche. Die erste Blutung ist ein wichtiger Einschnitt im Leben von Frauen. Sie symbolisiert nicht nur Fruchtbarkeit, sondern auch eine geistige Dimension. Mit der Monatsblutung wird das Mädchen in einen überpersönlichen Zyklus eingebunden, der dem eigenen Leben Struktur gibt. Sie wird – vorausgesetzt, sie lernt, auf die Stimme ihres Körpers zu hören – fortan wechselnde Formen ihrer Leiblichkeit wahrnehmen können: vom Fließen des Monatsblutes über das leichte Ziehen in der Leistengegend in der Zeit des Eisprungs zur schwerer werdenden Gebärmutter und dem Spannen der Brüste in der zweiten Hälfte des Zyklus bis hin zum Ausstoßen der Gebärmutterschleimhaut und den möglicherweise damit verbundenen Verkrampfungen im Bauchraum. Dieser sich Monat für Monat wiederholende Rhythmus wird die Frau bis in die Wechseljahre begleiten und kann ihr Sicherheit und Stärke vermitteln.[11]

Trotz (angeblicher) gesellschaftlicher Aufgeklärtheit sehen sich viele Mütter auch heute nicht in der Lage, die Blutungen ihrer Tochter zu begrüßen. Manche scheinen peinlich berührt zu sein, andere bedauern, daß ihre Tochter sich nun auch mit dieser »Unappetitlichkeit« auseinandersetzen muß. Heike, eine junge Studentin: »Für meine Mutter war meine erste Blutung nur ein hygienisches Problem. Ihre einzige Sorge: Wo kaufen wir am schnellsten Binden? Dabei wollte ich doch, daß meine Mutter sieht, daß ich jetzt auch eine Frau geworden bin.«

Die Menarche empfinden viele Mädchen als etwas, das sie mit der Mutter verbindet. Doch manchen Müttern scheint diese Nähe zu ihrer erwachsen werdenden Tochter auch unangenehm zu sein. Einige schalten den Vater dazwischen, indem sie ihm von den Blutungen seiner Tochter berichten, auch wenn die Tochter das gar nicht will. Andere setzen alles daran, dem Menstruieren ihrer Tochter einen normalen oder selbstverständlichen Charakter zu geben. Sie können nicht akzeptieren, daß es dem jungen Mädchen nach Verkriechen und Wärmflasche zumute ist oder vielleicht auch danach, mit guten Freundinnen zu feiern. Schließlich muß diese körperliche Umstellung von dem jungen Mädchen erst in das eigene Körperbild integriert werden. Dieser Übergangsprozeß ist gleichermaßen mit der Freude verbunden, nun endlich erwachsen zu werden, vielleicht auch dazuzugehören, wie mit der Trauer um den Verlust der Kindheit.[12]

Wie sollten die Mütter auch Achtung und Freude für ihre pubertierende Tochter empfinden, wenn sie so wenig Achtung sich selbst gegenüber verspüren? Vielen Frauen hat sich die kulturelle Mißachtung ihrer Leiblichkeit tief eingekerbt. Sie erzählen von ihrer Erfahrung mit der ersten Blutung, auf die ihre Mütter mit Bestürzung oder Mitleid reagierten: »Jetzt hast du auch dieses Zeug!« hieß es da, oder: »Komm mir ja nicht mit einem Kind nach Hause«, oder: »Armes Kind, die Männer haben's gut, die müssen sich mit so einer Schmiererei nicht auseinandersetzen.« Und wie erging es erst den Müttern der Mütter? Viele von ihnen waren nicht aufgeklärt und wurden von den Blutungen völlig überrascht. Eine heute fünfundsiebzigjährige Frau erzählte mir: »Ich schämte mich so, daß ich mich niemandem anvertrauen wollte, und deshalb lief ich tagelang mit schrecklicher Angst herum, daß ich nun sterben würde.«

Wenn Mädchen heute auch scheinbar offen und aufgeklärt aufwachsen, so spielt doch die eigene Mutter nach wie vor eine zentrale Rolle bei der Findung der Geschlechtsidentität. Das fängt schon beim kleinen Mädchen an. Ich denke dabei an meine fünfjährige Tochter Isabel, die mich in meiner Nacktheit aufmerksam wahrnimmt und immer wieder fragt: Wie war das, als du uns geboren hast? Oder: Tut das weh, wenn du blutest? Eine Zeitlang steckte sie während meiner Menstruation voller Stolz auch immer eine Binde in ihren Schlüpfer, verbunden mit der Bemerkung: »Ich kann auch Babys bären.«

Gerade das Erwachsenwerden und die damit verbundene geschlechtliche Reifung sind eine Umbruchphase, in der Mädchen einerseits Geborgenheit und Halt suchen und sich andererseits ruppig von mütterlicher Sorge abgrenzen. Diese Ambivalenz macht es Müttern mitunter schwer, ihrer Tochter ein positives Geschlechtsvorbild zu sein. Aber auch sonst bieten sich viele erwachsene Frauen nicht gerade als Modell für einen selbstbewußten Umgang mit den Angeboten der Medizin an. Ich weiß von Müttern, die sich in ihrer eigenen Haut so unsicher fühlen, daß sie sich lieber an den »Fachmann« wenden, als die Tochter selbst an ihre Weiblichkeit heranzuführen. Sie schleppen ihre Töchter zum Gynäkologen, damit der die »heiklen« Fragen beantwortet. Zum Teil sind die Mütter so besorgt, daß sie bereits ihre kleinen Mädchen in die ärztliche Praxis bringen, »um sicherzugehen, daß die Genitalien normal angelegt sind«.[13]

Für dreizehn- bis zwanzigjährige Mädchen gehört es einfach dazu, zum Frauenarzt zu gehen. Trotzdem fühlen sich viele Mädchen beim Arztbesuch ängstlich, unsicher und voller Scham, vor allem dann, wenn der Doktor ein Mann ist. Oft verstecken die Mädchen ihre Unsicherheit hinter einer coolen Fassade, aber in Wirklichkeit fürchten sie die Untersuchung ihrer Geschlechtsteile so sehr, daß sie die Informationen, die »sachliche Aufklärung« gar nicht aufnehmen können. Dies jedenfalls war das Ergebnis einer vom Pillenproduzenten Schering in Auftrag gegebenen Studie. Allerdings empfinden Mädchen bei einer Frauenärztin seltener Scham oder Ausgeliefertsein.[14]

Für manche Mädchen mag der erste Besuch beim Frauenarzt wie ein Initiationsritus sein – die Einführung in eine Kultur, in der ihre Weiblichkeit von Männern definiert und geprüft wird. Gerade in der Pubertät ist die körperliche Integrität noch sehr zart und verletzbar, und Mädchen brauchen Hilfestellungen, ihren sich verändernden Körper anzunehmen, ihn schön und liebenswert zu finden. Aber nur zu oft passiert im Untersuchungszimmer des Gynäkologen gerade das Gegenteil. Viele Mädchen verlassen den Arzt irritiert, so wie die siebzehnjährige Angelika. Sie wollte sich »nur« die Pille verschreiben lassen. Sie war bereits ausgezogen und saß auf dem Gynäkologenstuhl, als der Arzt sie begrüßte. Er setzte sich auf einem Hocker vor sie, genau in der Höhe ihrer Vagina. Er untersuchte sie, ohne ein Wort zu sagen. Dann zog er seine Hand aus ihrer Scheide und sagte: »Ihre Gebärmutter ist zu schrumpelig. Daher kann ich keine Pille verschreiben.« Angelika: »Das war ein voller Treffer. Mir gingen augenblicklich die Bilder von meinem entstellten Körper durch den Kopf. Bis dahin hatte ich ihn für vollständig und jung gehalten.« Die Phantasien über ihr Inneres ließen Angelika jahrelang nicht mehr los. Bei jeder erotischen Begegnung fiel ihr das Bild ihrer schrumpeligen Gebärmutter ein und nahm ihr Spontaneität und Freude an der intimen Begegnung. Angelika: »O Gott, so sehe ich aus. Wie gut, daß außer meinem Frauenarzt niemand in mein Inneres sehen kann und von der Schrumpeligkeit meiner Gebärmutter weiß.«

Die Mädchen wurden in den letzten Jahren von der Gynäkologie als neue Klientel entdeckt. Aber auch für die Pharmaindustrie ist die junge Frau eine interessante Kundin. Durch Schulung der GynäkologIn hofft sie, ihre Pillen noch besser an die junge Frau zu bringen. Denn nach der vom Hormonproduzenten Schering in Auftrag gegebenen Studie passen die Erwartungen der Mädchen und die Haltung vieler Frauenärzte nicht so recht zusammen.[15] Damit die Doktoren nicht gar so hilflos im Umgang mit Mädchen sind, hilft »Schering« mit guten Ratschlägen aus. Eine äußerst problematische, weil sexistische Einteilung der Mädchen in unterschiedliche Typen soll den Gynäkologen gleich auf das einstimmen, was ihm da gegenübersitzt: »Die ›raffinierte Kleine‹ möchte von einem ›richtig tollen Mann‹ in jeder Hinsicht verwöhnt werden«, heißt es da, oder: »Die Geltungsbedürftige kehrt die perfekte junge Dame heraus, gibt sich bewußt feminin, flirtet gerne und ist stark auf Männer fixiert.«

Schering rät den GynäkologInnen, die Mädchen durch Prävention und Aufklärung schon frühzeitig an die Praxis zu binden. Es wird vorgeschlagen, eine Teenager-Sprechstunde einzurichten oder zumindest den Praxisablauf zu verändern, zum Beispiel die Mädchen nicht gleich zu untersuchen, sondern sie für zwei bis vier Wochen später wieder in die Praxis zu bestellen und ihnen bis dahin erst einmal eine Pillenschachtel in die Hand zu drücken. Faltblätter, gesponsert von der Pharmaindustrie, sollen den ersten Besuch beim Gynäkologen so angenehm wie möglich gestalten.

Unter der Überschrift »Gut vorbereitet zum Frauenarzt« erhalten Teenager einen »Mädchen-Paß«, in dem Themen abgehandelt werden wie »Wann sollte ich zum Frauenarzt gehen? Wie mache ich mir und dem Arzt die Untersuchung leichter?« In einem »Ratgeber für Mädchen« ist nachzulesen, wann der erste Besuch stattzufinden hat: »Irgendwann kommt für dich der Zeitpunkt, wo du zum Frauenarzt gehen solltest. Dein Körper zeigt es dir. Du wirst erwachsen. Man sieht es dir deutlich an, daß aus dir eine Frau wird.«[16]
Für manches Mädchen ist der Gang zum Frauenarzt eine weitere Lektion in der Dressur zur Weiblichkeit. Sie hat vielleicht nie gelernt, die eigenen körperlichen Impulse wahrzunehmen, geschweige denn, ihnen zu trauen. Selbst zu begehren ist ihr fremd, und ein Großteil ihrer Aufmerksamkeit fließt in die Bemühungen, für den Mann begehrenswert zu sein. Dazu gehört nicht nur äußere Attraktivität, sondern auch sexuelle Verfügbarkeit: bereit sein, wann immer er will. Diese Verfügbarkeit ist heute durch das Schlucken der Pille weitgehend möglich geworden.
Die Pille ist für die meisten Mädchen der Grund, einen Frauenarzt aufzusuchen. Für viele von ihnen ist die Pille inzwischen zum Muß geworden, was ich erstaunlich finde, weil Frauen meiner Generation die Pille als eine Möglichkeit der sexuellen Befreiung sahen. Unter diesem Blickwinkel wurde auch der Gang zum Frauenarzt als emanzipativer Schritt empfunden. Die heute dreiundvierzigjährige Maria beschreibt ihre erste Erfahrung beim Frauenarzt. Sie war gerade 17 und wollte sich die Pille aufschreiben lassen. »Das war 1968 selbst in der Großstadt nicht so einfach. Die Adresse des Gynäkologen wurde von den älteren Mitschülerinnen wie heiße Ware gehandelt. Den Krankenschein hatte ich mir von meiner Mutter erschwindelt, denn zum Gynäkologen zu gehen war damals einfach suspekt. Man ging nur hin, wenn man wirklich krank war.« Im Rückblick wertet Maria den Gang zum Frauenarzt als einen Akt des Widerstands gegen die damalige Sexualmoral. Die Rituale der Entblößung berührten sie unter diesem Vorzeichen nur wenig. Maria: »Für mich war es einfach wichtig, die Verhütung in meine Hand zu bekommen und nicht länger auf das Reaktionsvermögen meines Freundes angewiesen zu sein. Ich hatte den Interruptus ein-

fach satt.« Der Freund allerdings war von der Autonomie seiner Freundin wenig erfreut: »Jetzt kannst du ja gleich auf den Strich gehen«, kommentierte er das eigenständige Vorgehen von Maria und verabschiedete sich wenige Wochen später für immer.
Für Maria war die Pille eine Möglichkeit, ihre Sexualität und ihr Leben selbst in die Hand zu nehmen. Das war vor 25 Jahren, als die Pille erst wenige Jahre auf dem deutschen Markt war. Heutige junge Frauen erleben das anders. Sie fühlen sich gezwungen, die Pille zu nehmen, haben das Gefühl, daß es von ihnen wie selbstverständlich erwartet wird: »Mit der Pille rutsche ich in Situationen hinein, daß ich doch mit jemandem schlafe, mit dem ich ohne Pille nicht geschlafen hätte.« Ganz kraß formuliert es diese junge Frau: »Die Pille macht dich zum sexuellen Freiwild.«[17] Obwohl sich viele junge Frauen kritisch über diese Verhütungsmethode äußern, nehmen 80 Prozent von ihnen die Pille.[18]
Die Konflikte, die junge Frauen mit der Pilleneinnahme haben, interessieren die wenigsten GynäkologInnen. Schon deshalb hält Joan Murphy vom Feministischen Frauengesundheitszentrum Berlin die Versuche von GynäkologInnen, sich als Sexualaufklärer und Vertraute der Mädchen zu präsentieren, für mehr als fragwürdig. Aus eigener jahrelanger Arbeit mit Mädchen weiß sie, daß die Aufklärung beim Gynäkologen fast immer in einer organmedizinischen Inspektion der Geschlechtsorgane endet. Die meisten der Mädchen zwischen 14 und 18 Jahren, die sie in den letzten Jahren kennengelernt hat, waren schon einmal beim Frauenarzt; viele nehmen bereits die Pille, und trotzdem sagt Joan Murphy: »Sie haben meist wenig Ahnung von ihrem Körper. Oft kennen sie nicht einmal eine andere Verhütungsmethode als die Pille.« Sie beobachtet zwar, daß manche Mädchen über ihre Gestagenkurve Bescheid wissen oder daß sie offen über den Orgasmus sprechen. »Nur«, so Joan Murphy, »viel ist angelesenes Wissen, und die meisten Jugendlichen können das gar nicht auf sich beziehen. Sie wissen auch nicht viel mehr als wir vor zwanzig Jahren.« Ähnlich sieht das Ute Timmermann vom Bremer Frauengesundheitszentrum: »Was für ein Interesse haben Gynäkologen daran, daß sich die Mädchen selbst gut kennen?« fragt sie. Sie kennt kaum einen Arzt, eine Ärz-

tin, die den Mädchen gezeigt hätten, wie sie ihren Zyklus selbst beobachten können; die sie über Selbstverständlichkeiten wie die veränderte Schleimkonsistenz in den verschiedenen Zyklusphasen informiert oder über Möglichkeiten der natürlichen Verhütung aufgeklärt hätten. Warum auch? Der Arzt kann nur die gynäkologische Untersuchung und die Verschreibung der Pille abrechnen. Und Mädchen, unabhängig von ihrer persönlichen Geschichte, erst einmal auf die hormonelle Verhütung einzuschwören bedeutet einen regelmäßigen Krankenschein für den Doktor.

Schwangerschaft

Gespannt verfolgte Kirsten, wie sich innerhalb weniger Sekunden ein deutlich roter Punkt auf dem Teststreifen zeigte. Damit hatte sich ihr Verdacht bestätigt. »Ich bin schwanger – und was nun?« Kirsten will auf Nummer Sicher gehen und meldet sich beim Gynäkologen an. Der wiederholt den Test, um die Schwangerschaft festzustellen. Er tastet ihren Bauch ab, untersucht sie vaginal. Es tut ihr weh. Aber bevor sie noch etwas sagen kann, spürt sie schon das kalte Gel auf dem Bauch. Der Doktor lenkt ihren Blick auf den flimmernden Monitor des Ultraschalls. Er erklärt ihr das Bild. In den Umrissen erkennt sie ein ballähnliches Gebilde. Der Arzt interpretiert: »Das ist Ihr Kind. Wollen Sie ein Bild von ihm mitnehmen?« Kirsten nickt. Ihr »Kind«, 1,4 Millimeter groß, in vielfacher Vergrößerung. Ist es wirklich ihr Kind? – Der Gedanke ist ihr mit einem Mal fremd und erschreckend, und das, obwohl sie und ihr Partner sich doch ein Kind gewünscht haben. Aber so plötzlich! »Freuen Sie sich denn nicht?« hört sie den Doktor sagen. Und als sei diese Frage schon zu persönlich gewesen, fängt er an, ein Sortiment von Untersuchungen aufzuzählen, die in den nächsten Monaten auf Kirsten zukommen werden. Urin- und Blutkontrollen, Krebsvorsorge, Ultraschall und Fruchtwasseruntersuchung. Anschließend stellt die Arzthelferin einen Mutterpaß aus. Neun Monate lang sollen darin fein säuberlich jede Untersuchung und jedes Risiko dokumentiert werden. Damit ist Kirstens

Schwangerschaft aktenkundig. »Ich fühlte mich völlig überrumpelt und dachte, ich verliere den Boden unter den Füßen«, kommentiert Kirsten ihr Erleben in den folgenden Wochen.

Die neun Monate der Schwangerschaft sind eine Zeit des Übergangs, des Werdens und Wachsens: Eine Frau wird zur Mutter, ein Embryo zum Kind. Körper und Seele der Frau müssen sich umstellen. Vor allem die erste Schwangerschaft ist eine Zeit des Umbruchs und der Suche nach neuer Identität. Oft wechseln in diesen Monaten Freude, Unsicherheit und Angst vor dem, was auf einen zukommen mag, einander ständig ab. Wie werde ich es schaffen mit Kind und Beruf? Wird sich meine Beziehung zum Partner verändern? Wie werden wir den Alltag bewältigen? Gerade in der Frühschwangerschaft sind Frauen äußerst ambivalent in den Gefühlen für die »anderen Umstände«. Es mangelt ihnen an Erfahrung, sie kennen kaum Vorbilder und haben vielfach weder Ort noch Gemeinschaft oder Familienverband, die sie auf diese Zeit im Leben vorbereiten. Sie suchen nach Struktur und Orientierung und haben große Angst, Fehler zu machen. »Sie wollen es richtig machen, aber wissen nicht, wie«, schreibt die Sozialwissenschaftlerin Elisabeth Beck-Gernsheim, »also greifen sie zunehmend zu dem, was gewissermaßen in der modernen Gesellschaft Religion und Tradition ersetzt: die Anweisung der Experten.«[19]

Schwangere Frauen suchen Zuwendung und Halt und wenden sich mit diesem Wunsch an den Gynäkologen oder die Gynäkologin. Die wiederum verstehen aber ihre Aufgabe nur zu oft ganz anders. Sie definieren die »anderen Umstände« als einen höchst gefährlichen biologischen Zustand, der von der Medizin unter Kontrolle gehalten werden muß. Mit detektivischem Blick fahnden sie neun Monate lang nach Risiken oder Abweichungen von der Norm. Wo die Frau das Gespräch sucht, winken sie mit ihren Apparaten. Dabei nehmen viele Mediziner den Fötus ins Visier und vergessen die Schwangere. Kirsten, inzwischen im achten Monat: »Er nimmt mich gar nicht wahr und fühlt sich nur als Beschützer des Kindes.«

»In guter Hoffnung sein« ist aus der Mode gekommen. Schwangerschaft ist seit Ende der 70er Jahre als Risiko definiert, was den Hinweis beinhaltet, das Risiko könne, wenn die Frauen sich in permanente medizinische Kontrolle begeben, ausgeschlossen werden. »Ein Irrtum«, meint der WHO-Beauftragte Marsden Wagner. »Schwangerschaft und Geburt sind von der Medizin nicht völlig zu beherrschen.«[20] Wie andere lebendige Prozesse birgt auch die Schwangerschaft Überraschendes, Unvorhersehbares und Schicksalhaftes in sich.

Auch schwangere Frauen sehen ihre »anderen Umstände« oft nur noch unter dem Blickwinkel von Störung und Komplikationen, wobei sie die Risiken beträchtlich überschätzen. Doch bei jedem Arztbesuch wird das Risiko aufs neue hergestellt, um gleichzeitig ausgeschlossen werden zu können. Sich immer wieder der eigenen Funktionstüchtigkeit versichern zu müssen verunsichert. So vertrauen immer weniger schwangere Frauen ihren urweiblichen körperlichen Fähigkeiten. Dafür um so mehr dem Gynäkologen. Eine Beobachtung, die auch Jürgen Collatz, Medizinsoziologe an der Medizinischen Hochschule Hannover, in einer Studie gemacht hat: »90 Prozent der Schwangeren halten nicht sich, sondern den Gynäkologen für den kompetenten Entscheidungsträger.«[21]

Dagegen weiß die Bremer Psychologin und Geburtsvorbereiterin Ulrike Hauffe: »Eine Schwangerschaft, die gut verläuft, ist eine, in der eine Frau mit sich selber in Zwiesprache steht.«[22] Doch davon ist die »moderne Schwangere« oft weit entfernt. Immer mehr schiebt sich die Apparatur zwischen sie und das Kind in ihrem Leib. Sie erlebt das Du in sich nicht mehr als eine innere Bewegung, als ein Klopfen, Strampeln oder Rülpsen, sondern als eine verschwommene Gestalt auf dem Monitor. »Manchmal winken sie dann diesem Bild zu«, beschreibt Ulrike Hauffe die Haltung. Sie hat die Erfahrung gemacht, daß die risikoorientierte Schwangerenvorsorge die Frauen eher davon abhält, auf ihre eigene innere Uhr zu hören. Zunehmend fühlen sich Frauen fremd in ihrem wachsenden Leib und können die seelischen und körperlichen Veränderungen nicht in ihr Selbstbild integrieren.

Statt die Frau in ihrer Potenz, Kinder zu gebären, zu bestätigen, tut die Überwachungsmedizin alles, um dieser Stärke den Anschein von Schwäche zu geben. Mit Erfolg. Schwangere Frauen sind bereits so verunsichert, daß schon kleinste körperliche Veränderungen, ein Stirnrunzeln des Gynäkologen beim Ultraschall, unklare Eintragungen im Mutterpaß oder Verdachtsdiagnosen zu panischen Ängsten führen können. So kann es schnell passieren, daß sie sich immer mehr in das Netz medizinischer Versorgung verstricken.

Von vielen Frauen als frühzeitiges Babyfernsehen umjubelt und vom Gynäkologen als diagnostisches Instrument eingesetzt, produziert zum Beispiel der Ultraschall viel Ungewißheit. »Es gibt so viele Variationen zum Normwert«, sagt der Göttinger Gynäkologe Peter Hegenscheid, »und jede kleinste Abweichung beängstigt die Schwangere.« Da ist entweder das Köpfchen zu klein, oder der errechnete Entbindungstermin stimmt nicht mit dem Entwicklungsstand des Fötus überein, oder es wird eine Mißbildung vermutet. So wie bei Angelikas Ungeborenem: Bei einer Routineuntersuchung in der 35. Woche hatte der Arzt einen Verdacht auf Nierenmißbildung. Sofort wurde Angelika ins Krankenhaus überwiesen. »Zwei Tage lagen zwischen Ultraschall und Kaiserschnitt, Tage, in denen ich unsagbare Ängste ausstand, mein Kind zu verlieren. Unmittelbar nach der Geburt wurde mir das Neugeborene weggenommen und fünf Tage in der Kinderklinik unter Verschluß gehalten.« Für Angelika und vermutlich auch für ihr Kind – das noch unreif ans Licht der Welt gezerrt wurde, obwohl es völlig gesund war – eine traumatische Erfahrung.

Hierzulande wird die Ultraschalluntersuchung während der Schwangerschaft weltweit am meisten eingesetzt. Achtmal im Schnitt, mitunter sogar bei jedem Vorsorgetermin. Eine lukrative Angelegenheit. Als im vergangenen Jahr die Krankenkassen bei Normalschwangerschaften pro Quartal nur noch einen Ultraschall zu bezahlen bereit waren, bliesen die niedergelassenen Gynäkologen zum Kampf. Sie verteilten Flugblätter an die Schwangeren: »Wir verteidigen Ihr Recht auf Ultraschall-Vorsorge«, hieß es darin. Aber daß in Deutschland »viel zu oft und dabei zuwenig qualifiziert« sonographiert wird, kritisieren selbst Ultraschallspezialisten wie der Hamburger Professor Bernhard Hakelöer.

»Mal schauen, ob alles in Ordnung ist.« Das ist der Spruch, der Frauen durch die »moderne« Schwangerschaft begleitet.[23] Viele

Frauen glauben, daß sie besonders fürsorglich oder verantwortungsbewußt handeln, wenn sie die ganze Palette der Untersuchungen wahrnehmen. Doch das ist ein Irrtum. Die Schere zwischen Diagnostik und Therapie klafft immer weiter auseinander. Die heutige Medizin kann zwar viel an Normabweichungen oder Krankheiten entdecken, aber nur sehr wenig heilen. Das gilt sowohl für die mit Ultraschall diagnostizierten Mißbildungen als auch für den genetischen Check-up mit Hilfe der Fruchtwasseruntersuchung oder der Chorionbiopsie.
Frauenärzte bieten mittlerweile jeder Frau ab 35 und zunehmend auch jüngeren Schwangeren die Fruchtwasseruntersuchung oder Chorionbiopsie als genetischen Service an. Oft ohne umfassend darüber zu informieren. So wissen die wenigsten Schwangeren, daß dieser Eingriff invasiv ist, das heißt, daß mit einer langen Kanüle durch die Bauchdecke der Frau gestoßen werden muß, um ans Fruchtwasser oder Choriongewebe zu kommen. Eine Situation, in der viele schwangere Frauen die Zähne zusammenbeißen aus Angst, ihr Kind im Leib könnte von der Nadel verletzt werden. Außerdem sind Frauen oft nicht darüber informiert, daß die Untersuchung auch eine Fehlgeburt oder Komplikationen wie zum Beispiel Verlust von Fruchtwasser oder Blutungen provozieren kann. Ebenso wissen viele Frauen nicht, daß mit dieser Untersuchung nur die wenigsten Behinderungen überhaupt erkannt werden können. »Frauen lassen die Fruchtwasseruntersuchung machen, weil sie ein gesundes Kind haben wollen, meist ohne die Konsequenzen mitzubedenken«, ist die Erfahrung von Birgit Herdt. Sie ist Mitarbeiterin bei »Cara e. V.«, einer unabhängigen Beratungsstelle zur vorgeburtlichen Diagnostik in Bremen.[24] »Viele Frauen überschätzen das genetische Risiko total«, meint Birgit Herdt. »Die allermeisten Behinderungen kommen doch während der Geburt oder durch Frühgeburtlichkeit zustande.«
Zunehmend kommen Frauen, zum Teil auch mit ihren Partnern, zu »Cara«, weil sie sich hin und her gerissen fühlen zwischen dem, was heute an fötalem Check-up als vernünftig angesehen wird, und ihren Gefühlen für das Ungeborene. Birgit Herdt: »Frauen und ihre Partner haben bei uns Raum, über das Ja, aber auch das Nein zur

Pränataldiagnostik nachzudenken.« Immerhin ist bei diesen Untersuchungen das Risiko, das Kind durch den invasiven Eingriff zu verlieren, genauso groß, wie für eine Siebenunddreißigjährige die statistische Wahrscheinlichkeit, ein Kind mit Down-Syndrom zu gebären. Außerdem initiiert diese Untersuchung, etwa in der 16. Woche durchgeführt, eine wochenlange Ungewißheit, eine Schwangerschaft auf Probe. Studien zeigen, daß in der Zeit des Wartens auf den Befund – in der Regel zwischen zwei und vier Wochen – die Beziehung zum Ungeborenen auf Eis gelegt wird. Es wird versucht, das »Du« im eigenen Körper zu verleugnen; demnach werden auch die ersten Kindsbewegungen ignoriert oder sogar als störend empfunden. So beschreiben Frauen, die die Fruchtwasseruntersuchung haben durchführen lassen, meist nicht mehr das zaghafte Strampeln eines winzigen Fußes an der Innenwand der Bauchdecke als »Highlight« ihrer Schwangerschaft, sondern die nüchterne Befundmitteilung eines humangenetischen Labors oder eines Gynäkologen. Die meisten Frauen können erst danach – gewöhnlich sind sie dann in der 20. Schwangerschaftswoche – aufatmen und zu ihren »anderen Umständen« stehen.

Aber was ist, wenn der Befund nicht »normal« ist? »Schwangere Frauen sollten sich schon vor der Fruchtwasseruntersuchung Gedanken darüber machen, wie sie handeln werden, wenn eine genetische Normabweichung diagnostiziert wird«, sagt Birgit Herdt. Abbruch im sechsten Monat oder das Kind trotzdem bekommen? Nur selten lassen die Diagnosen Aussagen über den Schweregrad der Behinderung zu. Auch kommt es häufiger zu unklaren Befunden. Aus zahlreichen Gesprächen mit Schwangeren weiß ich, wie nüchterne genetische Formeln plötzlich Macht über die eigene Phantasie gewinnen. Sie können in diesem Stadium der Schwangerschaft von der Frau nicht nachgeprüft werden. Eine Frau, bei deren Ungeborenem eine Geschlechtschromosomenanomalie, das sogenannte Turner-Syndrom, festgestellt wurde, sagte mir einmal: »Jetzt habe ich Angst, daß ich dieses Kind nicht mehr lieben kann.« Vom Turner-Syndrom sind nur Mädchen betroffen; sie sind in der Regel kleiner als üblich und können meist keine Kinder bekommen. Selbst unter Humangenetikern ist der Krankheitswert sehr umstritten. Dieses Beispiel zeigt, wie neue Diagnosemethoden neue Maßstäbe für die »Normalität« eines Kindes erzeugen. Zukünftig gelten vielleicht auch schon Ungeborene, bei denen eine genetische Disposition für Herzinfarkt, Brustkrebs oder Homosexualität diagnostiziert worden ist, als krank und damit als nicht lebenswert.

Was heute manche Frauen als einen emanzipatorischen Akt der Familienplanung sehen, der inzwischen nicht nur die Quantität, sondern auch die Qualität des Nachwuchses erfaßt, erleben andere Schwangere bereits als sozialen Druck, diese Untersuchungen über sich ergehen lassen zu müssen. Schließlich wollen sie in den Augen der anderen nicht als sozial unverantwortlich gelten. Doch egal, wie sich schwangere Frauen verhalten, sie werden immer die »Schuldigen« sein, ob sie nun ein Kind mit Down-Syndrom auf die Welt bringen, aufgrund des Eingriffs eine Fehlgeburt haben oder nach Vorliegen eines Befundes einen Schwangerschaftsabbruch machen lassen. Die meisten Frauen entschließen sich unter dem Schock des Resultats zu einem Abbruch aus sogenannter »kindlicher« Indikation, der bis zur 24. Schwangerschaftswoche gesetzlich erlaubt ist und nach der neuen Rechtsprechung weiterhin bezahlt wird. In der Regel ist dies eine seelische und körperliche Tortur, die nicht vergleichbar ist mit einem Schwangerschaftsabbruch in der achten oder neunten Woche. Immerhin ist es die Frau selbst, die dieses Kind mit Hilfe von wehenfördernden Mitteln aus ihrem Körper stoßen muß. Die wenigsten Frauen wissen, daß dieser Fötus wimmernd, atmend und strampelnd auf die Welt kommen kann. Hinterher, so belegen mehrere Studien, ist dieses »totgeborene Kind« nicht, wie viele Frauen hoffen mögen, aus der eigenen Biographie radiert. Die meisten Frauen reagieren noch Jahre später mit schweren Depressionen und psychosomatischen Beschwerden.

So paradox es klingen mag: Die risikoorientierte Schwangerenvorsorge erzeugt nicht nur neue Entscheidungskonflikte und neue Unsicherheiten, sondern verstärkt auch Risiken. Mütterliche Erkrankungen wie vorzeitige Wehen, Frühgeburtlichkeit im zweiten Drittel der Schwangerschaft oder Bluthochdruck (Gestose) im letzten Drittel der Schwangerschaft sind rasant auf dem Vor-

marsch. (Immerhin macht die Frühgeburtlichkeit 75 Prozent der perinatalen Sterblichkeit aus.) Die gängige Schulmedizin reagiert darauf bislang nur mit sehr schematischen Therapien. Ohne nach der Lebensgeschichte der jeweiligen Frau zu fragen, behandelt sie mit wehenhemmenden Mitteln, verordnet absolute Bettruhe, weist Frauen ins Krankenhaus ein und überwacht sie permanent mit dem CTG (Herztonwehenschreiber) oder mit Ultraschall. Der Erfolg ist gering. Die Bremer Frauenärztin und Psychotherapeutin Edith Bauer: »Statt gebannt auf das CTG zu starren, sollten die Kollegen mehr mit den Frauen reden und sie ernster nehmen. Das würde die Symptome schon sehr mildern.« Edith Bauer hat zusammen mit der Frauenärztin Mura Kastendieck, einer Psychologin, mit Hebammen und Geburtsvorbereiterinnen ein ganzheitlich orientiertes Konzept der Schwangerenbetreuung entwickelt. »Die Frauen sollen sich bei uns so aufgehoben fühlen wie in einem Nest«, sagt Edith Bauer und erzählt von ihrer Beobachtung, daß viele der Frauen, die vorzeitige Wehen entwickeln, ihre Körpersignale nicht (mehr) wahrnehmen können. »Wir sehen die vorzeitigen Wehen als eine gesunde Reaktion auf eine Konfliktsituation und versuchen mit der Frau gemeinsam diesen Konflikt herauszufinden.« Immer weniger schwangere Frauen finden heute eine Brücke zwischen ihrem Wunsch nach Aktivität und dem gleichzeitigen Bedürfnis nach Passivität und »Geschehenlassen«. Sie richten an sich selbst den Anspruch zu funktionieren, und die Schwangerenvorsorge mit ihrem medizinischen Blick auf die »Apparatur Frau« fördert diese Haltung. »Wir dagegen reden mit den Frauen und ermutigen sie, mit Hilfe meditativer und körperlicher Übungen wieder auf ihre eigenen Körpersignale zu hören und ihrem Körper zu vertrauen.« Mit viel Erfolg. In den letzten Jahren hat keine einzige Frau, die in dieser Praxisgemeinschaft betreut wurde, ihr Kind wesentlich zu früh geboren.[25]
Immer mehr Schwangere suchen nach Alternativen zur »Überwachungsmedizin« während der Schwangerschaft. Christa, schwanger mit dem zweiten Kind: »Ich brauche nicht jemanden, der meinen Bauch verwaltet, sondern eine erfahrene Gesprächspartnerin.« Doch solche Unterstützung zu finden ist vielerorts nicht so einfach.

Die oben beschriebene psychosomatisch orientierte Praxisgemeinschaft ist bundesweit bislang so gut wie einmalig, und die niedergelassenen Hebammen sind von den Gynäkologen weitgehend verdrängt worden. Erst seit einigen Jahren sind sie überhaupt berechtigt, Schwangerenvorsorge zu betreiben. Seither sind in manchen Orten freie Hebammenpraxen entstanden. So betreibt Rita Kamprad in Bremen in einer gemütlich eingerichteten Altbauwohnung mit fünf Kolleginnen eine Hebammenpraxis. »Wie es der Frau und ihrem Kind geht, erfasse ich mit meinen Sinnen«, sagt sie und erklärt, wie sie Spannungen im Leib der Frau ertasten kann. »Viele Frauen gehen inzwischen abwechselnd einmal zu uns und einmal zum Gynäkologen zur Vorsorge; manche kommen nur noch zu uns.« Viele Frauen schätzen die kontinuierliche Betreuung durch die Hebamme vor, bei und nach der Geburt. Gerti: »Ich fand toll, daß meine Hebamme zu mir nach Hause kam, als ich mit dem Stillen nicht zurechtkam und mein Kind nur schrie.«

Auch die rund 30 Geburtshäuser, die seit Beginn der 80er Jahre als Alternative zum Klinikkreißsaal gegründet wurden, richten inzwischen immer mehr Augenmerk auf die Begleitung der schwangeren Frau (Adressen im Anhang). Die Hebamme und Ärztin Anna Roeckel-Loenhoff vom Geburtshaus in Unna: »Eine Frau, die die ganze Schwangerschaft über entmutigt wird, hat's dann auch schwer, den Mut für eine natürliche Geburt zu finden.« Anna Roeckel-Loenhoff will vor allem die eigenen Kompetenzen der Frau stärken und verhindern, daß aus Schwangeren Risikoschwangere werden. Ihre Erfahrung: Wenn die Frauen während der Schwangerschaft kein Zutrauen entwickelt haben, haben sie es auch oft schwer, sich mit dem Säugling zurechtzufinden, und werden so zu Dauerpatientinnen beim Kinderarzt.

Wechseljahre

Obwohl erst Anfang 40 und dank meiner kleinen Kinder noch mit »Stickeralbum« und »Turtels« beschäftigt, schaue ich seit einigen Jahren neugierig und gleichzeitig beunruhigt auf die Wechseljahre.

Auffallend ist, daß in der jüngeren medizinischen Literatur diese Phase der natürlichen Umstellung nicht mehr als eine weibliche Lebensphase erscheint. Vielmehr wird sie nur noch unter dem Gesichtspunkt des Hormonmangels diskutiert. Eine neue Krankheit wird kreiert: das Klimakterium. Und eine neue Patientin erfunden: die älter werdende Frau.

Zunehmend beobachte ich Frauen, die sich – zumindest dem Alter nach – in den Wechseljahren befinden könnten. Unterschiedlich und doch auch ähnlich erscheinen mir die Fragen und Reaktionen in dieser Wendezeit. Eine alternde Frau kann es dem Mann mit grauen Schläfen nicht gleichtun. Während er möglicherweise an Attraktivität gewinnt, wird sie gesellschaftlich eher zur grauen Maus gestempelt. Vor solchem kulturellen Hintergrund gewinnen ärztliche Prophezeiungen an Wirkkraft und Therapieangebote an Reiz.

Rita hat sich im Leben umgeschaut, und das sieht man ihr an. Um ihre Augen bündeln sich Lachfältchen, und durch ihr Haar ziehen sich die ersten grauen Strähnen. Seit ich sie das letztemal gesehen habe, hat sie ein paar Pfunde zugelegt. »Trotz Radfahren und Jazzgymnastik! Aber scheinbar lieben Fettpölsterchen die Frau in den besten Jahren.« Rita ist 51, lebt seit einigen Jahren mit ihrer dreizehnjährigen Tochter allein und verdient ihr Geld als Dolmetscherin. Diesmal besuche ich sie in dem festen Vorsatz, mit ihr über die Wechseljahre zu reden. Ich will von Rita wissen, wie sie sich in der Mitte des Lebens fühlt, ob sie – wie einige andere Bekannte – auch unter dieser weiblichen Last stöhnt und sich ständig den Kopf darüber zerbricht, ob sie nun Hormone schlucken sollte oder nicht. »Hast du denn noch deine Tage?« frage ich Rita zögerlich und habe das Gefühl, mich eher nach der letzten Liebesnacht erkundigen zu können, als mit einer älter werdenden Freundin über die Wechseljahre zu sprechen. Rita erzählt, freimütig wie immer, daß sie vor einem Jahr das letztemal geblutet hat. »Es wurde immer weniger, und dann hat es einfach aufgehört.« Beschwerden habe sie kaum gehabt, nur manchmal seien die Nachthemden verschwitzt gewesen. Und was ist mit den Depressionen, den Angstzuständen, der prophezeiten Schlaflosigkeit? »Meine Krise hatte ich doch

Mitte

Sie staute den Ärger auf
fünfundzwanzig Jahre.
Dann packte sie ihn auf den Tisch
wie eine Schüssel zur Mahlzeit.
»Ich habe mir mein Leben
zurückgeholt wie ein Dieb«,
sagte sie, »nehme Besitz
von Regen, Sonne und Wiesen.«
»Du redest wie eine
Verrückte«,
sagte er.
»Meine Hände sind hart wie Stein,
meine Zähne reißen Wunden wie Kugeln«,
sagte sie.
»Du bist meine Frau«,
sagte er.
»Mein Hals ist ein Adler,
meine Brüste
sind zwei weiße Hurrikane«, sagte sie.
»Hör auf!« sagte er.
»Hör auf, oder ich hole
einen Arzt.«
»Mein Haar
ist ein Hornissennest,
meine Lippen
sind dünne Schlangen
die warten auf ihr Opfer.«
Danach kochte sie für sich allein.
Die Diagnose der Ärzte nannte es
allgemeinen Wechsel-des-Lebens.
Sie erkannte es auch als Wechsel des Lebens.
Und als sie das Krankenhaus verließ,
sagte sie zu ihrer Frauen-Freundin:
»Meine Wangen sind die Flügel
einer jungen unberührten Taube.
Küsse sie.«
(Kathy Kozachenko)[27]

schon mit fünfundvierzig, als ich mich von meinem Mann trennte. Als ich diesen Streß hinter mich gebracht hatte, fühlte ich mich wie zum zweiten Mal geboren.«
Wechseljahre sind für alle Frauen eine Zeit des Abschiednehmens und der Neuorientierung. Egal, ob Professorin, Hausfrau, Sekretärin oder Verkäuferin. Untersuchungen zeigen, daß familienorientierte Frauen es damit etwas schwerer haben, denn oft fällt gerade in diese Phase der Auszug der Kinder, den manche Frauen so einschneidend erleben wie viele Männer das Ende ihrer Berufstätigkeit.[26] Vielen Frauen gelingt es nicht, die durch den Wegfall der Mutterpflichten gewonnenen Freiräume als Chance für neue Entwicklungen zu genießen; sie empfinden dies nur als Einbuße ihrer Lebensqualität. Im Beruf engagierte Frauen hingegen finden in dieser Zeit oft Stabilität in ihrer Arbeit. Trotzdem verbindet sich auch für sie mit dieser Phase ein Abschied von Lebensmöglichkeiten. Von einigen Frauen weiß ich, daß sie in diesem Alter ihre Kinderlosigkeit noch einmal aus einer anderen Perspektive reflektieren. War der Verzicht auf Kinder in jüngeren Jahren mit dem Wunsch nach Karriere verknüpft, so sehen manche dieser Frauen sich nun aus der Generationenfolge ausgeklammert und fürchten, im Alter zu vereinsamen. Einen anderen Aspekt nennt die fünfzigjährige Dramaturgin Doris: »Ich habe mich bewußt gegen Kinder entschieden, und trotzdem bin ich jetzt auch traurig, daß ich dieses Potential körperlicher Fruchtbarkeit in meinem Leben nun endgültig nicht mehr ausschöpfen kann.«
Was Frauen in den Wechseljahren erleben, ähnelt den Erfahrungen, die sie in der Pubertät gemacht haben. Beides sind Wandlungen, die durch hormonelle Umstellungen zumindest eingeleitet werden. So wie in der Pubertät kommt es auch in den Wechseljahren zu einer inneren Bestandsaufnahme: Die Künstlerin Can, inzwischen 56 und in der Postmenopause: »Für mich ging es darum: Wer bin ich, was habe ich von meinen Lebensplänen verwirklicht, und was will und kann ich noch erreichen?« Wie sich Mädchen in der Pubertät von der Kinderrolle verabschieden müssen, so erleben Frauen jetzt den Verlust ihrer körperlichen Fruchtbarkeit. Dies verunsichert einerseits, bietet andererseits aber auch

die Chance, sich von althergebrachten Mustern zu befreien und neue Lebensmöglichkeiten zu entdecken. Can zum Beispiel hat mit 45, als ihre Kinder flügge wurden, noch mal angefangen zu studieren. »Für diesen Neubeginn brauchte ich viel Mut.« Sie suchte nach Orientierung und Vorbildern. »Mit wenig Erfolg«, wie sie berichtet.

Welche Erlebnismuster finden wir Jüngeren vor? Wie so oft krame ich in meiner Kindheitserinnerungskiste. Meine Großmutter: Obwohl erst Ende Vierzig, war sie damals für mich schon eine uralte Frau, die angeblich wegen des Wechsels unter schweren Depressionen litt und deshalb bis zu ihrem 90. Lebensjahr mit Psychopharmaka versorgt wurde. Damals, in den 50er Jahren, waren Hormonpräparate noch unbekannt. Meine Mutter dagegen, die fürchtete, ins Fahrwasser ihrer Mutter zu geraten, folgte dem Rat des Arztes, bereits mit 45 Jahren Hormone zu schlucken. Heute sagt sie: »Ich wußte keinen anderen Weg, mit meinem Horror vor den Wechseljahren umzugehen.«

Das war Anfang der 70er. Die Begeisterungswelle angesichts der Östrogentherapie in den Wechseljahren schwappte gerade von den USA zu uns herüber. Dort waren Mitte der 60er Jahre, zeitgleich mit der Erfindung künstlicher Hormone, die Wechseljahre als neue Krankheit endeckt worden. Ein Buch mit dem Titel »Feminine forever« tat ein übriges, indem es Frauen ewige Weiblichkeit durch die Einnahme von Östrogen versprach.

Daraufhin begannen Frauen, von ihren Frauenärzten Östrogene zu verlangen; schließlich wollten sie ihre jugendliche Figur, ihre glatte Haut und ihre sexuelle Lust auf ewig konservieren. Östrogene gehörten in den USA plötzlich zu den meistgekauften Medikamenten, die Pharmahersteller verdienten sich eine goldene Nase. Dies sollte sich allerdings schlagartig ändern, als nach etwa einem Jahrzehnt die Nebenwirkungen dieses Verjüngungsmittels bekannt wurden: Durch die regelmäßige Einnahme von Östrogenen kam es zu einem verstärkten Aufbau der Gebärmutterschleimhaut und häufigerem Entarten von Zellen. In der Folge kam es unter den Frauen, die die Östrogene über einen längeren Zeitraum geschluckt hatten, zehnmal so häufig zu Gebärmutterschleimhautkrebs und zu sechsmal so

vielen Gebärmutterentfernungen wie unter den Frauen, die auf diese »Therapie« verzichtet hatten.
In dem Maße, in dem die Wechseljahre »therapierbar« wurden, schritt ihre Umdeutung zur Krankheit fort. Fortan waren sie nicht mehr natürlicher Lebensprozeß, der sich auf körperlicher, aber auch auf seelisch-geistiger Ebene abspielt, sondern wurden nur noch als Ausdruck hormonellen Mangels gedeutet, den es mit der Gabe von Östrogen-Gestagen auszugleichen galt. Frauen, die diese Hormone schlucken, wird ein problemloser Wechsel versprochen, ohne Depressionen, Hitzewallungen oder Schlaflosigkeit. Außerdem soll die Haut schön glatt bleiben und die Vagina elastisch. Es wird suggeriert, jede Frau ab 40 sollte – vorbeugend gegen alle möglichen Alters- und Krankheitserscheinungen wie Knochenbrüche und Osteoporose – Hormone zu sich nehmen. Und zwar das restliche Leben lang, denn die Hormonsubstitution wirkt nur direkt. Medizinische Experten als scheinbare Frauenfreunde fordern auf ihren Kongressen: »Jede Frau hat in der Menopause eine Hormontherapie verdient.« Darin versteckt sich die Drohung: Wer nicht mitzieht, wird früher oder später an Knochenschwund leiden. Die Propaganda wirkt bereits: Immer mehr Frauen fragen sich, inwieweit sie gegenüber sich selbst verantwortungslos handeln, wenn sie dem natürlichen Versickern der Geschlechtshormone nicht durch lebenslängliches Schlucken von Hormonpräparaten entgegensteuern.
Auch Rita war verunsichert. Obwohl sie fast keine Beschwerden hatte, suchte sie ihre Frauenärztin auf, »um mal nachschauen zu lassen«. Prompt ging sie mit einem Rezept für eine kombinierte Östrogen-Gestagen-Therapie (Hormonersatztherapie, kurz: HET) nach Hause. Die Ärztin: »Nach neuestem Stand der Wissenschaft tun Sie sich was Gutes und sorgen für Ihr Alter vor. Sie wollen doch sicherlich keine Osteoporose?« Was sollte Rita dem entgegenhalten? Sie dachte an den »Witwenbuckel« einer Nachbarin und wie sie als Kinder die alte Frau immer ausgelacht hatten – und löste das Rezept ein. In der Apotheke bekam sie die Hochglanzbroschüre eines Hormonproduzenten gleich mitgeliefert. Titel der Schrift: »Der Wechsel in ein neues Lebensgefühl«.

Rita las den Beipackzettel und war schockiert von den dort aufgelisteten möglichen Nebenwirkungen. Da war von Kopfschmerzen die Rede, von Blutungen oder der Bildung von Myomen. Und so etwas hatte ihre langjährige Frauenärztin ihr empfohlen? Sie fühlte sich verunsichert und fing an, sich besser zu informieren. Zuerst stolperte Rita eher zufällig über eine Verlautbarung der deutschen Menopausengesellschaft, die, von einem ehemaligen Chefarzt angeführt, sich für die Hormonersatztherapie stark macht. Da kritisierten Ärzte die Pharmaindustrie wegen der mit einiger Vorsicht formulierten Beipackzettel: »Schlimm ist, daß sie vielfach Verunsicherungen und Ängste wecken . . . Ein großer Anteil der Hormonpräparate landet deshalb im Abfall oder wird nur unter großen Bedenken kurzzeitig eingenommen. Bei den Ärzten und bei *einsichtigen* Patientinnen haben die oben genannten Tatsachen daher Ärger und Unmut hervorgerufen.«[28]
Daß das zögerliche Verhalten vieler Frauen manchen Gynäkologen ärgert, liegt auf der Hand. Schließlich entgehen ihm damit Patientinnen, die nicht nur regelmäßig darauf angewiesen sind, ihr Rezept zu bekommen, sondern sich auch im halbjährlichen Rhythmus untersuchen lassen müssen – und das merken Herr oder Frau Doktor empfindlich am Geldbeutel.
Nur auf diesem Hintergrund ist zu verstehen, warum immer mehr GynäkologInnen die Frauen auf Hormone einschwören wollen, egal, ob Beschwerden auftreten oder nicht. Sicherlich mag es vereinzelt Indikationen geben, bei denen die Hormongabe angezeigt und vielleicht auch hilfreich ist: bei Frauen zum Beispiel, die unter starken Wechseljahrsbeschwerden leiden oder aufgrund ihrer körperlichen Konstitution besonders anfällig für Osteoporose sind. Mehr oder weniger allen Frauen die Hormone nach dem Gießkannenprinzip aufzudrängen ist jedoch höchst zweifelhaft, wenn nicht gar schädlich. So ist der vorbeugende Effekt der Hormonsubstitution gegen Osteoporose bislang keineswegs eindeutig erwiesen. Alle großen Studien, die eine solche Vorsorge empfehlen, sind in amerikanischen »Hormonal Replacements Clinics« durchgeführt worden. Wichtige Faktoren wie Ernährung und Bewegung – die die Anfälligkeit für Knochenbrüche erwiesenermaßen reduzieren

können – sind in diesen Untersuchungen nicht berücksichtigt worden.[29] Außerdem sind die heutigen Konsumentinnen der Hormone Frauen, die vielleicht schon über Jahrzehnte die Pille geschluckt haben. Und die Langzeitfolgen lebenslanger Hormontherapie liegen noch völlig im dunkeln.
Heute haben mehr Frauen als je zuvor das Gefühl, die Wechseljahre nur noch mit Hilfe permanenter Besuche bei GynäkologInnen überstehen zu können. Sie selbst erleben sich als mangelhaft und erschöpfen sich in der Darstellung all dessen, was sie nicht mehr können, all der körperlichen Veränderungen, die sie irritieren. Sie liegen geradezu auf der Lauer nach jedem neuen Fältchen und sehen ihren Wechsel nur unter dem Gesichtspunkt des Verlusts an Attraktivität. Uta: »Es ist schrecklich. Meine Haut ist ausgetrocknet und wird immer faltiger. Ich mag mich gar nicht mehr anschauen. Und dann ständig diese durchgeschwitzten Nachthemden und die Schamesröte, die es mir ins Gesicht treibt. So als wäre ich ein junges Mädchen. Ich mag gar nicht mehr unter die Leute gehen.«
Mitunter habe ich den Eindruck, als reproduzierten die Frauen das Beschwerdebild, das die Medizin ihnen einredet. Aber die körperlichen Unannehmlichkeiten in dieser Lebensphase sind ähnlich vielfältig wie die ihnen zugrundeliegenden Ursachen. Neuere Untersuchungen zeigen, daß nur 15 Prozent der Nöte in dieser Zeit der Hormonumstellung zuzuschreiben sind.[30]
Der Zusammenhang von veränderter Hormonproduktion und eigener Befindlichkeit ist sehr viel komplexer, als uns die FrauenärztInnen suggerieren wollen. Doch in der Hormonforschung spielen psychosoziale Komponenten nur eine untergeordnete Rolle. Aber gerade in den mittleren Jahren sind viele Frauen mit einschneidenden anderen Lebensereignissen konfrontiert, die Krisen oder auch Krankheiten hervorrufen können: Nicht nur die Kinder gehen aus dem Haus, sondern der Ehemann wendet sich vielleicht einer Jüngeren zu, Angehörige sterben, oder die berufliche Zukunft scheint wenig gesichert.
Das Auf und Ab der Wechseljahre mit Hilfe von Hormonen zu nivellieren gelingt nur selten, und es kann die Möglichkeiten der

geistigen Umorientierung und des inneren Wachstums verstellen, kann dazu führen, daß diese Zeit der Umstellung nicht als Chance begriffen wird. Dabei werden Frauen heute durchschnittlich 80 Jahre alt, das heißt, sie sind gefordert, für ein Drittel ihrer Lebenszeit Vorstellungen zu entwickeln, die dem Rollenbild der Ehefrau und Mutter nicht mehr entsprechen. Das macht angst, vor allem in einer Kultur, in der jugendliche Attraktivität höchstes Ansehen genießt. So verwundert es nicht, daß in Ländern wie zum Beispiel China oder Japan, in denen Frauen auch nach der Menopause hochgeschätzt werden, Wechseljahrsbeschwerden unbekannt sind. Mit dem Versiegen ihrer Gebärfähigkeit gewinnen Frauen dort an gesellschaftlichem und politischem Einfluß.

Die meisten Frauen suchen in der Zeit des Klimakteriums Unterstützung bei GynäkologInnen. Und gerade dort finden sie nicht die Hilfestellungen, die sie erhoffen. Statt die Frauen zu ermutigen, die körperlichen Veränderungen, zum Beispiel die Hitzewallungen, zu beobachten, festzustellen, in welchen Situationen sie auftreten, ob sie kürzer oder länger andauern, setzen die Ärzte ihren ganzen Ehrgeiz daran, die Frauen mit Hilfe von Hormonen von diesen Symptomen zu befreien. Zudem wird vielen Frauen zwischen 40 und 50 von ihrem Gynäkologen zur Gebärmutterentfernung geraten. In den seltensten Fällen liegt wirklich eine medizinische Indikation vor, und so werden oft neue Symptome produziert, die dann wiederum medikamentös behandelt werden müssen.

Ärzte richten ihren Blick meist nur auf das körperliche Geschehen und negieren damit alle psychosozialen Komponenten. Dabei haben Untersuchungen gezeigt, daß Frauen, die sich in Selbshilfegruppen zusammenfinden und über ihre Lebenssituation austauschen, sehr viel besser mit dieser Umbruchphase und allen damit zusammenhängenden Beschwerden umgehen können als andere Frauen – unabhängig davon, ob sie parallel Hormone schlucken oder nicht.[31] Das bedeutet, daß der Austausch mit Gleichgesinnten ein wichtiges Moment der Hilfe ist. Karin, die seit zwei Jahren bei Pro Familia eine Gruppe für Frauen im Wechsel besucht: »Dort habe ich gelernt, anders mit meiner Kraft umzugehen, nicht mehr soviel Raubbau mit meinem Körper zu treiben und ihn mehr als

Sexualität in den Wechseljahren

Die Sexualität gibt es nicht. Weder für 13-, 50- oder 85jährige noch für Schwangere, Lesben oder für Frau Müller von nebenan.
Es gibt Wochenendsexualität, Sexualität im Urlaub, unter der Woche und mal zu Weihnachten. Es gibt eine mit sich selbst oder mit ihr, ihm oder ihnen.
Es gibt ein Jawort, ein Nein und ein unentschlossenes Dazwischen.
Es gibt Sexualität zum Eisprung und ohne, mit und ohne Orgasmus.
Es gibt eine mit Hand und Fuß und Mund, mit und ohne Gebärmutter.
Oder es gibt sie nicht.
Es gibt die französische und die skandinavische Art.
Es gibt Hollywood und made in Germany – Super 8.
Es gibt Tantra und Tabu, *Scham*lippen, die schweigen.
Freund und Freunde, aber Freude für Frauen?
So unbegreifbar und doch so nah.
Bewußt, verdrängt oder *kein* Thema.
Mit Erotik verflochten, mit Pflicht verbunden.
Mit Lust, mit Angst, mit Rechnen, mit Schmerz.
Mit Kitzeln, mit Kondom wegen AIDS, mit Phantasie.
Ist es dann möglich, eine Sexualität für die Wechseljahre zu definieren?
Schwer.
Manche probieren's aber. Einige haben schon ihre Vorstellungen – nämlich, daß es sie einfach nicht mehr gibt.
Die Werbeindustrie setzt frische, knackige Sexygirls in die Reklame hinein, um die junge Pille, einen rasanten Alfa Romeo oder eine perlende Flasche Chandon Moët auf den Markt zu treiben. Je tiefer das Dekolleté, desto teurer die Ware. Bis zur ersten Falte stehen die Aktien noch gut. Irgendwann zwischen 30 und 40 verschwinden Frauen vom Bildschirm, um mit 50/60 entsexualisiert wieder auftauchen zu dürfen, die Schwiegertochter beratend bei der gemütlichen Tasse Kaffee oder beim Waschmittel, das am weißesten wäscht.
Wenn ein Produkt Pfiff braucht, wird auf ältere Frauen gepfiffen.
Da pfeift kein Bauarbeiter beim Vorbeigehen mehr. Erlischt die Attraktivität mit dem letzten Menstruationstropfen?

Viele heterosexuelle Frauen berichten, daß ihr sexuelles Leben erst nach den Wechseljahren aufgeblüht sei. Endlich war die Verhütungsangst weg!
Andere wiederum sind nach etlichen Jahren Pflichtsex in der Ehe froh, wenn sie einen Grund (die Wechseljahre, das Alter) haben, den sie dem Mann vorschreiben können. »Vati, *das* müssen wir nicht mehr machen...« Manche sind dagegen erst/wie frisch verliebt. Wieder anderen Frauen macht das Fehlen der Fruchtbarkeit, das sie mit dem Fehlen der Sexualität gleichsetzen, Angst, daß ihr Mann wegläuft.
Nicht alle Frauen leben mit Partner/Partnerin zusammen. Die eine fühlt sich in ihrer Sexualität deswegen keineswegs benachteiligt, der anderen wiederum macht das Alleinsein, eventuell gekoppelt mit Einsamkeit und Sehnsucht nach Liebe, zu schaffen.
Vielleicht ist es überhaupt unmöglich, an irgendeine körperliche Nähe zu denken, wenn eine Frau unter Hitzewallungen und Schlaflosigkeit leidet oder die trockene Vagina ihr zu schaffen macht.
Und wenn alles nichts hilft, gibt's die Hormone! Östrogene & Co. sollen Ehen und Liebesbeziehungen retten können, das Gefühl der Jugend wieder herstellen. Frauenzeitschriften treiben inzwischen Werbung: *Flott mit fünfzig* und *Sexy noch mit siebzig.*
Und mit der richtigen Gleitcreme noch dazu flutscht und funktioniert es erst recht. Der Markt und die Medizin entdecken angebliche Lücken: trockene Vaginas, leeres, inhaltsloses Leben. Die einst Ausgepfiffenen werden herangepfiffen. Du darfst. Du mußt.
Toll wäre es, wenn die Wechseljahre, eine Zeit der körperlichen Wandlung, von einer inneren Wandlung begleitet werden könnten. Frauen könnten dann den Dreh zu sich selber bekommen, mit sich in jeder Hinsicht bewußter umzugehen. Zugreifen oder Seinlassen, wie es mir paßt,
ob Sexualität oder Sommerschlußverkauf,
Sexualität – ein Angebot, ohne Verbot, ohne Muß, bis ins hohe Alter!

(Joan Murphy)[32]

sonst zu pflegen.« Karin erzählt aus ihrer Selbsthilfegruppe, daß viele Frauen es bis zu den Wechseljahren nicht gelernt haben, für sich selbst zu sorgen. »Sie bekommen Schuldgefühle, wenn sie sich Zeit für sich selbst nehmen.«
Die psychosozialen Faktoren fallen im Sprechzimmer der meisten Gynäkologen unter den Tisch. Frauen werden dort nicht ermutigt, die neue Lebensphase als eine Chance zu begreifen, ganz im Gegenteil. Can berichtet, daß sie sich in dieser Zeit mehr und mehr von ihrem Ehemann entfremdete. Er ging auf die Barrikaden, denn er verstand nicht, daß seine Frau noch mal studieren wollte. Der Entfremdung folgte die Trennung. Can: »Das war eine schwierige Zeit, und natürlich war ich mit Ende Vierzig geneigt, für alle Beschwerden meine Hormone verantwortlich zu machen.« Und diese Sichtweise wurde von ihrem Gynäkologen fleißig unterstützt. Ohne mit ihr über ihre Lebenssituation gesprochen zu haben, versuchte er ihre Befindlichkeitsstörungen mit Hormongaben wegzutherapieren. Doch dann verliebte sich Can in ihren jetzigen Ehemann. Sie fand in der sexuellen Begegnung jene Geborgenheit, die sie ihr Leben lang vermißt hatte. Can: »Ab diesem Zeitpunkt waren die Hitzewallungen und Anflüge von Depressionen wie weggeflogen.«

Die Frauengesundheitsbewegung

■ Ende der 60er Jahre, San Francisco. Cindy geht just nach der Untersuchung beim Frauenarzt zu ihren Freundinnen. Sie ist empört: Der Frauenarzt hat ihr gesagt, ihr Gebärmutterhals sei der häßlichste, den er je gesehen habe. Die jungen Frauen fragen sich, wie ihr Muttermund wohl ausschaut, was häßlich und krankhaft beziehungsweise was gesund ist. Keine hat dieses Organ je betrachtet. Sie gehen schnurstracks in ein medizinisches Warenhaus, kaufen sich ein Spekulum und studieren dann, mit Hilfe eines Spiegels, ihre Vagina und ihren Muttermund. Sie sind überrascht zu sehen, daß jede Frau anders aussieht, und schreiben eine kleine Broschüre darüber. Das waren die Anfänge der Frauengesundheitsbewegung. Wenige Jahre später schwappte die Welle auch nach Europa und Deutschland herüber.
Ich erinnere mich noch deutlich daran, wie uns zu Beginn der 70er Jahre zwei Amerikanerinnen zeigten, wie man sich mit Hilfe eines Spekulums selbst untersuchen kann. Eine Sensation, denn endlich konnten wir Einblick in unseren Körper gewinnen. Alice Schwarzer kommentierte das Ereignis einmal so: »Was wir sahen, ist eine Banalität für jeden Frauenarzt, aber ein Geheimnis für uns Frauen selbst: Wir sahen unseren eigenen Körper . . .«[33] Der erste Frauengesundheitsladen mit dem Namen »Brot und Rosen« entstand in Berlin. Einer der Arbeitschwerpunkte waren Diskussionen und Aktionen gegen den Paragraphen 218. Wir befaßten uns mit den gynäkologischen »Sittenwächtern«, die öffentlich gegen die Abtreibung wetterten und sich ihre »Hilfe« privat beim illegalen Schwangerschaftsabbruch gut bezahlen ließen.
Die Selbsthilfe wurde zum A und O der Frauengesundheitsbewegung, die vaginale Selbstuntersuchung zum Symbol der Befreiung.

Wir hofften, damit das Wissensmonopol der Frauenärzte aufzubrechen und ihre Macht über unsere Körper und unsere Sexualität brechen zu können. »Unser Körper – unser Leben« hieß dann auch das erste aus den USA importierte Buch, das Frauen Anregungen zur Selbsthilfe gab. Es folgte das deutsche »Hexengeflüster«. 1976 erschien erstmalig die Zeitschrift »CLIO«. Clio wie Klitoris – das weibliche Lustorgan, das damals von Frauen wiederentdeckt wurde und für weibliche Lust und Selbstbestimmung stand. Die Zeitschrift »CLIO« ist inzwischen aus der Frauengesundheitsbewegung nicht mehr wegzudenken. Nach wie vor greift sie brisante Themen auf und fördert den Diskurs innerhalb der Frauengesundheitsbewegung.[34]

Wie heißen unsere Geschlechtsorgane?

Als wir anfingen, über unseren Körper und unsere Lust nachzudenken, fehlten uns die Worte. Viele Organe waren nach ihren männlichen Entdeckern benannt. Zum Beispiel die »Bartholinischen Drüsen« oder der »Graafsche Follikel«. Oder wir fanden in den Anatomiebüchern, daß Mediziner unsere »Schamlippen« ganz offiziell »Hottentottenschürze« nannten oder vom »Schambein« oder »Schamhügel« sprachen. Wir befreiten uns von dieser verordneten Scham und huldigten der römischen Göttin der Fruchtbarkeit, der Venus. So wurden aus Schamlippen, Schamhügel und Schambein Venuslippen, Venushügel und Venusbein. Die Brustwarzen waren kurzerhand unsere Knospen und die Klitoris feierten wir als unsere Perle.

»Das Private ist politisch«, lautete eines der Schlagworte der damaligen Zeit. Dieser Slogan stellte die individuellen Erfahrungen der Frauen in einen kulturellen Zusammenhang und ermöglichte damit eine kollektive Bewegung. Wenn auch die Grenzen der Frauenbewegung deutlich sichtbar geworden sind, hat sie doch das Leben vieler Frauen in den letzten beiden Jahrzehnten geprägt. Viele Frauen nehmen sich selbst heute ernster. Sie sind selbstbewußter geworden und fordern inzwischen gleiche Rechte ein. Frauen mel-

den sich auch öffentlich zu Wort und bekleiden heute mehr Führungspositionen als je zuvor – trotz ständiger Rückschläge, die die Männergesellschaft Frauen zu verpassen versucht.
Die Frauengesundheitsbewegung hat sich im Laufe der letzten 15 Jahre gewandelt. Die Euphorie der Anfangszeit ist inzwischen ein Stück weit der Professionalität gewichen. Frauen fordern staatliche Gelder, um ihre Arbeit finanzieren zu können, allerdings oft mit bescheidenem Erfolg. In den meisten Fällen müssen die Finanzen jedes Jahr aufs neue ausgehandelt werden, und einige Zentren mußten wegen mangelnder Unterstützung wieder schließen. Aber auch die Inhalte haben sich verändert. Kaum jemand glaubt heute noch, daß die Selbstuntersuchung allein schon die Befreiung der Frau initiieren könnte. Wie wir alle inzwischen erfahren mußten, sind die Zusammenhänge komplizierter. Kritisch müssen wir heute

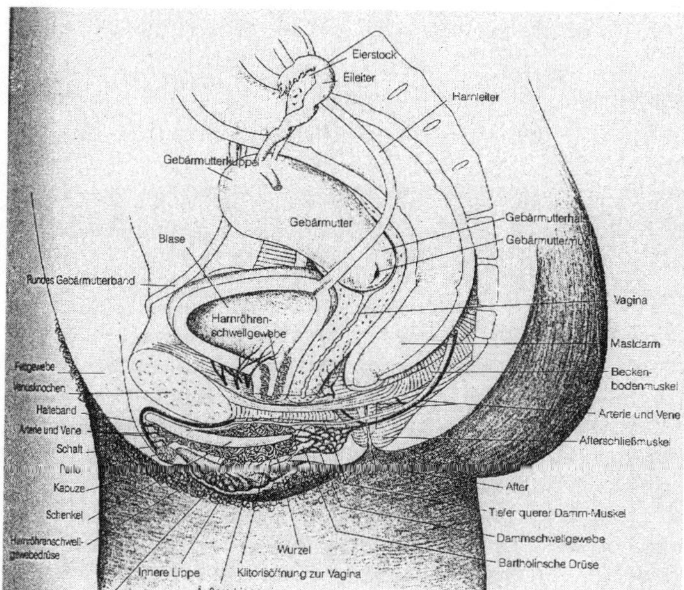

Schnitt der Klitoris

Beratungsgespräch zum Thema Pilzinfektionen

Ich kann das nicht mehr ertragen. Ich fange an, meinen Körper zu hassen.

Eine Tagebucheintragung vom Oktober 1986, nachdem wieder einmal eine Scheidenpilzinfektion bei mir festgestellt wurde.

Wann und wie hatte eigentlich alles angefangen?

Soweit ich mich erinnere, hatte ich meine erste Scheidenpilzinfektion mit 17 Jahren, also 1981. Diese Tatsache war zugleich meine erste Begegnung mit einem Frauenarzt, der mit den entsetzten Worten »Wie haben Sie sich *das* denn geholt?!« untersuchte. Es folgten weitere Pilzinfektionen, die hauptsächlich mit dem Mittel »Cannesten« behandelt wurden, was aber nicht von dauerhafter Wirkung war. Nach ca. einem Jahr habe ich einen anderen Arzt aufgesucht, aber es hat sich nichts Wesentliches geändert.

1985 kam ich nach Göttingen, wo ich nach ca. einem Jahr von meinem ersten Frauenarzt hier mit den Worten verabschiedet wurde, daß er auch nicht mehr weiter wisse, ich solle mich doch besser an die Hautklinik wenden, was ich auch tat. Mittlerweile waren nicht nur Pilze in der Scheide festgestellt worden, sondern auch in der Blase, und das nach fast dreimonatiger Einnahme des Medikamentes »Nizoral«, eines systematisch wirksamen Antimykotikums. (Sehr zum Erstaunen der Ärzte, denn das gibt es nicht, daß sich nach Einnahme von Nizoral noch Pilze im Körper befinden.) Also bekam ich »Ancotil«, was wohl noch eine Stufe stärker ist als Nizoral. Zwischendurch habe ich noch andere Untersuchungen über mich ergehen lassen (Augenhintergrundspiegelung, Kontrastaufnahme der Nieren), um hinter die Ursache der immer wiederkehrenden Infektionen zu kommen. Im Zeitraum von Oktober bis Dezember 1986 hat sich meine Situation zugespitzt. So langsam hasse ich meinen Körper, ich hatte in dieser Zeit fünf Pilzinfektionen und bekam fünf verschiedene Pilzmittel verschrieben (Gyno Pevaryl, Pimafucin, Candio-Hermal, Mysteclin, Betaisodona), die nicht gewirkt haben. Da ist mir klargeworden, daß ich so jedenfalls nicht hinter die Ursache des Problems komme. Über eine Freundin bin ich auf den Frauengesundheitsladen aufmerksam geworden und habe dort mit einer Einzelberatung begonnen. In den Gesprächen wurde ich mit Fragen konfrontiert, wieweit die Infektionen als Abwehrmechanismus interpretiert werden könne, welche Rolle die

Ernährung in diesem Zusammenhang spielt, welche alternativen Behandlungsmethoden es gibt. Ich wurde mit mir selbst konfrontiert und habe für mich gelernt, »meine« Pilzinfektionen gesamtheitlicher zu sehen, d. h., sie im Zusammenhang mit meinem Körperempfinden, meinen Bedürfnissen und auch Schwierigkeiten zu sehen. Um diesen Zusammenhang zu erkennen, war für mich die Arbeit und Auseinandersetzung mit mir und meinem Körper (durch Entspannungsübungen, Traumreisen etc.) sehr wichtig. Was ich vor allem für mich gelernt habe, ist, meine Bedürfnisse genauer wahrzunehmen und umzusetzen und das Gefühl zu haben, selbst etwas für mich tun zu können, d. h., aktiv zu handeln, meinen Körper genauer kennenzulernen und ihn nicht als passive Patientin in die Abhängigkeit von Ärzten oder Ärztinnen geben zu müssen. Diesem Gefühl der Stärke traue ich manchmal selbst kaum über den Weg, aber daß dieser Weg der richtige ist, zeigt mir die Tatsache, daß ich in den letzten drei Jahren tatsächlich nur zwei Pilzinfektionen hatte![35]

sehen, daß wir Frauen es zu großen Teilen selbst waren, die die Gynäkologen in ihre mächtige Position gehievt haben – zum Beispiel indem wir ihnen die Definierung unserer Geschlechtlichkeit überlassen, ihnen breiten Raum in unserem Leben eingeräumt und ihren Heilsversprechungen immer wieder Glauben geschenkt haben. Heute, im Zeitalter des Gesundheitsfetischismus, der Risikokurven, der Krebsangst und Sterblichkeitsstatistiken, überschattet die Medizin mehr als je zuvor unsere Lebendigkeit. Sie schmälert unsere individuellen und kollektiven Ressourcen und macht uns abhängig von medizinischen Experten. Statt uns selbst zu vertrauen, geben wir die Verantwortung für unsere Gesundheit nur allzu gern an die Ärzte ab. »Der wird schon wissen, wo es langgeht«, ein Spruch, der heute vielen Frauen leicht von den Lippen geht, wenn sie über ihren Gynäkologen reden.
Die heutige Frauengesundheitsbewegung ist vielfältig und nicht über einen Kamm zu scheren. Es haben sich verschiedene Formen der Selbsthilfe entwickelt: Frauengesundheitszentren, Geburtshäuser, Selbsthilfegruppen für Frauen nach gynäkologischen Ope-

rationen, Gruppen, in denen sich Frauen zusammenfinden, die die Diagnose Krebs haben. Manche Frauengesundheitszentren beschäftigen sich vorwiegend mit Fragen aus dem gynäkologischen Bereich, andere machen Frauengesundheit allgemein zum Thema. Das Bremer Frauengesundheitszentrum, das sich auf den folgenden Seiten selbst darstellen wird, vertritt ein solches breites Spektrum. Es ist in Bremen schon fast zu einer Institution geworden. Frauen jeden Alters und mit unterschiedlichsten Berufen suchen dort Rat, besuchen Yogakurse oder gehen in eine der Gesprächs- oder Selbstfindungsgruppen. Die Heilpraktikerin Barbara Krekeler vom Bremer Frauengesundheitszentrum sieht die Aufgabe des Zentrums darin, die Frauen körper- und selbstbewußter zu machen und Räume der Begegnung und des Austauschs zu schaffen. Aus Erfahrung weiß sie, daß in der Gruppe von Betroffenen die eigenen Probleme oft leichter zu bewältigen oder auch zu tragen sind. Sie sagt: »Oft kommen Frauen zu uns, weil sie von ihren Gynäkologen so verunsichert worden sind, daß wir sie erst mal beruhigen müssen, um in Ruhe gemeinsam den schulmedizinischen Befund noch mal zu betrachten und auch auf ihr Leben zu beziehen.« Insofern sind Frauengesundheitszentren heute nicht nur Ergänzung, sondern auch Korrektive einer schulmedizinischen Praxis, die Frauen oft unnötig verunsichert, statt sie zu halten oder gar zu trösten.
Es erscheint mir wichtiger denn je zuvor, die Selbsthilfebewegung zu stärken. Eigene Vorstellungen eines erfüllten Frauenlebens zu entwickeln oder eigene Körpererfahrungen selbstbewußt neben die des Mannes zu setzen, das ist als individueller Akt kaum möglich. Es erfordert auch den Austausch mit anderen und kann sich letztendlich nur in einer kollektiven Bewegung artikulieren.

Das Bremer Frauengesundheitszentrum
Ein Bericht der Mitarbeiterin Barbara Krekeler

Das Frauengesundheitszentrum Bremen wurde 1983 nach vierjähriger Vorbereitungszeit als ein Projekt der Frauengesundheits- und Selbsthilfebewegung von Frauen aus medizinischen und psychologischen Berufsfeldern gegründet. Ausgangspunkt war die Unzufriedenheit mit dem bestehenden Gesundheitssystem. Die Notwendigkeit eines frauenspezifischen Gesundheitsprojektes zeigt sich auch heute in der ständig steigenden Nachfrage nach unseren Angeboten. Es kommen Frauen aller Altersgruppen, aus allen Schichten, aus allen Stadtteilen, auch aus dem Bremer Umland ins Frauengesundheitszentrum.

Das Frauengesundheitszentrum ist ein Projekt, in dem Frauen Raum finden, sich selbst und anderen zu begegnen, Probleme zu bedenken und Neues auszuprobieren. Frauen kommen oft in Konfliktsituationen zu uns, in denen sie Beratung und Austausch suchen, und/oder um sich bewußter darüber zu werden, was ihnen guttut, ohne sich einem neuen Zwang aussetzen zu müssen. Die häufigsten Beratungsthemen sind frauenspezifische Befindlichkeiten, zum Beispiel Wechseljahre und die damit zusammenhängenden Fragen nach Osteoporose oder Hitzewallungen. Aber auch Frauen mit Myomen, häufigen Blasen- und Pilzinfektionen oder Brust- und Gebärmutterhalskrebs suchen das Frauengesundheitszentrum auf. Viele Frauen kommen auch nach Klinik- oder Kuraufenthalten zu uns. Sie suchen ein Netz, das ihnen hilft, die neuen Erfahrungen in ihren Alltag zu integrieren. Gemeinsam erarbeiten wir weitere Schritte, die das ermöglichen.

Wir bieten Frauen die Möglichkeit, aus verschiedenen Angeboten zu wählen, damit sie das für sie Passende entsprechend ihren Notwendigkeiten, Bedürfnissen und Wünschen finden – zum Beispiel in Form von Einzelberatungen, Gruppenberatungen oder Selbsthilfegruppen.

Alltag im Frauengesundheitszentrum

Die meisten Frauen wenden sich zunächst telefonisch an uns. Eine der sechs Mitarbeiterinnen ist für das Telefon zuständig, das zu den Öffnungszeiten fast ununterbrochen klingelt.

Als erstes erkundigt sich eine Frau nach einem Gruppenangebot, das ihr eventuell gegen ihre Rückenschmerzen hilft. Ich empfehle ihr einen Yogakurs oder eine Rückenschule. Sie meldet sich zum

Yoga an. Dann fragt eine Frau, ob sie in unsere ÄrztInnen-Kartei sehen kann, weil sie eine naturheilkundlich ausgerichtete praktische Ärztin in Bremen sucht. Sie möchte gleich vorbeikommen. Als nächstes informiere ich eine Frau über den Workshop zum Thema Aggressionen, der am nächsten Wochenende stattfindet. Dann erkundigt sich eine Frau nach den Wartezeiten für eine Therapieberatung; ich kann ihr für in drei Wochen einen Termin bei meiner Kollegin, einer Psychologin, anbieten. Eine Lehrerin informiert sich für eine eßgestörte Schülerin über unsere Beratungs- und Gruppenangebote zum Thema Eßstörungen. Ich empfehle ihr, daß die Schülerin sich zu einem Beratungsgespräch bei uns anmelden soll, um dann zu entscheiden, ob für sie eine angeleitete Gruppe, eine Selbsthilfegruppe oder Einzelberatung in Frage kommt.

Beratung zum Thema »unregelmäßiger Menstruationszyklus«

Zu heute hat sich eine Frau wegen ihres unregelmäßigen Menstruationszyklus bei mir angemeldet. Sie erzählt, daß ihre Regelblutung seit einiger Zeit keinerlei Rhythmus mehr hat. Mal ist der Zyklus viel zu kurz, mal viel zu lang. Ihr behandelnder Frauenarzt hat ihr zu einer Hormonbehandlung geraten. Sie kann sich aber nicht recht dazu entschließen und fragt mich um Rat.
Im Gespräch über ihre Lebensumstände stellt sich heraus, daß sie studiert und gleichzeitig viel arbeitet, um ihren Lebensunterhalt zu verdienen. Sie hat seit Monaten kein Wochenende mehr frei gehabt. Sie arbeitet oder studiert jeden Tag ohne Ausnahme acht bis 10 Stunden lang, manchmal bis zu 14 Stunden. Zusätzlich treibt sie viel Sport wie Tennis oder Joggen. Sie hat das Gefühl, daß es in ihrem Leben viel Streß und wenig Ruhe gibt. Aber sie findet die Arbeit zum Geldverdienen im bisherigen Umfang wichtig, weil sie ihren Lebensstandard nicht senken will. Ich spreche den Punkt an, daß der Lebensrhythmus auch zyklisch ist und daß die Unregelmäßigkeiten im Menstruationszyklus ein Körpersignal sein können, das sie darauf hinweist, daß sie wenig rhythmisch lebt und sich kaum Ruhepausen einräumt. Es wird deutlich, daß es fraglich erscheint, ob ihre Beschwerden sich durch Hormoneinnahmen ver-

ändern werden oder eher durch ein Überdenken und eine eventuelle Veränderung ihrer Lebensweise.
Ich mache aber keine Vorschläge dazu, sondern wir setzen bei ihrem persönlichen Erleben an. Ich frage sie, ob sie unter den Zyklusunregelmäßigkeiten leidet, denn es stellt sich bei diesem Symptom die Frage, ob es überhaupt eine Krankheit ist.
Wir kommen weiter von der Hormontherapie ab und überlegen statt dessen, wie sie sich eventuell anders Entlastung verschaffen kann, zum Beispiel Studium verlängern, Arbeit reduzieren, mehr ruhige Sportarten wie Spazierengehen oder Yoga . . .
Wir wollen nicht bewerten, ob diese Frau gut oder schlecht lebt oder wie sie leben sollte, um ihre »weibliche Seite« ernster zu nehmen; wir wollen sie lediglich ermutigen, Zusammenhänge zu sehen. Der Körper hat Grenzen, und es wäre vielleicht gut, wenn sie ihr Wertesystem überprüft. In diesem Fall kann die Frau selbst entscheiden, ob sie etwas verändern will. Es handelt sich nicht um ein gefährliches Krankheitsbild, und sie braucht es nicht zu behandeln, wenn das Symptom sie nicht stört.
Aber die Beratung kann auch anders aussehen. Wenn es sich um eine Erkrankung handelt, geben wir Informationen über verschiedene, auch schulmedizinische Behandlungsmöglichkeiten ebenso wie über die Gefahren bei Nichtbehandlung. Zum Beispiel besteht bei starker Blasenentzündung die Gefahr, daß auch die Nieren angegriffen werden, wenn keine Behandlung stattfindet. Es können bleibende Schäden davongetragen werden, wenn sich die Entzündung nicht schnell bessert. Wir empfehlen der Frau dann, sich in ärztliche Behandlung zu begeben und Antibiotika einzunehmen.

Eine Beratung zum Thema »Kinderwunsch«

Eine Frau kommt mit folgendem Problem zur Beratung: Sie wünscht sich ein Kind, aber sie wird nicht schwanger. Ihr behandelnder Frauenarzt hat ihr starke Hormone verschrieben, die sie aber nur ungern nehmen möchte. Im Gespräch stellt sich, als ich sie nach der Vorgeschichte befrage, heraus, daß diese Frau vor drei Jahren durch einen Autounfall eine Fehlgeburt hatte. (Die Frau war

übrigens damals schon bei demselben Arzt in Behandlung, der ihr jetzt die Hormone geben will.)
Im Laufe des Gesprächs wird der Zusammenhang mit der Fehlgeburt deutlich, die sie fast »vergessen« hatte. Die Frau spürt und versteht, daß sich das nicht trennen läßt: Erst wenn sie sich für ihre Trauer Zeit genommen hat, kann es Raum geben für eine neue Schwangerschaft. Ich verweise sie an eine angeleitete Gruppe für verwaiste Eltern, die eine Psychologin in Bremen anbietet, und schlage ihr als andere Möglichkeit mehrmalige Einzelberatungen im Zentrum vor.
Durch die Beschäftigung mit der Trauer wird die Frau zwar auf sich selbst zurückgeworfen, aber sie kann auch ihre eigenen Stärken erfahren. Sie sieht die Zusammenhänge zwischen Gefühlen und Lebenssituation und hat so eher die Möglichkeit, zu eigenen Entscheidungen zu finden. Sie übernimmt wieder mehr Verantwortung für sich selbst, zum Beispiel in der Frage, ob sie einer Hormonbehandlung zustimmen soll oder nicht. Zudem kann es entlastend sein zu merken, daß es gute Gründe hat, wenn der Körper so reagiert und Grenzen zeigt. Unserer Erfahrung nach ist es gut, die eigene Situation zu reflektieren und das, was ist, auch anzunehmen.

Was uns wichtig ist:

- die Wahrnehmung der Frauen ernst nehmen;
- sie selbst beurteilen lassen, was ihnen guttut und was nicht;
- nicht nur das Symptom betrachten, sondern die gesamte Lebenssituation der jeweiligen Frau;
- davon überzeugt sein, daß es viele Entscheidungsmöglichkeiten gibt, nicht nur eine;
- wissen, daß man nicht immer gleich eine Lösung haben muß, sondern daß es manchmal reicht, etwas zu verstehen;
- den Blick mehr auf die sanften Heilmethoden richten und die Ratsuchende ermutigen, davon etwas auszuprobieren, bevor sie sich für eine Operation oder eine eingreifende Hormontherapie entscheidet.

(Adressen von Frauengesundheitszentren finden sich im Anhang.)

Der »Arbeitskreis Frauenselbsthilfe bei gynäkologischen Problemen«
Vorgestellt von Maria Krieger

Wir waren eine Gruppe von Frauen, die alle von gynäkologischen Problemen betroffen waren. Wir trafen uns regelmäßig, und es kamen Aufgaben auf uns zu. Um als Gruppe auch nach außen kenntlich zu sein, mußten wir uns einen Namen geben: »Frauenselbsthilfe«, darauf legen wir großen Wert; und dann weiter: »nach gynäkologischen Operationen«, damit klar ist, was wir wollen. Über Kiss (Kontakt- und Informationsstelle für Selbsthilfegruppen in Hamburg) bekamen wir einen kleinen Etat, mit dem wir einen kleinen Teil der Kosten bestreiten konnten (inzwischen reicht dieser Etat nicht mal mehr fürs Porto). Von der Patienteninitiative e. V. in Hamburg bekamen wir weitere Unterstützung, zum Beispiel für Telefon- und Sachkosten. Ein Infoblatt über die Gruppe, Ort und Zeit des Treffens sowie Ziele und Inhalt der Gruppenarbeit wurde erstellt und verteilt.
Es zeigte sich sehr schnell, daß über die Selbsthilfegruppe hinaus Beratung gefragt und gesucht wurde, diese aber nicht von einer Selbsthilfegruppe geleistet werden konnte. So wurde die Gründung einer Beratungsstelle in Verbindung mit einem Arbeitskreis beschlossen. Neben Ingrid und mir waren noch einige Frauen bereit, die Arbeit aktiv mitzutragen; andere fühlten sich überfordert, manche erklärten auch, keine Kraft mehr zu haben. Wir sicherten uns die Unterstützung durch Gynäkologinnen, Psychologinnen/Therapeutinnen, eine Pathologin und Rechtsanwältinnen. Eine Checkliste mit Angaben über das, was Frauen unserer Erfahrung nach vor und nach einer Operation beachten sollen, wurde zusammengestellt, außerdem eine Literaturliste und Angaben über Hilfsmöglichkeiten (ratsuchende Frauen können sie gegen einen Unkostenbeitrag von derzeit 3, – DM anfordern). Unsere Beratung verlagerte sich schwerpunktmäßig auf den präventiven Bereich, und vielen Frauen blieb dann auch eine Operation erspart. Immer mehr Frauen suchten Rat wegen allgemeiner Frauenleiden bei uns, fragten nach alternativen Hilfsmöglichkeiten, und so änderten wir

unseren Namen in »Arbeitskreis Frauenselbsthilfe bei gynäkologischen Problemen«.
Da die Arbeit sich immer mehr ausweitete, die Patienteninitiative aber selbst räumliche Probleme hatte, suchten wir weiter und konnten dann in den Gesundheitsladen Hamburg e. V. umziehen. Hier konnten wir die Beratungsarbeit erweitern, haben wir einen zusätzlichen Klubraum und einen Seminarraum, den wir für größere Veranstaltungen nutzen können. Vorläufig bekommen wir auch noch finanzielle Unterstützung vom Gesundheitsladen. Den größten Beitrag zur finanziellen Absicherung leisten die Frauen selbst, die uns mit Spenden zwischen 10, – und 500, – DM unterstützen; nicht zu vergessen, daß alle im Team tätigen Frauen ehrenamtlich arbeiten und die dabei entstehenden Kosten, zum Beispiel für Fahrten, selbst tragen.
Im Augenblick arbeiten im Team fünf Frauen, auch nichtbetroffene, und wir haben bereits eine Gesundheitsberaterin während ihres Praktikums bei uns begleitet und betreut. Um die Kontinuität der Arbeit zu gewährleisten, ist aber die Einrichtung fester Planstellen erforderlich. Darüber hinaus müssen unbedingt die festen Kosten (zum Beispiel Miete und Sachkosten) abgedeckt werden. Der ewige Kampf um das finanzielle Überleben der Beratungsstelle kostet Kraft und Energien, die wir lieber anders einsetzen würden.
Ein anderer Schwerpunkt ist für uns die Öffentlichkeitsarbeit. Es gab bisher mehrere Interviews und Veröffentlichungen in den Printmedien; wir beteiligten uns an der Gestaltung von Rundfunk- und Fernsehsendungen und einer Fernsehdokumentation. Informationsveranstaltungen, die mit Unterstützung durch Frauenberatungsstellen, Pro Familia und Frauengruppen der Parteien und Kirchen durchgeführt wurden, fanden großes Interesse. Die verschiedentlich an diesen Veranstaltungen teilnehmenden Frauenärzte zeigen sich betroffen, wenn sie mit Zahlen und Statistiken konfrontiert werden, wenn sie die Klagen der anwesenden Frauen – und auch von manchen Partnern – hören müssen, erklären aber, in die Standesorganisationen eingebunden zu sein.
Einladungen zu Referaten und Seminaren in Volkshochschulen, bei Frauen- und Mädchentagen sowie zu einer gynäkologischen Fach-

tagung folgten, FrauenärztInnen, die seit vielen Jahren gegen überflüssige Operationen kämpfen und viele Hiebe einstecken mußten, bekommen jetzt Zustimmung – so schlimm habe man sich das nicht vorgestellt. Vertreter der Standesorganisationen äußern sich kritisch zur gängigen Praxis. Wissenschaftler und Lehrstuhlinhaber bekunden Interesse am Informationsaustausch und der Zusammenarbeit, Professoren machen ihre Doktoranden auf unsere Arbeit aufmerksam. Politikerinnen der CDU/CSU-Bundestagsfraktion haben sich über unsere Arbeit informiert und zu einem Gespräch nach Bonn eingeladen. Ministerien von Bund und Ländern haben von den Fachverbänden und Ärztekammern eine Stellungnahme zu unseren Vorwürfen gefordert.
Aber noch immer verkünden Professoren ex cathedra, daß . . . die Gebärmutter lediglich ein Fruchthalter und Reproduktionsorgan und folglich nach Abschluß der Familienplanung überflüssig sei (Prof. Lippert, Hannover); spricht man heute noch vom »40er Service«, den man den Frauen über 40 zur »Sanierung« anbieten möchte, um eine Hormontherapie während der Wechseljahre leichter durchführen zu können; stellen sich Leute wie Prof. Lauritzen hin und behaupten . . . daß 95 Prozent aller hysterektomierten Frauen mit der Operation zufrieden sind und sie morgen noch mal durchführen lassen würden, die restlichen 5 Prozent seien als hysterisch und psychisch instabil einzustufen (Stellungnahme zu unseren Berichten an das Gesundheitsministerium Baden-Württemberg); wird auf Fachtagungen von der »leider immer noch bestehenden Mystifizierung der Gebärmutter« geredet, die als Ursache für Beschwerden nach einer Entfernung anzusehen sei (Dr. Lotze, Meiningen); wird den Frauen erklärt, daß es nur an der Operationsmethode liege, wenn sie hinterher Probleme hätten, bei »seiner neuen Methode sei es völlig anders« (Prof. Semm, Kiel) – und wieder zahlen die Frauen die Zeche; bezahlen mit schmerzhaften Verwachsungen, Trauer, Wut und Depressionen.
Mehrere wissenschaftliche Studien lassen erhebliche Zweifel an der Notwendigkeit vieler gynäkologischer Operationen aufkommen. Wir empfehlen den bei uns Rat suchenden Frauen, sich die Notwendigkeit eines so schweren Eingriffs von einem zweiten oder

dritten Arzt, besser noch von einer Ärztin bestätigen zu lassen. Unbedingt operiert werden muß bei unstillbaren Blutungen, zum Beispiel nach einer Gebärmutterverletzung unter der Geburt oder bei einer Ausschabung. Bei einer sehr starken Senkung kann eine Operation Erleichterung verschaffen; bei Krebs kann eine Operation ebenfalls sinnvoll und hilfreich sein.

Häufig wird den Frauen eine Gebärmutterentfernung jedoch bei unklaren Diagnosen, zum Beispiel bei zu starker oder schmerzhafter Regelblutung oder bei Kreuzschmerzen, Myomen, Zysten und Polypen, empfohlen. Immer noch werden Gebärmutterentfernungen ohne medizinischen Grund vorgeschlagen – etwa nach dem Motto: »In dem Alter brauchen Sie die Gebärmutter sowieso nicht mehr, Sie wollen ja ohnehin keine Kinder mehr.« Oder: »Dann bekommen Sie an dem Organ wenigstens keinen Krebs mehr.« Wir raten den Frauen, in solchen Fällen zuerst verschiedene nichtoperative Behandlungsmethoden in Erwägung zu ziehen. Diese reichen von den konservativen (erhaltenden) schulmedizinischen Methoden, zum Beispiel Hormonbehandlungen, über Naturheilmittel, Homöopathie, Fasten, Yoga, Meditation, Autogenes Training und Streßreduzierung bis zur Psychotherapie. Gebärmuttersenkung und Inkontinenz (Blasenschwäche) lassen sich fast immer mit einer speziellen Krankengymnastik beheben. Wir haben zum Umgang zum Beispiel mit Myomen, mit der Endometriose, unklaren Schmerzzuständen, Gebärmuttersenkung oder Inkontinenz einige Anregungen aus eigener Erfahrung oder aus den Erfahrungen anderer Frauen, Beratungsstellen und Gesundheitszentren zusammengetragen und stellen sie ratsuchenden Frauen gegen einen Unkostenbeitrag zur Verfügung.

Wir raten den Frauen zur Vorsicht, wenn ihnen erzählt wird, daß eine Hysterektomie (Gebärmutterentfernung) eine reine »Routinesache« sei. Die Gefahr, daß dabei Nachbarorgane, zum Beispiel Blase, Darm oder Harnleiter, verletzt werden, ist aufgrund der engen räumlichen Lage im kleinen Becken relativ groß. Die Gebärmutter hat auch eine gewissen Haltefunktion im kleinen Becken, und nach ihrer Entfernung kommt es oft zur Absenkung von Blase, Scheide oder Darm. Nach unserer Erfahrung leiden nach einer

Gebärmutterentfernung mehr als die Hälfte der Frauen an einer Blasenschwäche. Darüber hinaus ist die Gebärmutter ein aktives endokrines Organ, das heißt: Sie ist am gesamten Stoffwechselprozeß beteiligt, produziert zum Teil selbst Hormone oder setzt sie frei. Studien zum Beispiel von R. Kaiser und M. Kusche von der Universitäts-Frauenklinik Köln (1989 in »Gynäkologische Praxis« publiziert) belegen Hormonstörungen nach einer Hysterektomie, auch wenn die Ovarien nicht mit entfernt wurden. Die Frauen kommen im Durchschnitt vier Jahre früher ins Klimakterium. Durch diesen Hormonmangel verschieben sich die Cholesterinwerte, verfünffacht sich die Gefahr einer Herzerkrankung (finnische Studie, veröffentlicht in »The Lancet«, 1987). Die Gefahr einer Osteoporose steigt ebenfalls erheblich. Mit einer Hormonbehandlung können akute Beschwerden gelindert werden; die Gefahr, daß dadurch aber die feine Selbstregulierung des Körpers weiter gestört wird, kann niemand ausschließen.
Wir haben bisher noch keine Frau kennengelernt, die nicht doch langfristig mit Problemen zu kämpfen hatte. Zu den häufigsten Folgen einer Hysterektomie gehören schmerzhafte Verwachsungen, Verdauungsbeschwerden, Inkontinenz, Erschöpfungsszustände und Müdigkeit, Schlafstörungen, Kopf- und Gliederschmerzen, Depressionen, sexuelle Probleme, Konzentrationsschwäche und anderes mehr. Diese Beschwerden treten nicht immer gleichzeitig und sofort nach der Operation auf. Gerichtliche Gutachter sprechen davon, daß ca. 70 Prozent der Frauen nach einer Hysterektomie unter Beschwerden leiden, die in etwa zehn Prozent der Fälle medizinisch nicht zu beheben sind (LG Karlsruhe 11 0 259/78). Zum Teil können sie bis zu fünf Jahre, nach der Operation erstmals auftreten und werden dann mit der Hysterektomie nicht mehr in Verbindung gebracht.
Was können wir den Frauen nach einem solchen Eingriff raten: Vor allem Streßreduzierung und die Anforderungen an sich selbst herabzusetzen. Besser ist es allerdings, wenn Frauen das schon vorher schaffen – auch damit verschwinden so manche Frauenleiden fast von selbst. Frauen neigen dazu, sich für alles verantwortlich zu fühlen, insbesondere dafür, daß es der Familie gutgeht, und ver-

gessen darüber ihre eigenen Bedürfnisse. Oft erleben wir in der Beratung, daß Frauen nach einem solchen Eingriff mit seinen Folgen zum erstenmal anfangen, darüber nachzudenken, wie sie selbst bisher mit sich umgegangen sind – und sie lernen auch, »Nein« zu sagen, wenn ihnen nach »Nein« ist. Dann erzählt auch die eine oder andere Frau, daß sie sich »freigeschaufelt« hat und es ihr schon dadurch etwas besser geht. Sie lernen dann auch, auf ihren Körper und seine Signale zu achten, sie ernst zu nehmen, auf sich selbst Rücksicht zu nehmen. Von der Schulmedizin werden die Frauen mit den Folgen der OP allein gelassen. Die Beschwerden werden als »psychische Fehlverarbeitung« beschrieben: Nicht die Operation ist das Problem, sondern die Frau. Die gesamte alternative Medizin, die Naturheilkunde und Homöopathie, haben aber sehr gute Hilfsmöglichkeiten, und da wir selbst und die von uns beratenen Frauen damit so gute Erfahrungen gemacht haben, geben wir sie an ratsuchende Frauen weiter. Wir haben in der Beratungsstelle Anschriften von Heilkundigen und Ärzten, die diese Verfahren anwenden können. Wir haben aber auch unsere eigenen Erfahrungen zusammengetragen und eine Broschüre zur Sexualität nach gynäkologischen Operationen und eine zur OP-Nachsorge mit Ratschlägen zur Selbsthilfe herausgegeben (anzufordern gegen 5, – DM zuzüglich Porto).
Unsere Telefonberatungszeiten haben wir auf zweimal wöchentlich beschränken müssen; wir schaffen einfach nicht mehr. Allein 1992 haben wir mehr als 1200 Anfragen bekommen, die schriftlichen Anfragen lagen bei über 2200. Frauen besuchen uns in der Beratungsstelle spontan, und es hat fast immer eine aus unserem Team Zeit für die Fragen. Oft wird aber auch ein besonderer Beratungstermin vereinbart.
Im Großraum Hamburg haben sich mehr als 180 Frauen in unseren Verteiler eintragen lassen, um über Veranstaltungen, Referate oder Gruppenabende informiert zu werden. Die monatlichen Veranstaltungen werden entweder themenorientiert durchgeführt oder finden als offene Gruppenabende statt, auf denen Frauen allgemeine Fragen zur Frauengesundheit diskutieren und sich untereinander austauschen können.

Was Frauen vor einer Operation beachten sollten

- Fragen vorher aufschreiben. Stellen Sie sich zu Hause einen »Fragenkatalog« zusammen. Notieren Sie sich die Antworten des Arztes, denn in der Aufregung vergessen Sie wichtige Dinge leicht, oder Sie können sich am Ende nicht mehr genau erinnern.
- Nehmen Sie, wenn es irgend geht, eine Vertrauensperson mit zu den Besprechungen.
- Lesen Sie die vorgelegten Aufklärungsbescheinigungen sorgfältig durch, bevor Sie unterschreiben. Sie haben das Recht, sich vor jedem medizinischen Eingriff ausführlich über Vorgehen und Risiken aufklären zu lassen. Fragen Sie bei allen Unsicherheiten, lassen Sie sich über andere Behandlungsmöglichkeiten aufklären.
- Eine Aufklärung unmittelbar vor der Operation ist unzulässig, außer bei akuter Lebensgefahr.
- Lassen Sie sich von den unterschriebenen Aufklärungsbescheinigungen Kopien geben.
- Besprechen Sie auf jeden Fall vorher mit dem Arzt genau, was operativ entfernt werden soll und was nicht. Die oft vorgelegte Formulierung »Wenn erforderlich, bin ich mit einer weitergehenden Operation einverstanden« kann zur Folge haben, daß Organe herausoperiert werden, die nicht entfernt werden müssen.

Entscheiden Sie bewußt

Mitunter wird Frauen mit drohender Krebsgefahr angst gemacht – obwohl in Ländern, in denen seltener Gebärmutterentfernungen vorgenommen werden (zum Beispiel Schweden), die Anzahl der Krebserkrankungen nicht höher ist. Zu Beginn einer Operation kann mittels Schnellschnitt untersucht werden, ob ein Krebsverdacht zu Recht besteht und eine weitergehende Operation erforderlich ist. Wenn Sie es wünschen, ist es möglich, Sie aufwachen zu lassen, damit Sie das Ergebnis zur Kenntnis nehmen und über das weitere Vorgehen entscheiden können. Bedenken Sie auch, daß

eine gründliche Auseinandersetzung mit der Erkrankung und einer »notwendigen Operation« später einen entscheidenden Einfluß auf den Heilungsprozeß haben kann. Denken Sie daran, daß jedes Organ im Gesamtorganismus seine Funktion hat. Auch Ärzte lassen sich ja aus gutem Grund nicht gewissermaßen zur Vorsorge ihre Geschlechtsorgane entfernen.
Und vergessen Sie nicht, Sie leben in und mit Ihrem Körper, lassen Sie sich auf ihn ein, nehmen Sie seine Signale ernst. Denken Sie daran, daß Frauenleiden auch heißt, an Bedingungen und Situationen zu leiden, daß hinter diesen Leiden oft nicht oder schlecht verarbeitete Probleme stehen – und die kann man nicht wegoperieren.

3. KAPITEL

Im Sprechzimmer. Anmerkungen zum Arzt-Patientinnen-Verhältnis

Die Vorstellungen der Gynäkologie als medizinisches Fach erscheinen in der ärztlichen Praxis oft in verändertem Licht. Dementsprechend beklagen sich Frauen eher über das Verhalten ihres Gynäkologen, mitunter auch ihrer Gynäkologin, als über die Gynäkologie an sich.

Es irritieren also nicht in erster Linie die einseitige Wahrnehmung und Normierung von Weiblichkeit, die schnelle Operation an der Brust oder der regelmäßige medizinische Check-up während der Schwangerschaft. Was Frauen kritisieren, sind vielmehr die (meist männliche) Anmaßung im Sprechzimmer, die grobe Untersuchung ihrer Geschlechtsorgane oder die wenig einfühlsame Art der Gesprächsführung. Oft fühlen sie sich kaum in ihrem konkreten Anliegen verstanden – geschweige denn als ganzer Mensch ernst genommen.

Je nach Persönlichkeit des Arztes oder der Ärztin – ob freundlich, vertrauenerweckend, distanziert, schnoddrig oder herablassend – kann die Art variieren, in der Diagnosen gestellt und mitgeteilt oder Therapien präsentiert werden. Aber auch die Patientin beeinflußt, was im Sprechzimmer passiert – indem sie selbstbewußt nachfragend oder schüchtern und ängstlich auftritt, indem sie den Frauenarzt als Retter anhimmelt oder einfach Wert auf ein sachliches Urteil legt.

Sicherlich gibt es viele Facetten des Arzt-PatientInnen-Verhältnisses. Doch in keinem anderen medizinischen Fach wird die Beziehung so vom Geschlechterverhältnis dominiert wie in der Gynäkologie. Immerhin sind dort heute noch 80 Prozent der Ärzte Männer. Eine zentrale Erfahrung beim Frauenarzt ist das Ritual der Entblößung der Sexualorgane (die von den meisten Frauen als intim und beschützenswert empfunden werden) und der scheinbar technischen Inspektion des Intimen durch einen fremden Mann. Annette Simon, eine Frau aus der Ex-DDR beschreibt ihre Gedanken und Gefühle beim Frauenarzt. Und sie berichtet über das Verhalten der Ärzte, das sich von dem Verhalten vieler Gynäkologen in den alten Bundesländern nicht unterscheidet:

»Eine fast obszöne Situation«

Ärzte sind auch Männer. Besonders Gynäkologen.
Warum wird ein Mann Gynäkologe?
Er durfte nie die Möse seiner Mutter sehen und versucht, dies jetzt massenhaft nachzuholen. Sein Gebärneid ist besonders stark entwickelt, und er kann als Geburtshelfer wenigstens teilweise fruchtbar sein. Er ist ein verhinderter Vergewaltiger, der durch den Beruf seine Perversionen gesellschaftlich anerkannt ausleben kann. Wie schlafen Gynäkologen mit Frauen? Können sie die anatomischen und physiologischen Grundbegriffe vergessen? Sehen sie sich die Vagina ihrer Frau nie an? Mit diesen Phantasien wehre ich mich, wenn ich in den Wartezimmern sitze und wenn ich vor ihnen im Stuhl liege, ihnen ausgeliefert.
Als ich zum erstenmal zum Gynäkologen ging, wollte ich die Pille verschrieben haben. Niemand hatte mich auf den Besuch beim Frauenarzt vorbereitet, und ich war zu verschlossen und schüchtern, um eine Freundin wirklich genau danach zu fragen. Es geht bei so was immer um die Details, die man wissen muß. Ich hatte allerdings einen ärztlichen Ratgeber gelesen, in dem der Mann, der ihn geschrieben hatte, den Frauen riet, sich am Abend vor dem Aufsuchen des Frauenarztes unbedingt zu baden. Das hatte ich getan und war ansonsten ahnungslos in meiner normalen Alltagskleidung, also Pullover und Hose, in die Sprechstunde gegangen. Diesen Fehler sollte ich freiwillig nie wiederholen.
Die Poliklinik war sehr voll, Massen von Frauen warteten stundenlang. Als ich endlich nach zirka drei Stunden an der Reihe war, hatte ich meine innere Anrede schon mindestens zehnmal vor mich hingesprochen. Ich mußte in der sehr engen Kabine warten und beschloß, mich zunächst nicht auszuziehen, weil ich mich ja zuerst beraten lassen wollte.
»Warum sind Sie nicht ausgezogen?« war dann die erste Frage. »Ich bin das erste Mal beim Frauenarzt und möchte

fragen, ob ich die Pille haben könnte?« Ich war rot geworden und sprach undeutlich. »Könnte, wollte, sollte« – äffte der sehr junge Arzt mich nach. »Also zum Frauenarzt zieht man einen Rock an, und dann zieht man sich darunter aus, und das tun Sie jetzt, vorher kann ich gar nichts sagen.«

Ich ging also zurück in die Kabine und machte meinen Unterkörper frei. Da ich keinen Rock anhatte, mußte ich – nun unten ganz entblößt – mit dem Arzt reden. Eine fast obszöne Situation. Er hat es geschafft, gleich beim ersten Mal die Verhältnisse beim Frauenarzt klarzumachen:

Derjenige, der untersucht, bestimmt die Bedingungen, unter denen untersucht wird, und konzentriert sich dabei auf ein schon vorher zu entblößendes Teil, das zufälligerweise einer Frau gehört und zufälligerweise gerade ihr Geschlechtsteil ist, aber genausogut auch ihr dort sitzender Magen sein könnte.

Damit wird es anscheinend möglich, die Gedanken zu verbannen, daß Ausziehen zwischen einem Mann und einer Frau noch ganz andere Bedeutungshintergründe hat. Wenn eine Frau halb nackt vor einem Mann steht, ist dies üblicherweise eine Anmachsituation. Aber hier sollte es so sein – oder ich sollte so tun –, als ob der Mann im weißen Kittel kein Mann ist, daß ich keine Frau bin und daß alle erotischen Möglichkeiten total ausgeschlossen sind bzw. jenseits aller denkbaren Welten liegen. Es wird strikte Geschlechtsneutralität gewahrt, an einer Stelle, wo es um das weibliche Geschlecht in seiner sichtbarsten Form geht. Und wenn wir beide das Spiel richtig spielen, dann kann alles gutgehen. Der Preis, den der männliche Arzt in diesem Beruf zahlen muß, daß er nicht erotisch auf eine nackte Frau reagieren darf, obwohl er in jeder anderen Situation praktisch reagieren müßte, um als »richtiger« Mann zu gelten, diesen Preis also ließ dieser Jungarzt ganz unbekümmert mich zahlen. Seine Art, mit mir umzugehen, war ein Initiationsritus: Als Rache für seine Entmannung wurde ich entfraut. Es wurde mir bedeutet: Dein Geschlechtsteil ist für mich das gleiche

wie dein Knöchel, ich bin da ganz cool, also »hab« dich nicht so. Seit diesem Erlebnis »hatte« ich mich um so mehr. Seitdem trug ich, wie gesagt, immer Rock. Doch noch einmal kam ich leider in die gleiche unwürdige Situation. Es war ganz am Anfang meiner ersten Schwangerschaft. Ich hatte in der Nacht starke Bauchschmerzen, so daß ich zum Bereitschaftsarzt der nahen Klinik ging. Der aufnehmende Arzt tippte auf Blinddarmentzündung und behielt mich gleich über Nacht zur Beobachtung da. Ich versuchte mich die ganze Nacht im autogenen Training, und am Morgen ging es mir besser. Bei der morgendlichen Visite bestimmte der Chefarzt, daß ich zur endgültigen Abklärung unbedingt noch dem Frauenarzt des Krankenhauses vorzustellen sei, vorher könne ich nicht entlassen werden.
Ich hatte eine Nacht nicht geschlafen, nicht gebadet, und natürlich war ich in Hosen ins Krankenhaus gekommen. Diesmal entblößte ich mich gleich. Als ich aus der Kabine trat, merkte ich, wie der Oberarzt mich musterte und sofort verachtete: »Ziehen Sie sich immer gleich aus?« Was antwor-

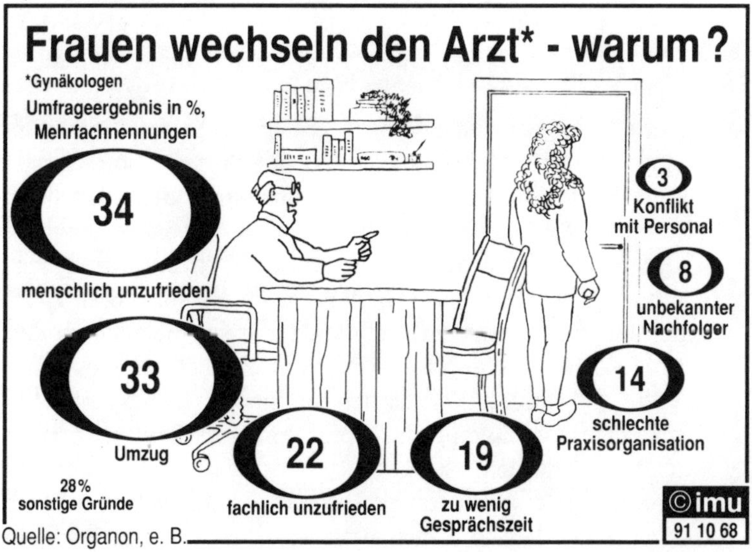
Frauen wechseln den Arzt* - warum?
*Gynäkologen
Umfrageergebnis in %, Mehrfachnennungen
34
menschlich unzufrieden
33
Umzug
28% sonstige Gründe
22
fachlich unzufrieden
19
zu wenig Gesprächszeit
14
schlechte Praxisorganisation
8
unbekannter Nachfolger
3
Konflikt mit Personal
©imu
91 10 68
Quelle: Organon, e. B.

tet frau darauf? Erst mal gar nichts. Sofort hatte ich mich im Stuhl zu plazieren. »Nehmen Sie die Pille?« – »Nein, zur Zeit nicht.« – »Ach, Sie denken, jetzt können Sie es bequemer haben, was?« Es war ganz kurz nach Einführung der Abtreibung in der DDR. »Nein, im Gegenteil, ich möchte ein Kind.« – »Entspannen Sie, verdammt noch mal.« Er griff brutal zu. Es tat mir weh. »Schreiben Sie, Schwester: Eine genaue Abklärung der Beschwerden der Patientin ist nicht möglich, da die Patientin sich absichtlich verspannt. Sie können gehen.«

Warum habe ich mich nicht beschwert?

Dann war ich lange Zeit nur bei Frauen in gynäkologischer Behandlung. Der nächste Mann war ein Chefarzt, zu dem ich überwiesen wurde, weil an seiner Klinik ein diagnostischer Eingriff an mir vorgenommen werden sollte. Er war Chefarzt eines katholischen Krankenhauses mit dem schauerlichen Namen »Mariä Heimsuchung«. In seinem Wartezimmer hingen stark vergrößerte Aufnahmen von Föten im Mutterleib, ungefähr im zweiten Schwangerschaftsmonat. Jede Frau, die einmal abgetrieben hatte oder sich mit dem Gedanken an Abtreibung trug, sollte sich wie eine Mörderin fühlen. Da hätte ich sofort gehen sollen. Aber das tue ich ja dann meist nicht.

Der Chefarzt untersuchte mich gründlich. Er war freundlich und zart dabei. Er schüttelte bedenklich den Kopf: Das ist eine ernste Sache. Wir müssen unbedingt die Diagnostik machen. Linksseitig tastbar eine ungefähr pflaumengroße Geschwulst. Das Wort Krebs wurde nicht ausgesprochen, schwebte aber im Raum. Er holte noch einen anderen Arzt, der mich auch untersuchte. Beide wiegten bedenklich den Kopf. Zum Abschied wünschte mir der Chefarzt alles Gute. Völlig erschüttert verließ ich in meiner damals ohnehin schlechten Verfassung das Sprechzimmer. Jetzt auch noch Krebs, dachte ich.

Der Eingriff wurde unter Vollnarkose durchgeführt. Den ganzen Tag danach sprachen weder die Schwestern noch ein

Arzt mit mir über das Ergebnis. Es war mein Geburtstag. Mir war schlecht von der Narkose. Ich bekam Besuch und Geschenke, war aber sehr unruhig und dachte immer: Wenn es Krebs wäre, würden sie vielleicht gleich mit mir sprechen. Oder gerade nicht? Meinem Mann wurde mitgeteilt, daß man Angehörigen nur mit Erlaubnis des Patienten etwas sagen dürfe. Ich war gar nicht gefragt worden.
Am nächsten Vormittag war Visite. Der Chefarzt mit einem Schwarm von Weißkitteln, mindestens acht Personen. »Ja, Frau Simon, wie geht's? Ganz gut?« – »Wie ist denn das Ergebnis der Untersuchung?« – »Frau Simon, es ist alles o. B. Weder sind Veränderungen an den Eileitern noch sonst irgendwelche organischen Veränderungen zu finden.«
Nichts, rein gar nichts. Er sagte das so, als ob ich ihn wissentlich und mit Absicht getäuscht hätte, ihn in seiner Berufsehre gekränkt und seine diagnostischen Fähigkeiten und Mittel ungerechtfertigt zum Einsatz gebracht hätte. »Das ist ja schön«, sagte ich verschüchtert. »Und Sie sind ja Psychologin. Sie wissen ja, was das bedeutet. Machen Sie eine Psychotherapie.« Das sagte er laut schallend in den Raum vor zirka zehn Personen, meine Mitpatientin eingeschlossen, und verschwand. Wenn ich keine Psychologin wäre, hätte ich mit dieser Einführung niemals eine Psychotherapie gemacht. Psychotherapie als Strafe dafür, daß man nichts hat und damit schwer arbeitende Ärzte belästigt. Nachts im Krankenhausbett hatte ich dann einen Wutanfall, den ich bei der Visite hätte haben sollen. Was denken Sie, was Sie sich erlauben können, so mit Patienten umzugehen? schrie ich den imaginären Chefarzt an.
Etwa drei Jahre später wurde ich zu einem anderen Chefarzt überwiesen, wegen eines Knotens in der rechten Brust. Dieser Chefarzt reichte mir nur bis zur Nasenspitze. Er war mürrisch von Natur aus. Er tastete die Brust ab, schüttelte unwillig den Kopf: »Ach, das ist doch nichts. Wer hat Sie überwiesen ? Nun ja, machen wir vorsichtshalber eine Mammographie.« Diese wurde gemacht. Es war nichts. Meine

besorgte Ärztin schickte mich aber nach einem Jahr nochmals zur Kontrolle zu ihm. »Aber da ist doch nichts. Was will denn Ihre Ärztin bloß dauernd?« Er tastete mich wieder ab. »Legen Sie sich mal dahin.« Ich legte mich auf die Untersuchungsliege. »Verschränken Sie die Arme hinter dem Kopf.« Ich tat es in der Meinung, daß er mich nun im Liegen abtasten wollte, wie ich es schon des öfteren bei meiner Frauenärztin erlebt hatte. Aber er sprayte sofort etwas auf meine rechte Brust. »Was machen Sie denn jetzt?« fragte ich immerhin noch. »Wir machen jetzt eine Punktion, damit Ihre Ärztin beruhigt ist.« Sprach's und stach mir sofort mit einer riesig erscheinenden Spritze in die Brust, blitzschnell. Dann zog er langsam Gewebe ab. Ich war völlig entsetzt und sprachlos. Er hatte mir nicht das geringste erklärt, hatte mich nicht nach meiner Einwilligung gefragt und entzog mir etwas, aus meiner Brust. Es war eine Vergewaltigung. Ganz betäubt und taumelig kam ich danach raus. Ich hatte kein Wort mehr zu ihm gesagt. Tagelang war ich niedergeschlagen. Am meisten ärgerte mich, daß ich mich nicht gewehrt hatte, daß ich nach dem Einsprayen nicht einfach aufgesprungen war oder wenigstens nach der Punktion mein Entsetzen und meine Erniedrigung mitgeteilt hatte.«[1]

Die Angst beim Frauenarzt

Die Erlebnisse mit Frauenärzten, wie sie die einundvierzigjährige Berliner Psychologin Annette Simon hier schildert, ähneln vielen Geschichten, die ich entweder selbst erfahren habe oder die mir andere Frauen, meist im Vertrauen, erzählten. Doch was Frau Simon von der Mehrzahl der anderen Frauen unterscheidet, ist die Tatsache, daß sie (nach der Maueröffnung) mit ihren Erlebnissen an die Öffentlichkeit ging. Eine Ausnahme, denn statt gegen die ärztlichen Anmaßungen oder therapeutisch begründeten Grenzüberschreitungen zu rebellieren, treibt es Frauen die Schamesröte ins Gesicht, wenn sie über diese Erfahrungen öffentlich berichten sollen. Entweder sie halten ihr Erlebnis für einen Einzelfall, bringen den Mut nicht auf, anderen über diese schmerzlichen Erfahrungen zu berichten, oder – auch das habe ich erlebt – sie schieben sich selbst indirekt die Schuld für das anmaßende oder arrogante Verhalten des Arztes zu.

Doch indem Frauen ihre Erfahrungen tabuisieren, ermöglichen sie es den Gynäkologen, weiterhin so selbstherrlich zu verfahren wie bisher. Wie oft habe ich auf Kongressen Gynäkologen mit geschwellter Brust erlebt, die sich als die wahren Experten für den weiblichen Unterleib zu profilieren suchten. Konkret auf ihr Verhältnis zu ihren Patientinnen angesprochen, winkten sie mit der Bemerkung ab: Meine Patientinnen sind zufrieden, alles wunderbar. Studien belegen, daß die Gynäkologen sich selbst sehr viel besser einschätzen, als es ihre Patientinnen tun.[2] Auch bei öffentlichen Diskussionen, die ihr Verhältnis zu den Patientinnen zum Gegenstand haben, pflegen Gynäkologen zu kneifen. Die Begründung: »Wissen Sie, dieses Problem habe ich in meiner Praxis nicht, und meine Patientinnen haben es auch nicht.«[3]

Hinter der diffusen Angst, die viele Frauen vor dem Besuch beim Gynäkologen haben, versteckt sich die Furcht vor dem Übergriff mit Worten oder auch Taten. Sie korrespondiert mit dem Gefühl des Ausgeliefertseins. Eine Frau über ihr Gefühl auf dem Gynäkologenstuhl: »Da fühl' ich mich irgendwie ausgeliefert, so hilflos wie dieser auf dem Rücken liegende Kafka-Käfer, die Beine zappelnd in der Luft. Wehrlos.« Scheinbar, so meint die Schriftstellerin Christa Wolf, fürchten viele Frauen die Wiederholung einer Urerfahrung: »Viele Frauen ... (obwohl sie nichts) von der Geschichte der Frauenfeindschaft im Abendland wissen, fürchten gerade hier ... daß sie zum Objekt männlicher Verachtung, Abwertung und womöglich gar Roheit gemacht werden könnten.«[4]

Schon im Wartezimmer des Gynäkologen ist etwas von dieser Beklemmung zu spüren. Jede Frau bemüht sich, möglichst geschäftig in den ausliegenden Illustrierten herumzublättern. Kaum eine spricht, obwohl viele Frauen mit ähnlichen Problemen dasitzen und oft über Stunden warten.

Die meisten Frauen, die Frauenarzt oder -ärztin aufsuchen, kommen zu einer Routineuntersuchung wie Krebs- oder Schwangerenvorsorge. Sie sind also nicht krank, sondern kommen nur der Kontrolle wegen. Obwohl sie sich dieser Kontrolle ihrer Sexualorgane freiwillig unterziehen, verbinden sie doch große Angst damit. Sie fühlen sich auf dem Prüfstand, fürchten, es könnte doch »etwas Krankhaftes« gefunden werden. Eine Angst, die sicherlich nicht ganz unberechtigt ist, denn je öfter sich Frauen in ärztliche Kontrolle begeben, desto größer ist die Wahrscheinlichkeit, daß Abweichungen von der Norm oder bestimmte Erkrankungen gefunden werden, die sich möglicherweise von selbst wieder reguliert hätten. Aber einmal diagnostiziert, müssen sie auch weiterhin überprüft oder therapiert werden, denn mit der Ungewißheit eines Befundes können viele Frauen, aber auch die meisten Ärzte nicht leben.

Doch auch wenn kein krankhafter Befund vorliegt, fühlen sich Frauen in ihrer körperlichen Integrität oft in Frage gestellt, denn sich der Normalität des eigenen Körpers immer neu versichern zu müssen verunsichert und zieht ständig neue Arztkonsultationen nach sich. Dies fördert die Entfremdung vom eigenen Körper und läßt die Spirale Angst-Kontrolle-Versicherung-Angst immer schneller rotieren. Die wachsende Krebsangst von Frauen beschäftigt mittlerweile viele Psychotherapeuten und füllt andererseits die Wartezimmer der Gynäkologen immer mehr.

Beim Frauenarztbesuch steht immer zweierlei zur Debatte: die Gesundheit der Frau, aber auch ihr Selbstbild als Frau, Mutter oder auch Geliebte. Sind beispielsweise die Eierstöcke entzündet, läßt der Zyklus keine Einnistung der befruchteten Eizelle zu; klappt das Stillen nicht, fühlen sich Frauen in ihrer weiblichen Identität bedroht. Bei Operationen an den Brüsten fürchten Frauen um ihre äußere Attraktivität, bei Operationen an der Gebärmutter geraten oftmals das eigene Bild vom Körper und auch das ganze Lebenskonzept ins Wanken.[5]

Viele Frauen fürchten sich – unbewußt – vor männlicher Beurteilung. Dabei übersehen sie nur zu leicht, wie stark gynäkologische Normen von den Vorurteilen und Klischeevorstellungen der Mediziner überwuchert werden. So haben Frauen Angst, ihr Gynäkologe könnte die Gebärmutter zu klein finden oder ihre Venuslippen häßlich. Sie fürchten, der Frauenarzt könnte sie »unappetitlich« finden oder ihnen vermitteln, sie seien keine »richtigen Frauen«. Manche scheuen schlicht den männlichen Blick auf ihre äußere Weiblichkeit: »Er könnte ja denken: Mensch, was hat die für Wabbelschenkel, oder was hat die für 'n dicken Hintern.«[6] Wieder andere Frauen fürchten, der Gynäkologe könnte sie »ertappen«, etwas »Verbotenes« getan zu haben, einen Seitensprung registrieren, die Vaterschaft des Ehemannes anzweifeln, ihr Sexualleben überhaupt thematisieren.

Manchmal vermischt sich die Angst vor dem Gynäkologen auch mit Problemen, die Frauen selbst mit dem eigenen Körper verbinden. Eine Freundin erzählte mir zum Beispiel, sie habe vor jedem

Stinkig

Gudrun erzählt, wie es ihr bei einem Frauenarzt ergangen ist, zu dem sie zur Krebsfrüherkennung ging. Der Arzt war ihr von einer Kollegin empfohlen worden.

»Ich kam zuerst ins Sprechzimmer, und wir haben miteinander gesprochen: wie alt ich bin – die üblichen Sachen eben. Und während ich mich dann auszog, hat er mich gefragt: ›Haben Sie Ausfluß?‹ – ›Nein, nicht der Rede wert.‹ Dann bin ich auf den Stuhl geklettert, und er hat mir das Spekulum eingeführt und gesagt: ›Uhh.‹ Und ich fragte: ›Was ist? Was sehen Sie denn?‹ – ›Ich sehe nichts, ich rieche.‹ – ›Was riechen Sie denn?‹ – ›Ja, ich zeige es Ihnen gleich.‹ Dann hat er mir den Spiegel gegeben, so daß ich selbst sehen konnte. Da war ein gelber Schleim. Und dann hat er einen Abstrich gemacht, hat daran gerochen und gesagt: ›Uh. Hier, riechen Sie mal.‹ Ich habe nichts gerochen. Und auch bei der weiteren Untersuchung hat er immer wieder das Gesicht verzogen, weil es ihm anscheinend gestunken hat. In dem Moment, als ich dort auf dem Stuhl lag und er mich untersuchte, habe ich eigentlich gar nichts registriert... wie schlimm es für mich war, dieses Ekelgefühl des Arztes. Ich kam mir vor, als hätte ich mich nicht hinter den Ohren gewaschen, als wäre ich wirklich äußerst schmutzig. Stinkig.«

Arztbesuch Angst, der Arzt könne sie unhygienisch finden. Wir sprachen lange darüber, bis sich herausstellte, daß sie ihren Körper und seine unterschiedlichen Säfte selbst oft abstoßend findet. Liegen solche Probleme vor, finden flapsige oder anmaßende Bemerkungen des Frauenarztes einen besonders guten Nährboden für weitere Verunsicherungen.

Unterhalb der Schamgrenze

Für Frauen ist der Gynäkologenstuhl das Symbol für Ausgeliefertsein. Der Weg auf diesen Stuhl wird verglichen mit dem Weg zum Schafott, erinnert daran, wie »Leute da geköpft werden«. Assoziationen zu »Foltermethoden«, »Haft«, »Demütigung«, »Vergewaltigung« tauchen auf.[7] Sicherlich ist es nicht nur der Stuhl an sich, sondern die Gesamtsituation in der Gynäkologenpraxis, die irritiert: Die Frau liegt, halb nackt, in fremder Umgebung auf dem Stuhl, während der angekleidete Doktor sich in Haltung und Gestik als Hausherr profiliert. Er ist es, der den Ablauf der Audienz festlegt, der bestimmt, wann, wo und wie die Frau sich auszuziehen hat; und letztendlich liegt es auch bei ihm, wieviel Raum überhaupt für die Anliegen der Frau bleibt. »Ich lag bereits halb nackt auf dem Stuhl, als ich den Arzt zum erstenmal sah«, kritisiert eine Frau. Eine andere: »Er hatte sich nicht mal angehört, warum ich zu ihm gekommen bin, da sagte er schon: Machen Sie sich mal frei!«

Eine sechsunddreißigjährige Frau: »Es muß immer zack, zack gehen. Ich liege schon mit nacktem Unterkörper auf dem Stuhl und warte auf ihn. Er kommt reingestürmt, sagt guten Tag und dann: ›Lassen Sie uns mal schauen.‹ Er streift sich die Handschuhe über, fährt ohne viel Kommentar in meinen Unterleib und tastet die Gebärmutter ab. Das war's dann. Und ich darf mich wieder anziehen.«

Für Gynäkologen mag die Untersuchung der Brust oder der weiblichen Genitalien Routine sein, für jede Frau ist sie ein Eingriff in die Intimsphäre. Immerhin sind Vagina, Klitoris und Brüste die

Widerstand

»Vor längerer Zeit bin ich auf Empfehlung einer Bekannten zu einem Frauenarzt gegangen, da ich Schmerzen an der linken Brust hatte. Als ich ins Sprechzimmer des Arztes kam, forderte er mich sofort auf, mich zu entkleiden, worauf ich ihm sagte, daß ich zuerst mit ihm über meine Beschwerden sprechen möchte. Er schnauzte mich aber sehr autoritär an: ob ich der Arzt sei oder er. Er stelle die Diagnose. Ich solle mich nun gefälligst entkleiden. Daraufhin verlangte er von mir, ich solle mich auf den Gynäkologenstuhl setzen. Da er nicht wußte, daß meine Beschwerden mit meinem Unterleib nichts zu tun hatten, ich es aber als sinnlos erachtete, mich auf diesen Stuhl zu setzen, machte ich erneut einen Versuch, ihm zu erklären, warum ich gekommen sei. Er schnitt mir das Wort ab mit der Bemerkung, er wisse schon, was er tue. Daraufhin bin ich vom Stuhl geklettert, hab' ihm gesagt, daß dies merkwürdige Methoden seien. Ich würde mich jetzt anziehen. Dann bat ich um meinen Krankenschein. Er reagierte wiederum sehr aggressiv und beschimpfte mich: warum ich überhaupt zu einem Frauenarzt käme, wenn ich ihm doch nicht vertraue.«

Zentren weiblicher Lust. Sie sind verbunden mit Gefühlen von Liebe und Zärtlichkeit, vielleicht auch von Wut. Sie mögen an die Intensität und Kraft des Gebärens erinnern – und an das zarte Nuckeln des Säuglings an der Brust.

Viele Frauen fühlen sich von der Untersuchungssituation peinlich berührt oder gar gekränkt. »Die Position ist einfach demütigend«, sagt eine vierzigjährige Sozialarbeiterin, Mutter zweier Kinder. Eine andere Frau erklärt: »Ich gehe schon lange zu keinem Frauenarzt mehr. Dieses Gefühl, da fuhrwerkt ein Mann in mir rum, mag ich nicht, und eine Frauenärztin ist nicht am Ort.«

Im Unterschied zum England des vorigen Jahrhunderts, wo Frauen gegen die Einführung der Untersuchung mit dem Spekulum öffentlich protestierten, schämen sich die »modernen« Frauen ihrer Scham. Scham ist »out«, entspricht nicht dem Zeitgeist. (Dies trifft im übrigen nur auf weibliche Scham zu, die Herren der Schöpfung sind immer sehr darauf bedacht, ihr Geschlechtsteil in der Öffentlichkeit zu bedecken oder zu schützen!) Heute, da nackte Frauenkörper überall zur Schau gestellt werden, gilt es als prüde, von der Intimität der Untersuchung peinlich berührt zu sein. Und wer will schon prüde, verklemmt oder gar unvernünftig erscheinen? »Was sein muß, muß sein!« Mit dieser Haltung überwinden sich die Frauen, reden sich gut zu und finden alle möglichen rationalen Argumente für die Notwendigkeit des Frauenarztbesuches. Dabei übersehen sie, daß Schamgefühle auch Wächter der eigenen Intimität sein können, ein Schutzmechanismus in Situationen, in denen über Frauen einfach hinweggegangen wird.[8]

Sicherlich erleben Frauen die Situation auf dem gynäkologischen Stuhl unterschiedlich, und ebenso verschieden sind ihre Strategien, Unsicherheit oder Angst zu bewältigen. Eine fünfzigjährige Frau sagt: »Ich muß mich immer abschalten, wenn ich zum Gynäkologen gehe.«

Auch andere Frauen versuchen, ihre Gefühle sich selbst gegenüber vom Erleben der Situation abzuspalten. Häufig erzählen Frauen, wie sie sich bei der Untersuchung verkrampfen, so daß es der Gynäkologe schwer hat, die inneren Organe zu ertasten – eine normale Reaktion auf eine entwürdigende oder zumindest als problematisch erlebte Situation. Doch scheinbar können die wenigsten Ärzte mit dieser Haltung umgehen. Viele herrschen die Frauen an, sie sollten sich endlich entspannen, manche sind besonders grob oder versuchen die Situation zu entsexualisieren, indem sie die Frauen zum Kindchen machen oder sie demonstrativ nur als Organverbund wahrnehmen.

Auch das normale Ritual der modernen Klinikgeburt gleicht jedesmal wieder einer Entmachtung der Frau und ihrer Potenz zu gebären. Stets aufs neue sorgt das institutionelle Arrangement dafür, daß weibliche Kraft sich in Schwäche und Hilflosigkeit verkehrt. Das stärkt die Potenz des Geburtshelfers. So erklärte ein Oberarzt der Gynäkologie einer Frau, die in seiner Klinik ihr Kind »gebären« wollte, forsch: »Bei uns gebären Frauen nicht, sondern sie werden entbunden.«

Über Jahrtausende waren die Gebärräume für Männer, überhaupt für Fremde, tabu. Heute gleichen die Kreißsäle eher Bahnhofshallen, wo fremdes Personal aus und ein geht, als daß sie Raum,

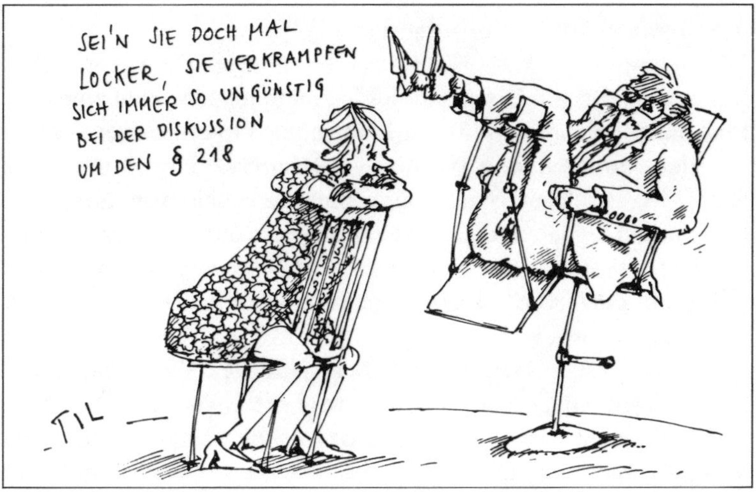
SEI'N SIE DOCH MAL LOCKER, SIE VERKRAMPFEN SICH IMMER SO UNGÜNSTIG BEI DER DISKUSSION UM DEN § 218
TIL

Schutz und Geborgenheit für eines der intimsten menschlichen Ereignisse böten.
Gebärende Frauen liegen wie hilflose Käfer auf dem Rücken und werden von vielerlei Apparaturen überwacht. Durch den Raum huschende Ärzte werfen kurze Blicke auf den entblößten Unterleib der Frauen oder inspizieren ihre Geschlechtsorgane. »Verwundert es in einer solchen Umgebung, daß Frauen während der Geburt heutzutage so häufig Komplikationen entwickeln?« fragt ein britischer Geburtsmediziner. Vor allem in der Wehenschwäche, die in den Kliniken sehr viel häufiger als bei Geburten in häuslichem Rahmen auftritt, zeige sich, wie tiefgehend das Schamgefühl der Schwangeren verletzt werde. »Manchmal denke ich, es wäre begrüßenswert, wenn wir Ärzte nur ein einziges Mal in ein Krankenhaushemd gesteckt würden, eine genitale Rasur bekämen und dann gebeten würden, auf dem Rücken liegend, eine Bettschüssel zu benutzen, während verschiedenes medizinisches Personal uns beobachtet.«[9]

Sexobjekte und Traummänner

Der Frauenarzt von Bischofsbrück: »Einem jungen, sympathischen Frauenarzt gelang, was bis vor kurzem noch international bekannten Herzchirurgen und prominenten Heilpraktikern vorbehalten war: Mit atemloser Spannung warten Tausende von Menschen landauf und landab auf Neuigkeiten aus dem aufregenden Privatleben von Dr. Borg, dem Frauenarzt von Bischofsbrück. Wie wird sich seine Beziehung zu der zauberhaften Gräfin Diana von Retzlow entwickeln . . .«[10]
Der Frauenarzt als Held – ein Verkaufsschlager. Woche für Woche verschlingen Zigtausende von Frauen diese Groschenheftchen, in denen ein gutaussehender junger Arzt sich um Frauen sorgt (meistens um eine – oft adlig – ganz besonders) und sich um das Gute in der Welt bemüht.
Es gibt in der Tat auch Frauen, die ihren Frauenarzt idealisieren, ihn als Traummann sehen, der ihnen all jene Eigenschaften bietet, die sie bei ihrem Gatten vermissen; die ihn anhimmeln als den Retter, der sie befreit von welchen Fesseln auch immer und ihnen Vergnügen bereitet.[11] Sie stellen ihn auf einen Sockel und überschätzen seine fachliche Kompetenz ebenso wie seine menschlich-männliche. Sie erhoffen sich Bestätigung ihrer Weiblichkeit. So sagt eine Frau: »Es ist mein Wunschtraum, daß der Arzt sagt: Die sieht ja noch toll aus für ihr Alter.« Manche Frauen mögen ihre Gefühle von Scham und Hilflosigkeit verarbeiten, indem sie im Verhältnis zu ihrem Frauenarzt die reale Geschlechterbeziehung einfach verkehren und den Arzt zum Objekt ihrer sexuellen Begierde machen.
Man zeichnete ein unscharfes Bild, sähe man alle Frauen, die zum Gynäkologen gehen, als Opfer einer entwürdigenden Untersuchung und einer frauenverachtenden Zunft. Das Zusammenspiel ist sehr viel komplizierter. Unter vier Augen schwärmen Frauen mitunter auch von ihrem »Frauenarzt«. Er wird zu einer Art Superliebhaber, mit dem man alles besprechen kann und der weiß, wo es langgeht. Die erotische Sehnsucht ist dabei offensichtlich.
Andere Frauen erzählen von der sexuellen Erregung, die sie mit-

Der Star im weißen Kittel

»Die Patientin als ›Groupie‹ des Frauenarztes? Dieser Wunsch nach Geliebt- und Bewundertwerden zieht eine starke Bindung an die Patientinnen nach sich. Und die Angst, sie zu verlieren. Deshalb reagieren manche Frauenärzte auch so ganz besonders verletzt, wenn jemand versucht, ihr Bild als Star aller Frauen anzukratzen und ihnen gewissermaßen unter den weißen Kittel zu schauen.« (Aus einem Gespräch mit einem Frauenarzt, der nicht näher genannt sein will.[12])

unter bei der Untersuchung erleben. Das verwundert nicht, aber es verkompliziert die Situation, denn die Frauen können dieses Gefühl verständlicherweise nicht genießen. Im Gegenteil: Sie schämen sich dafür. Eine junge Frau berichtet über ihre ambivalenten Gefühle; es ist ihr so peinlich, daß sie nur in der dritten Person darüber schreiben kann: »Er zog glänzende Plastikhandschuhe über, und während er seine Hand auf ihren Unterleib legte, steckte er zwei Finger der anderen Hand in sie hinein. Unangenehm berührt, verlagerte sie ihr Gewicht. In der Art und Weise, wie er Stellen mit seinen Fingern berührte, die höchst empfindlich waren, lag eine schreckliche Intimität; eine medizinische Untersuchung, die dennoch Empfindungen weckte, die er – so betete sie inständig – nicht entdecken würde.«[13]

»Kann der Gynäkologe die Sexualorgane wirklich so unbefangen prüfen wie der Augenarzt die Augen?« fragt der Bremer Soziologe Gerhard Amendt und kommt zu dem Schluß, daß der Gynäkologe im Prinzip ähnlich wie die Frau weiß, daß die Untersuchungssituation für den Mann nur mit viel Ritual, Routine und kontrollierter Ängstlichkeit beherrschbar bleibt.[14]

»Distanz ist Selbstschutz«, schreibt der Münchener Gynäkologe Hans Guido Mutke.[15] Tatsächlich geben sich Frauenärzte viel Mühe, keine Striptease-Atmosphäre entstehen zu lassen und die Situation mit Sachlichkeit zu entintimisieren. Viele Ärzte vermeiden es, direkt mit der Patientin zu sprechen, manche sorgen dafür, daß die Arzthelferin als Anstandswauwau immer im Raum bleibt.

Sie sprechen mit der Frau nicht über *Ihre* Vagina, sondern über *die* Vagina oder *die* Gebärmutter.

»Mit einer Frau, die ihre Sexualität lebt, genießt und ihre Wünsche klar äußert, tut man sich in der Gynäkologie schwer. Entweder wird sie völlig ignoriert, oder es heißt, das ist eine Frau, der muß es mal ordentlich besorgt werden.«
(aus einem Gespräch mit einem Frauenarzt)[16]

Viele Frauen beklagen gerade die Distanziertheit des Arztes. »Ich fühle mich vom Gynäkologen wie ein Stück Holz behandelt«, sagte eine Frau, und eine andere: »Für den Gynäkologen sind Frauen ein Harnleiter, eine Gebärmutter und eine Scheide mit zwei Beinen dran.« Zum eigenen Schutz kann der Gynäkologe die Frau nicht als ganze Person mit ihren Problemen und Wünschen wahrnehmen. Er vermeidet das persönliche Gespräch nach Möglichkeit – aus Angst, von der weiblichen Sexualität umgarnt zu werden. Er fürchtet sich, zuzuhören, menschliche Zuwendung zu zeigen oder gar ein empathisches Interesse an der Lebensgeschichte der Frau zu signalisieren. Das alles aber wären Voraussetzungen für eine gelungene Arzt-Patientinnen-Beziehung.
Einige wenige Gynäkologen haben in den letzten Jahren angefangen, über das – so ein angesehener Gynäkologe – »größte Tabu in der Frauenheilkunde« nachzudenken: ihr (sexuelles) Verhältnis zu ihren Patientinnen. Dazu ein Auszug aus einem Interview mit einem psychoanalytisch orientierten Gynäkologen, das ich sehr aufschlußreich finde:

Gefühlsmäßiger Hungerstreik

»Es gibt eine unausgesprochene Übereinkunft unter Gynäkologen, daß über die sexuelle Seite des Verhältnisses zwischen Arzt und Patientin niemals gesprochen wird. Da es aber in der Frauenheilkunde auch um Sexualität geht, hat der Arzt ganz schön damit zu tun, damit klarzukommen. Er muß tagtäglich seine eigene Sexualität verleugnen. Dieser gefühlsmäßige Hungerstreik... hat der Frauenheilkunde die teils grausamen und wenig liebevollen Züge aufgestempelt: Der ganze emotionale Bereich muß ausgeklammert werden, sonst kann der Frauenarzt nicht mit dem weiblichen Geschlechtsapparat arbeiten.«[17]

Diesen Konflikt zwischen ärztlichem Zugewandtsein und gleichzeitiger Distanziertheit haben inzwischen zumindest einige psychosomatisch orientierte Gynäkologen für sich zum Thema gemacht. Sie versuchen mit diesem Dilema »irgendwie« umzugehen. Von einem weiß ich, daß er seine sexuellen Gefühle, Emotionen der Ablehnung oder auch der Erregung, nach der Untersuchung in einer Art zweiten Karteikarte notiert; andere Ärzte bemühen sich in sogenannten Balint-Gruppen, einer Art Supervisionsgruppen für Ärzte, um Klarheit über ihre Gefühle. Doch dies ist leider die Minderheit. Die meisten Ärzte tragen auch heute noch den Konflikt mit der weiblichen Sexualität, die ihnen tagtäglich mehrere dutzendmale begegnet, auf dem Rücken der Frauen aus.

Zwischen Fürsorge und Drohung. Ein Bericht

Nach einer Beratung im Frauengesundheitszentrum steht nun ein Besuch beim Frauenarzt an. Ich fühle mich gut informiert, hab' gern eine kleine Spende bezahlt und will auf der Grundlage dieses Gesprächs noch einige konkrete Fragen an den Arzt stellen. So will ich wissen, ob der Abstrich entzündlich war und ob er der PAP-Stufe 3D zuzuordnen ist. Wenn ersteres mit Nein und zweites mit Ja beantwortet wird, dann steht meine Entscheidung fest. Ich werde:

- mir meine Spirale, die ich eigentlich erst nach meiner Weltreise auswechseln lassen wollte, jetzt ersatzlos ziehen lassen;

- einige Selbstbehandlungsmaßnahmen, wie sie im Infopapier des FGZ empfohlen werden, durchführen;
- nach meiner Reise sofort wieder einen Abstrich machen lassen und mich dann gegebenenfalls intensiver mit der Thematik befassen;
- meinen Muttermund zumindest vorerst nicht ätzen, nicht vereisen und nicht ausbrennen lassen; letzteres hatte mir der Arzt im Telefongespräch nahegelegt, als er mir den Befund PAP 3 mitteilte.

Dieses Untersuchungsergebnis hatte mich nicht geschockt, denn schon vor drei Jahren ist mal ein Abstrich von mir zwischen Stufe 2 und 3 eingeordnet worden. Damals habe ich die verordneten Zäpfchen nicht genommen, und dennoch war einige Monate später bei einem Kontrollabstrich wieder alles okay. Lag es am Badeurlaub am Atlantik?

Ich erwarte ein partnerschaftliches, informatives Gespräch mit dem Arzt und hoffe, daß er mir nicht mit »lebensgefährlichem« Leichtsinn droht, wenn ich es wage, seine Behandlungsmethode auszuschlagen.

Doch genau das tut er!

Er »droht« zwar nicht explizit, hält es aber für »wissenschaftlich« erwiesen, daß bei 98 Prozent der Frauen, die nicht behandelt werden, nach zwölf bis 15 Monaten die PAP-Stadien 4 und später 5 erreicht werden (daß mein Befund 3 und nicht entzündlich war, scheint irrelevant). Auf meine Frage, woher er das denn wisse, wo er doch ausnahmslos alle Frauen behandele, nennt er eine neuseeländische Studie, in der dies zweifelsfrei nachgewiesen sei. Auf meine Nachfrage höre ich, diese Studie sei allerdings für Laien zum Nachlesen nicht geeignet.

Ich erwähne meine Ungläubigkeit gegenüber pauschalen Feststellungen und gegenüber linearem »Wenn-dann-Denken«. Er meint, es gehe nicht um Glauben, sondern um Wissenschaft. Mein Einwand, auch die Wissenschaft sei nur ein Glaube, verhallt nahezu unbeachtet. Ich insistiere weiter, daß sich Abstrichergebnisse auch ohne Behandlung zum Positi-

ven hin verändern können, so, wie ich es vor drei Jahren selbst erlebt habe, und daß verschiedene Labors auch zu verschiedenen Ergebnissen kommen können.
Daraufhin schimpft er auf kleine Labors, die oft nur vier bis fünf Abstriche im Jahr hätten, und lobt sein eigenes, welches führend in Norddeutschland ist und sich eine Etage über uns befindet. Hier kämen die Abstriche von vielen Frauenärzten Norddeutschlands zusammen, und manchmal würden auch ehemalige Patientinnen auf diese Art wieder bei ihm landen. Er fügt hinzu, er sei auf dem Gebiet der Zytologie Fachmann in der Weiterbildung anderer Ärzte und verfüge über 17 Jahre Praxiserfahrung. Dies alles mit einem entschuldigenden Kommentar: Er wolle damit nicht prahlen, sondern lediglich darauf hinweisen, daß er sich intensiv und seriös mit der Thematik befasse.
Ich fühle mich kleiner werden vor so viel Fachlichkeit, beginne meine Entscheidung anzuzweifeln. Will die Verantwortung für meinen Körper nicht beim Arzt abgeben, sondern selbst übernehmen, mir andererseits aber »später« keine Vorwürfe machen müssen. Glaube allerdings nicht an die »Unfehlbarkeit von Wissenschaft« und an die »Autorität in Weiß«, auch wenn ich hier das Gefühl habe, daß dieser Arzt seinen Beruf gewissenhaft im Interesse der Patientinnen ausführen möchte und mich nach bestem Wissen und Gewissen in die Enge treibt.
Er fragt mich, woher ich informiert sei, und findet das Buch »Unser Körper, unser Leben« tendenziös. Auf das Wort »heilpraktisch« reagiert er leicht allergisch – ich vermute, daß Homöopathie ihm allenfalls zum Kurieren von Schnupfen als sinnvoll erscheint. Zumindest hofft er den Kollegen ausfindig zu machen, der Dysplasien mit Misteln behandelt, den würde er nämlich gern bei der Ärztekammer anzeigen. Mir fehlt jegliches Wissen und jegliche Erfahrung in Sachen Homöopathie – außer Sympathie habe ich keine Argumente.
Er spürt mein Wanken, wird nach latentem Genervtsein wieder freundlich und kameradschaftlich, erläutert mir die »sim-

ple« Behandlung mit der »lebensrettenden« Wirkung, demonstriert mir das Brenngerät – es scheint alles so harmlos im Vergleich dazu, die PAP-Skala weiter hochzurutschen!
Mit Tränen in den Augen ringe ich mich zu der Behandlung durch. Schließlich will ich in gut drei Wochen auf Weltreise gehen und habe keine Zeit zu verlieren.
Der Arzt ist einfühlsam, ich kann mich entspannen und spüre kaum Schmerzen, weder beim Ziehen der Spirale noch beim Ausbrennen. Das ganze dauert keine zehn Minuten, und doch fühle ich mich miserabel. Mein Mißtrauen gegenüber der Behandlung ist geblieben, ich halte sie für Symptomkuriererei und hab' mancherlei andere »unfachmännische« Bedenken – so zum Beispiel, daß man nur kuriert, weil man eine Untersuchungsmethode hat; hätte man diese nicht, würde man auch nicht behandeln. Vermutlich werden viele Frauen mit Dysplasien uralt, und ständig »behandelte« Frauen kriegen womöglich gerade deswegen Krebs.
Ich entschuldige meine Inkonsequenz vor mir selbst damit, daß ich wegen meiner Reise nicht mehr die Möglichkeit habe, weitere Abstriche abzuwarten beziehungsweise andere Labors ausfindig zu machen. Und irgendwie ist es nach so viel moralischem Druck auch bequem, aufzugeben und mit sich machen zu lassen – sich sagen zu lassen, wo es langgeht, und die Verantwortung für den eigenen Körper an den Fachmann abzugeben. Und dennoch – das schlechte Gefühl bleibt... Ich wünsche mir einfach Fachmenschen, die mir die Verantwortung für meinen Körper lassen und mich nicht mit simplifizierten Schwarzweiß-Infos abspeisen, die mich nicht für unmündig erklären...[18]

Besserwisserei statt Verständnis

Es ist eine Illusion zu glauben, das Arzt-Patientin-Verhältnis könnte völlig gleichberechtigt sein oder es gäbe die mündige Patientin. Ein Machtgefälle wird es vermutlich immer geben, denn

ÄrztInnen verkörpern das medizinische Wissen. Von ihnen werden Rat und Hilfe erwartet. Doch die fachliche Kompetenz kann nicht nachgeprüft werden; ebenso sind die wirtschaftlichen Interessen der Ärzte für die Patientin wenig transparent. Auch mit einem höheren Grad an Informiertheit ist die Überlegenheit der Professionellen nicht ganz auszugleichen, denn Aufklärung trifft immer nur den rationalen Part in uns und übersieht die emotionalen Verstrickungen. Es sind eben *unsere* Erfahrungen und *unsere* Schmerzen. Das gilt zunächst für jede Arzt-Patienten-Beziehung, unabhängig davon, welches Fach der Arzt vertritt oder welches Geschlecht er hat.

Doch Untersuchungen zeigen, daß in der Gynäkologie mehr als in allen anderen medizinischen Disziplinen die Verständigung zwischen Arzt und Patientin gestört ist. Gerade hier werden häufig falsche Diagnosen gestellt oder gravierende Behandlungsfehler begangen. Ärzte empfehlen bestimmte Behandlungen oder Operationen, zum Beispiel die Hysterektomie, und für die Frau wird nicht ersichtlich, ob dieser Eingriff durch die Diagnose begründet ist oder ob der männliche Arzt einfach unterstellt, daß sie dieses Organ in ihrem Alter ohnehin nicht mehr »braucht«. Was sich in solchen Fällen hinter der Fassade von Wissenschaftlichkeit und medizinischem Jargon versteckt, ist oft nichts anderes als das Vorurteil eines Mannes, der durch mehr oder weniger »gütiges Überreden« Frauen von der angeblichen Notwendigkeit der Operation zu überzeugen versucht.

Ein Grund für die in der Gynäkologie häufig vorkommenden Behandlungsfehler liegt in der Unfähigkeit der Ärzte, mit ihren Patientinnen ins Gespräch zu kommen, und sie wirklich zu verstehen. So berücksichtigen Diagnosen nicht nur viel zu selten die besonderen Lebensumstände der einzelnen Frau, sondern sie werden auch häufig nicht im Dialog mit der Frau gestellt. Die wenigsten Ärzte verstehen es, sich allgemeinverständlich auszudrücken. Manchmal entsteht geradezu der Verdacht, sie verschanzten sich hinter ihrem medizinischen Jargon, um eine Distanz zur Frau zu schaffen und damit in eine mächtigere Position zu gelangen. Dann geht es nicht um Verständnis, sondern um Autorität.

Sprachwissenschaftliche Untersuchungen zeigen auch, daß viele männliche Gynäkologen schlecht zuhören können, obwohl es ja die Frau ist, die mit einem Anliegen kommt, über das nur sie sprechen kann. In vielen Fällen kontrollieren Gynäkologen das Gespräch vollends. Gerade hinter den männlichen Gynäkologen verbergen sich offenbar Mimöschen: Während sie die Frauen abbügeln oder gar verächtlich behandeln, fühlen sie sich selbst schnell hintergangen und in Frage gestellt oder werden sogar wütend, wenn Frauen nicht derselben Meinung sind wie sie oder ihnen gar widersprechen.[19]

Wie sehr die Geschlechtszugehörigkeit des Arztes die Kommunikationsstrukturen beeinflußt, belegen Studien. Sie ergeben, daß Frauenärztinnen besser zuhören und sich eher in die Probleme der Patientinnen einfühlen können. Sie vertrauen den Schilderungen der Frauen mehr und interessieren sich stärker für deren Lebensverhältnisse und auch -krisen. Insgesamt zeigen sie mehr Respekt, Verständnis und Mitgefühl für ihre Patientinnen und untersuchen sanfter.[20]

Andererseits richten Frauen gerade an Frauenärztinnen höhere Erwartungen. So wird zum Beispiel deren Einfühlungsvermögen als selbstverständlich angesehen, während männliche Kollegen dafür ganz besonders gelobt werden. Ein flotter Spruch auf den Lippen einer Frauenärztin wird viel schneller verübelt, da wir – so vermute ich – von Männern einiges gewöhnt sind.

Trotzdem bevorzugen inzwischen die meisten Frauen eine Frauenärztin. Die Gründe liegen auf der Hand: »Bei einer Frau schäme ich mich nicht so. Schließlich schaut sie ganz ähnlich aus wie ich.« Oder: »Frauenärztinnen wissen doch eher, wie es ist, Kinder auf die Welt zu bringen oder zu bluten.« – »Bei Frauenärztinnen kann ich mich besser entspannen.« Oder: »Meine Ärztin ist fast wie eine Freundin.« Allerdings bei einem Verhältnis von eins zu fünf haben Frauen oft gar nicht die Wahl, ob sie lieber zu einer Gynäkologin oder zu einem Gynäkologen gehen wollen, da es schlicht weit und breit keine niedergelassene Frauenärztin gibt oder die wenigen so überlaufen sind, daß sie keine neuen Patientinnen mehr aufnehmen.

Bis heute ist das Verhältnis zwischen Gynäkologen und Patien-

Tadel statt Informationen

Arzt: Warum haben Sie mit der Pille aufgehört?
Patientin: Ich weiß nicht, ich habe gehört, daß sie schlecht sind.
Arzt: Und dieser Schaum da ist besser? (Verächtlicher Ton)
Patientin: Also, wissen Sie, ich habe gehört, wissen Sie, daß die Pille (Arzt unterbricht)
Arzt: Also, auf wen wollen Sie hören? Auf die Leute oder auf Ihren Arzt?
Patientin: Nun, auf den Arzt.

tinnen geprägt von Besserwisserei auf der einen, aber auch von Unterordnung auf der anderen Seite. Frauen neigen dazu, sich von ihrem männlichen Gegenüber einschüchtern zu lassen. Oft überschätzen sie einfach seine Kompetenz, eine Haltung, die auch bequem sein mag. So können sie die Verantwortung für sich abgeben. Es scheint fast, als vertrauten Frauen ihrem Arzt in dem Maße, in dem sie ihrer eigenen Leiblichkeit mißtrauen. So versäumen viele es, vor einer Operation eine zweite Meinung einzuholen, andere gehen einfach davon aus, daß die Ärzte die Geburt schon managen werden. Je größer die Arztgläubigkeit, desto größer ist die Verzweiflung hinterher, wenn die Diagnose falsch oder die Therapie nicht wirksam war.
Es ist eine alte Weisheit, daß eine gute Beziehung zu Arzt oder Ärztin die Heilungschancen vergrößert. Gerade diese Ebene aber wird von der modernen Medizin vielfach ausgeblendet. Viele Ärzte können nicht akzeptieren, daß sie manchmal nur zuzuhören brauchen, daß sie Verständnis für die Geschichte des anderen aufbringen müssen. Sie fühlen sich dadurch überfordert und fliehen geradezu in die technisch vollzogene Untersuchung, verstecken sich hinter ihrer Apparatur oder einem Szenario unterschiedlicher Therapiemöglichkeiten. Daran krankt auch die Gynäkologie: Eine Krebspatientin, gefragt, was sie jungen Ärzten rate, antwortete ganz einfach: »Sie sollen an meine Tür klopfen, mich begrüßen und auf Wiedersehen sagen. Und sie sollen mir in die Augen sehen, wenn sie mit mir reden.«

Erwartungen und Mißverständnisse

Viele Frauen, die Arzt oder Ärztin aufsuchen, hoffen auf einfache Antworten. Und Ärzte sind geneigt, mit solchen einfachen Antworten auf komplexe Probleme zu reagieren. Von beiden Seiten kann nur schwer akzeptiert werden, daß es manchmal gar keine Erklärungen, vielleicht auch keine Therapien gibt. Und daß der Arzt, der dies zugibt und auf seine Grenzen hinweist, nicht unbedingt der unfähigste ist.

Aber die medizinische Machbarkeit und die Grenzen von Behandlungen sind Tabus, über die zwischen Arzt/Ärztin und Patientin ein stilles Einverständnis herrscht. Oftmals werden die nicht »aussprechbaren« Tatsachen in medizinischen Jargon gehüllt, zum Beispiel in das so beliebt gewordene Wort »Risiko«. So sprechen Ärzte immer wieder davon, durch vorgeburtliche Diagnostik »Risiken« während der Schwangerschaft ausschließen zu können. Daß es sich bei diesem »Risiko« um ein behindertes Kind handelt, das durch eine Abtreibung, meist in der 20. Woche, »verhindert« werden soll, wird verschwiegen. Ebenso, daß Schwangerschaft und Geburt lebendige Prozesse sind, die trotz permanenter medizinischer Kontrolle und modernster Technik nicht völlig beherrscht werden können. Es gibt keinen Garantieschein für ein gesundes Kind, auch wenn Ärzte dazu neigen, dies vorzugaukeln – oft aus Angst, die Loyalität der Patientin zu verlieren.

Gynäkologen neigen dazu, Omnipotenz auszustrahlen, und wundern sich dann, wenn ihnen ihre Patientinnen diese »Heilserwartungen« tatsächlich entgegenbringen. Dieses Kommunikationsmuster wird von beiden Seiten ständig verstärkt und führt zu einer Maskerade fernab von dem, was im Arzt-Patientinnen-Verhältnis sinnvoll ist. So glauben Mediziner oft, der Patientin etwas »anbieten« zu müssen, sei es eine Operation, sei es ein Medikament. Gerade Gynäkologen mit ihrer operativ ausgerichteten Ausbildung neigen dazu, schnell das Messer zu wetzen. Zu häufig wird operiert, in den Geburtsverlauf eingegriffen oder die Geburt mit Kaiserschnitt beendet. Mit Aktivismus läßt sich die eigene Hilflosigkeit leichter kaschieren – auch wenn dies schnell zum Nachteil von Mutter und Kind geraten kann. Und nicht zuletzt müssen die teuren Apparaturen, die in den Kliniken herumstehen, natürlich auch eingesetzt werden.

Warum gehe ich zu Frauenarzt oder -ärztin? Was erwarte ich von ihm oder ihr? Die Auseinandersetzung mit diesen Fragen könnte ein hohes Maß an Klärung in das Verhältnis zwischen Patientin und Arzt bringen. Oft kommen Frauen mit körperlichen Beschwerden in die Gynäkologenpraxis, aber vielleicht suchen sie unbewußt eher psychologische Hilfestellung in Umbruchphasen; vielleicht wollen sie auch nur mal ihr Herz ausschütten. Vielleicht verbirgt sich dahinter die Hoffnung, der Arzt möge sich mit ihrer gesamten Persönlichkeit und ihrer Lebensgeschichte befassen oder er möge ihr bei sexuellen Problemen Beistand leisten. Dabei übersehen Frauen, daß der Gynäkologe zum Organmediziner ausgebildet ist und über die weibliche Sexualität nicht viel mehr weiß als ein Zahnarzt. Und sie laufen Gefahr, daß ihre in erster Linie sozialen oder seelischen Konfliktsituationen von ihrem Arzt in medizinische Problemstellungen umgedeutet werden, denn nur so werden sie für ihn handhabbar.

Sieht der männliche Arzt in erster Linie die weiblichen Organe und ihre Funktionstüchtigkeit, so hofft die Frau auf einen Helden oder auch Retter. Dies zumindest ist die Tendenz einiger Studien, in denen aufgezeigt wird, mit welch unrealistischen Erwartungen manche Frauen in die Praxis kommen. Ein derart aufgeladenes Verhältnis muß geradezu Mißverständnisse zur Folge haben – bis hin zur Katastrophe, die allerdings meist nicht der Gynäkologe, sondern die Patientin auszubaden hat. Viele Kunstfehlerprozesse dokumentieren solche Kommunikationsstörungen, all die enttäuschten Hoffnungen und das mißbrauchte Vertrauen. Schlimmstenfalls enden solche Mißverständnisse in einer Verstümmelung der Patientin, an der sie ein Leben lang zu tragen hat.

Ich halte es für wichtig, daß Frauen die eigenen Verstrickungen in ihrem Verhältnis zu »ihrem Doktor« erkennen, um so zu einer selbstbewußten Haltung und damit zu einer gleichwertigen Beziehung zu finden. Doch das allein scheint noch nicht zu reichen. Es geht auch um strukturelle Veränderungen in der Gynäkologie selbst – um eine andere, weniger operationsfreudige Ausbildung und um die Ermutigung von Frauen, sich in diesem Fachgebiet zu engagieren, sei es in der Klinik, in der eigenen Praxis oder in der Forschung. Schließlich geht es um eine Frauenheilkunde, die dem weiblichen Geschlecht dient. Männer sind viel zu be- und verfangen, als daß sie Frauen in ihrer Initimität gerecht werden könnten. Viel zu lange haben sie den Frauen ihren Blick und ihre Normen übergestülpt. Gerade im Interesse unseres Wohlergehens ist es deshalb an der Zeit, daß Frauen sehr viel mehr als bisher in dieses Fachgebiet einsteigen und es vor allem im weiblichen Sinne gestalten.

4. KAPITEL

Frauenärztin im geschwisterlichen Sinne. Ein Gespräch

Inzwischen gibt es einige Gynäkologen und vor allem Gynäkologinnen, die sich um eine andere Frauenheilkunde bemühen. Eine von ihnen ist Mura Kastendieck, Jahrgang 1954, verheiratet, zwei Kinder. Seit sieben Jahren betreibt sie in Bremen, zusammen mit einer anderen Frauenärztin, eine Gemeinschaftspraxis. Sie hat ihr Medizinstudium 1977 abgeschlossen und zwei Jahre als Frauenärztin im Entwicklungsdienst in Tansania gearbeitet. Ich habe Mura Kastendieck vor Jahren im Rahmen einer Veranstaltung kennengelernt, bei der es um ethische Konflikte in der Schwangerschaft ging. Später entwickelte sich daraus eine Art Gesprächsrunde von Frauen unterschiedlicher Professionen, die sich alle um einen anderen Blick auf Schwangerschaft und Geburt bemühen. In diesen Diskussionen habe ich viel gelernt, einiges habe ich in diesem Buch aufgeschrieben. So fand ich es auch sehr anregend, das Konzept der interdisziplinär arbeitenden Frauenärztinnen-Praxis von Edith Bauer und Mura Kastendieck[1] kennenzulernen. Möglicherweise könnte dieses Konzept auch andernorts Frauen inspirieren. Nachfolgend ein ausführliches Gespräch mit Dr. Mura Kastendieck über ihre jetzige Arbeit, über ihre Erfahrungen in Afrika und ihre Ausbildung in einem Männerbetrieb.

In einem Männerbetrieb sozialisiert

Mura Kastendieck: Es war Ende der 70er gar nicht so einfach, einen Ausbildungsplatz in der Frauenheilkunde zu finden. Da bin ich erst einmal in die Anästhesie ausgewichen. Nach einem halben Jahr wollte ich dann aber unbedingt wechseln und hab' genommen, was ich kriegen konnte. Das war in einem sehr kleinen Krankenhaus in Verden a. d. Aller. Ich war dann ein Jahr dort in einer Abteilung, die aus einem Chef, einer Oberärztin und mir bestand. Nach diesem einem Jahr Gynäkologie und dem halben Jahr Anästhesie bin ich dann, zusammen mit meinem Mann, für zwei Jahre nach Tansania in den Entwicklungsdienst gegangen. Dort habe ich in einem ländlichen Krankenhaus gemeinsam mit afrikanischen Ärzten überwiegend in der Geburtshilfe gearbeitet. Ich hab' dort eine nicht technische Geburtshilfe betrieben; allerdings, wenn nötig, hatten wir auch die Möglichkeiten, Geburten mit Kaiserschnitt zum Ende zu bringen. Während der Zeit im Entwicklungsdienst habe ich mein erstes Kind gekriegt, was insofern, glaube ich, eine Rolle spielt, als ich mir nicht vorstellen kann, daß ich mir das während meiner normalen Facharztausbildungszeit zugetraut hätte. Denn in Tansania gehören Kinder viel mehr in den Alltag, und deshalb kann man beides auch besser vereinbaren: arbeiten und Kinder kriegen. Während der Facharztausbildung in Deutschland wäre das undenkbar.

Eva Schindele: *Warum ist das in der hiesigen Gynäkologenausbildung so schwierig?*

Mura Kastendieck: Ich habe das erlebt. Als wir aus Tansania zurückkamen, habe ich in einer großen Klinik meinen Facharzt zu Ende gemacht, und zwar auf einer vollen Stelle. Ich habe die Anforderungen erlebt, und ich wollte genauso gut wie ein Mann sein. Das hat mich sehr gefordert, und ich bin eigentlich mehr aufgrund des Drucks meines Mannes – er ist Kinderarzt – auf eine halbe Stelle gegangen. Er hat deutlicher sehen können, daß es für unsere Dreiersituation besser war, daß ich weniger arbeitete. Unsere Tochter war zwei Jahre alt. Ich habe eine halbe Stelle beantragt und gekriegt; und dann habe ich erlebt, was es für einen Ehrverlust bedeutet, in so einem originären Männerbetrieb Teilzeit zu arbeiten.

Eva Schindele: *Heißt das denn, daß der Gynäkologenbetrieb in erster Linie ein männlicher Betrieb ist?*

Mura Kastendieck: Einmal versteht sich die Gynäkologie als operatives Fach. Und ich glaube, daß die operativen Fächer generell mehr männlich geprägt sind als die anderen Bereiche. Zum Selbstverständnis des operativ tätigen Arztes gehört so etwas Kerniges dazu: Ich bin gut, stark, geschickt, schnell. Das sind so die Kriterien, die besonders zählen. Was weniger zählt, ist, sensibel oder einfühlsam zu sein.

Eva Schindele: *Andere, vor allem ältere Frauenärztinnen haben mir erzählt, daß es von seiten der leitenden Gynäkologen starken Widerstand dagegen gab und zum Teil immer noch gibt, überhaupt Frauen zur Gynäkologie-Ausbildung zuzulassen.*

Mura Kastendieck: Ja, das stimmt. Sie wollten einfach unter sich bleiben, im Männerklüngel. Außerdem denken sie an die Konkurrenz. Ich weiß zum Beispiel auch von Gynäkologen, die gesagt haben: Die Frauen in der Gynäkologie sind unsere Hauptkonkurrenten, da werden uns die Felle wegschwimmen. – Die wirklich gesagt haben: Wenn mehr Frauen sich niederlassen, wird es für uns eng. – Und das ist sicherlich eine Realität. Die niedergelassenen Gynäkologinnen, die ich kenne, sind alle ausgebucht; und wir sehen uns in unserer Praxis inzwischen auch gezwungen, einen Aufnahmestopp zu machen. Einfach weil wir den Andrang nicht bewältigen können.

Eva Schindele: *Mir hat ein Vorsitzender des Berufsverbandes der Gynäkologen auf die Frage, warum so wenige Frauen in diesem Beruf tätig sind, einmal gesagt, den Frauen sei die Tätigkeit des Gynäkologen einfach zu schwer, vor allem körperlich zu schwer. Was sagen Sie dazu?*

Mura Kastendieck: Dieses Argument kenne ich sehr gut. Auch meine Vorgesetzten haben das gesagt: Eine Frau kann das nicht. – Und das Furchtbare daran ist, daß wir Frauen in der Klinik dadurch stark unter Beweisdruck gerieten. Wir mußten ständig beweisen, daß wir das sehr wohl können. Wir konnten nicht sagen: Ich muß vom OP-Tisch abtreten, mir wird schwindelig. – Dann wären sie ja in ihren Vorurteilen bestätigt worden. Das heißt, ich sehe meine Zeit da – als ich angefangen habe, war unter 14 Assistenten eine Frau, ich kam dann dazu, und als ich aufgehört habe, war es Hälfte, Hälfte –, ich sehe meine Zeit in der Klinik auch so ein bißchen als Pioniertätigkeit an, insofern, als wir auch beweisen wollten: Es ist ganz gut, daß ein paar Frauen eingestellt werden. Wir sind belastbar, und es ist ingesamt für das Klima und die

Arbeitsweise vielleicht doch von Vorteil. Aber unter diesem Beweisdruck standen wir, und wir mußten auch ganz schön mitmischen.

Eva Schindele: *Haben Sie denn auch erlebt, daß die Sprache in der Gynäkologie frauenfeindlich war?*

Mura Kastendieck: Das habe ich erlebt, aber da gibt es große Unterschiede, und wenn Kolleginnen da sind, werden die Zoten von den Männern sicherlich nicht mehr so gebracht. Ich weiß aus den Geschichten von der Zeit, als die regelrecht unter sich waren; da herrschte ein anderer Stil. Aber da waren auch einige, die es als angenehm empfunden haben, als wir Frauen kamen. Da ging es ein bißchen zivilisierter zu. Aber allgemein: Es gibt wirklich die sogenannten echten Schweine unter den Gynäkologen, aber die gibt es in anderen Fachbereichen auch. Nur ist es in der Gynäkologie zugespitzt, weil wir uns mit Geschlechtlichkeit und Geschlechtsorganen befassen. Ich glaube, daß die Medizin in ihrer Sprache überhaupt sehr menschenfeindlich ist. Ich sehe nicht, daß die Gynäkologie da ein Kapitel für sich ist, höchstens insofern, als sie sich eben mit der Geschlechtlichkeit befaßt. Die Urologen sind in ihrer Sprache nicht weniger menschenfeindlich.

Eva Schindele: *Wie haben Sie auf frauenfeindliche Situationen, die Sie in der Klinik erlebt haben, reagiert?*

Mura Kastendieck: Es ist für mich heute traurig zu sagen, aber meine Kolleginnen und ich haben das oft gar nicht gemerkt. Wir waren selber wenig sensibel. Zum Beispiel in Untersuchungssituationen, da standen vier bis fünf Leute herum. In dem Automatismus des Klinikalltags haben wir auch oft automatisch reagiert, wir haben uns wenig beobachtet und wenig reflektiert: Was machen wir denn jetzt? Eine untersucht und vier bis fünf Leute stehen drumherum. Die Patientin wird nicht gefragt. Da sind mir viele Dinge erst hinterher richtig aufgegangen. Damals in der Klinik war vieles wirklich schlimm. Auch die Visiten, wenn die ganz schnell gehen müssen, einfach so abgerissen werden, ohne daß auf die Patientin eingegangen wird. Beim Operieren verbringt man viel mehr Zeit als sonst beim Patienten. Aber das ist wiederum nicht nur in der Gynäkologie so. Was mich allerdings schon damals in der Klinik beschäftigt hat, war das Normative in diesem Fach. Das macht sich natürlich auch an der Sprache fest. Zum Beispiel hatten wir sehr häufig Einweisungen, bei denen der niedergelassene Arzt diagnostiziert hatte, die Gebärmutter sei leicht zu groß. Und die sollte dann schon raus. Daran merkte ich, daß das Normative doch eine starke Rolle spielt und wahrscheinlich in der Wirkung viel gefährlicher ist als ein Witz, den vielleicht einmal ein Gynäkologe von sich gibt.

Traumberuf Gynäkologin?

Eva Schindele: *Wieso haben Sie diesen Männerberuf überhaupt gewählt?*

Mura Kastendieck: Die Antwort darauf liegt auf zwei Ebenen. Lassen Sie mich mit der ersten anfangen. Ich hatte früher eine niedrige Frustrationstoleranz, suchte also ein Fach, in dem man sehr viel mit kurzfristigen Erfolgen zu tun hat. Und in der Gynäkologie haben wir relativ wenige sehr schwer Kranke. Unsere Klientel sind sehr viele gesunde, junge Patientinnen; wir haben mit Schwangerschaft und Geburt zu tun. Und wir haben sehr viele Erfolge zu verbuchen; kurzfristig kommt was »Gutes« dabei heraus. Anders als in der »Drehtürmedizin«, wo die Leute so krank sind, daß man wenig dran machen kann.
Es gibt eben immer wieder sehr schöne Erlebnisse. Ich habe den Eindruck, als würden alle Gynäkologen das sehr brauchen, diese gute Seite in der Medizin. Auf die zweite Ebene bin ich erst in den letzten Jahren so richtig gestoßen, als ich anfing, mich intensiver mit meiner eigenen Geschichte zu befassen. Dazu muß ich etwas aus meiner Familienvergangenheit erzählen. Ich war immer gut in der Schule und habe eine ehrgeizige Mutter, die wollte, daß aus

mir, wörtliches Zitat, »was Besonderes« wird. Und die mich immer sehr stark in Richtung Karriere gefördert hat. Ich habe beispielsweise zwei Klassen übersprungen und sehr früh angefangen zu studieren, und dann hatte ich irgendwann selber das Gefühl, da muß irgendwas Besonderes rauskommen. Das, glaube ich, hat mich sehr geprägt. Schon während des Studiums wollte ich immer beweisen: Was die Männer können, das kann ich schon lange, und noch etwas mehr darüber hinaus. Das heißt, ich habe mich sehr in der Konkurrenzsituation mit Männern gefühlt. Verrückt, nicht?

Eva Schindele: *Das heißt, Sie sind Gynäkologin geworden, weil Sie dort gut mit den Männern konkurrieren können?*

Mura Kastendieck: Ja, das ist, glaube ich, ganz typisch in dem Bereich, in der Gynäkologie. Als ich angefangen habe mit der Ausbildung, gab es kaum Frauen, und das hat mich herausgefordert. So habe ich da angefangen zu arbeiten, und dieses Phänomen habe ich auch bei anderen Gynäkologinnen erlebt. Und darüber hinaus gab es das Gefühl: Was ihr könnt, können wir auch, und außerdem sind wir noch besser, wir können auch sensibel sein und uns einfühlen, denn wir kennen Erlebnisse wie zum Beispiel eine Geburt oder die Monatsregel ja auch. So haben wir auch versucht, uns in gewisser Weise als Frauen mit den Patientinnen zu identifizieren; aber letztendlich natürlich nur in der Struktur, die die Männer vorgegeben haben.

Eva Schindele: *Und Sie haben sich dann auch als Macherin verstanden?*

Mura Kastendieck: Während meiner Klinikzeit habe ich mich ganz sicher stärker mit meinen männlichen Kollegen identifiziert als mit der Frau, die dort Patientin war. Ich war die Überlegene, die stärker war, und ich glaube, das gilt für viele von uns. Ich glaube, daß wir Frauen in der Gynäkologie stark davon geprägt waren und teilweise vielleicht auch noch sind, daß wir uns auf die männlichen Kollegen mehr als auf die Frauen beziehen, das heißt, im Grunde eine männliche Haltung eingenommen haben. Also wir wollen, daß wir genauso belastbar sind, nachts genauso arbeiten können, genausoviel Kraft haben. Wie oft haben mir Männer in der Klinik gesagt: Du hast doch gar nicht die Kraft, die Saugglocke zu machen. – Und im nachhinein wundere ich mich noch mehr darüber, weil ja nun gerade Geburtshilfe mal reine Frauensache war, und die Hebammen hatten doch ihre Kraft bewiesen. Für mich kann ich sagen, daß ich mich erst, als ich die Klinik 1986 verließ, von diesem Mechanismus befreien konnte und erst dann anfing, meine eigene weibliche Position in der Frauenheilkunde zu suchen. Das bedeutete allerdings auch, daß ich anfing, mir Gedanken über meine Rolle als Frau zu machen und meine eigene Weiblichkeit zu reflektieren.

Eva Schindele: *War dieses »Kräftemessen« vielleicht eine Überlebensstrategie in der Klinik?*

Mura Kastendieck: Das ist, glaube ich, ein Gesichtspunkt, der aber in der Medizin prinzipiell eine Rolle spielt. Man darf sich nicht so sehr mit dem Patienten identifizieren, und das wird in der gesamten Ausbildung gelernt. Wir haben im ersten Semester an der Leiche präparieren gelernt, und unsere Sozialisation als Mediziner ist eben eine an der Leiche. In einem Artikel, den ich vor einigen Jahren in die Hände bekam, hieß es dann auch ganz richtig: »Die Sozialisation des Mediziners beginnt im Präpariersaal.« Es ist wirklich so gewesen, daß man sich schon zu Beginn des Studiums üben mußte im Starksein. Gefühle werden beiseite gepackt, man darf nicht alles an sich ranlassen, man darf nicht mit jedem mitleiden, sonst kann man es gar nicht aushalten. Und man darf eigentlich gar nicht sehen, daß da ein Mensch liegt, an dem man herumpräpariert. Es ist eben nur ein Organbereich. Im Grunde ist da ein roter Faden drin; man ist vorbereitet, wenn man schließlich an den Menschen rangelassen wird; du hast gelernt, die Gefühle alle abzuspalten. Das ist etwas, was viele von uns beim Operieren erlebt haben: daß die Gefühle im Grunde genommen beiseite geschoben werden. Die Narkose, das Abdecken, daß man gar nicht den ganzen Menschen sieht, sondern nur noch einen Teilbereich betrachtet. Ich denke, das hat auch die Funktion, die Gefühle auszuschalten.

Die Arbeit in einer multidisziplinären Frauenärztinnen-Praxis

Mura Kastendieck: 1986 habe ich mich mit einer Kollegin zusammengetan, die schon länger als Frauenärztin niedergelassen war. Sie hatte bereits das Konzept einer interdisziplinär arbeitenden Praxis entwickelt, in der eben auch die Arzthelferinnen, die Geburtsvorbereiterin und eine Hebamme eine wichtige Rolle spielen. In dieses Praxisteam kam ich dann als zweite Ärztin. Ich habe eine solche Gemeinschaftspraxis bewußt gewählt: einmal aus pragmatischen Gründen, ich habe zwei Kinder und will auch Zeit für meine Familie und mich haben; noch wichtiger war aber, daß ich eine Form der Zusammenarbeit suchte, die einen inhaltlichen Austausch ermöglicht.
Es war für mich auch ein Versuch, eine den Frauen zugewandte Medizin zu machen. Ich schätze diese Form der Zusammenarbeit sehr.

Eva Schindele: *Was ist an der Zusammenarbeit gut?*

Mura Kastendieck: Erst mal: Wir tauschen uns viel über unsere Patientinnen aus, teilen uns auch unsere unterschiedlichen Gefühle und Wahrnehmungen mit. Denn wir sind mitunter in unseren Einschätzungen – sowohl was die medizinische, aber auch was die psychische Seite anbelangt – durchaus unterschiedlich. Aber unsere Haltung gegenüber den Frauen ist gleich. Uns ist es wichtig, den Frauen mit Achtung und Zugewandtsein zu begegnen. Das ist nicht immer einfach. Deshalb machen wir mit dem ganzen Praxisteam auch bei einer Psychologin Supervision. Diese Psychologin arbeitet auch ansonsten eng mit unserer Praxis zusammen.

Eva Schindele: *Was machen Sie in der Supervision?*

Mura Kastendieck: Wir besprechen regelmäßig die Erfahrungen, die wir im Team miteinander machen, und die Probleme, die in der Zusammenarbeit natürlich auch auftauchen. Und vor allem machen wir die Gefühle, die wir gegenüber den Frauen empfinden, zum Thema: zum Beispiel das Gefühl der Lust, das wir möglicherweise bei der Untersuchung einer Frau empfinden, oder vielleicht auch den Ekel. Es ist uns wichtig, unsere eigenen Probleme nicht auf die Frauen zu übertragen. Ein Beispiel: Ich bin ein Kind aus einer geschiedenen Ehe und habe darunter gelitten. Jetzt habe ich mich dabei ertappt, daß ich bei Frauen, die sich trennen wollen, eher an die Zukunft der Kinder denke als an die möglicherweise bedrückende Ehesituation, in der die Frau lebt. Ich projiziere also mitunter auch meine eigenen Ängste und Erfahrungen auf die Frau. Das finde ich nicht richtig, und deshalb bemühe ich mich, mit mir und damit auch mit unseren Patientinnen bewußt und klar umzugehen. Deshalb empfinde ich die Supervision, aber auch die Selbsterfahrung in Form einer Psychoanalyse als sehr hilfreich.

Eva Schindele: *Wie würden Sie Ihr Verhältnis zu Ihren Patientinnen überhaupt beschreiben?*

Mura Kastendieck: Wir haben bei uns im Team einmal den Ausdruck »stellvertretende Empfinderin« geprägt, das heißt, wir bemühen uns, die Probleme, mit denen Frauen zu uns kommen, mit ihnen gemeinsam zu reflektieren. Dabei hilft natürlich unser medizinisches Wissen, aber auch unsere Kenntnisse über psychische und körperliche Zusammenhänge. Wir unterstützen die Frauen, selbst Lösungen für sich zu finden, und diese Lösungen liegen oft gar nicht im medizinischen Bereich, auch wenn die Frauen mit körperlichen Beschwerden kommen, zum Beispiel häufigen Pilzinfektionen. Im Gespräch stellt sich dann heraus, daß sie vielleicht einmal vergewaltigt worden sind, diese diskriminierende Situation aber irgendwo abgedrängt haben, und das taucht jetzt eben als körperlich empfundenes Jucken, Brennen oder auch als Schmerz auf.

Eva Schindele: *Das heißt, daß Sie sich gar nicht in erster Linie als medizinische Fachfrau fühlen?*

Mura Kastendieck: Doch, doch – aber in einem geschwisterlichen Sinne. Ich bin die Frau, die versucht, ihr medizinisches Wissen verständlich weiterzugeben; die die Frauen ermutigt, nachzufragen und vor allem nachzudenken. Manchmal bin ich vielleicht auch die liebe Mutter, und das ist dann auch in Ordnung.

Eva Schindele: *Immer wieder höre ich Ärzte klagen, die Frauen wollten die Verantwortung für sich ja abgeben. Ist das auch Ihre Erfahrung?*

Mura Kastendieck: Natürlich gibt es auch solche Frauen, und natürlich wird dies auch von der herkömmlichen Medizin unterstützt. Zum Beispiel bieten jetzt immer mehr Gynäkologen eine extra Teenagersprechstunde an. Das hört sich erst mal ganz interessant an und eigentlich ganz toll aufgeschlossen den Mädchen gegenüber. Aber es ist auch der frühzeitige Versuch, die Mädchen auf die Gynäkologie einzuschwören. Und ich finde es genauso kritisch, wenn Mütter mich fragen: Meine Tochter ist jetzt 14, oder, meine Tochter hat angefangen zu bluten, soll ich sie nicht lieber mal mitbringen? Meine Antwort ist dann immer, daß Mädchen nicht das Gefühl bekommen sollen: Da ist jetzt jemand, eine Fachfrau, die für meinen Körper zuständig ist. Die sollen selber gucken, wie sie sich fühlen und ob alles in Ordnung ist. Sie müssen ermutigt werden in ihrer körperlichen Selbstwahrnehmung.

Warum kommen die Frauen in dic Praxis?

Mura Kastendieck: Bei uns in der Praxis ist die Klientel eigentlich anders. Die meisten Frauen sind doch aufgeschlossen; vielleicht haben sich auch unsere Patientinnen im Laufe der Jahre verändert. Aber natürlich gibt es auch andere, die alle Verantwortung an die Expertin delegieren wollen, und mit denen habe ich die größten

Schwierigkeiten. Ich merke, wie ich mich bei solchen Frauen innerlich verschließe. Ich kann doch als Ärztin immer nur Vorschläge machen; die Heilung selbst ist ein Prozeß, der von Medizinern vielleicht günstig beeinflußt werden kann, der aber auch von der Frau selbst vollzogen werden muß.

Eva Schindele: *Aus welchen Gründen kommen die Frauen denn in der Regel in Ihre Praxis?*

Mura Kastendieck: Wir haben sehr viele, die zur Verhütungsberatung kommen; alle die Frauen, die beispielsweise die Pille nehmen oder eine Spirale haben, kommen ein- oder zweimal im Jahr zur Kontrolle. Das hat sicher auch etwas damit zu tun, daß die Frauen nun wissen, die Pille ist ein fremder Einfluß auf ihren Körper, das muß noch kontrolliert werden. Bei der Spirale wollen sich die Frauen oft vergewissern, ob die Spirale noch richtig sitzt, so daß sie auch wirklich vor einer Schwangerschaft geschützt sind. Obwohl, da sage ich auch oft, daß das mit einer Selbstuntersuchung auch weitgehend möglich ist: einfach den Finger in die Scheide und fühlen, ob der Faden da ist und ob er noch unten rausguckt. Das reicht als Kontrolle eigentlich aus.
Und wir haben viele, die kommen zur Krebsfrüherkennung. So manches Mal, wenn ich mich frage, was ich den lieben langen Tag mache, geht es mir so, daß ich denke: Eigentlich sind 90 Prozent dessen, was ich mache, überflüssig.

Eva Schindele: *Was meinen Sie damit?*

Mura Kastendieck: Also diese Kontrollen von normalen Befunden, wo die Frauen eigentlich keine Beschwerden haben und nur eben so eine Art Check-up haben wollen, sich also über Laborwerte, Abstrich und Tastuntersuchung ihr Befinden bestätigen lassen wollen. Sicherlich hat die Zahl der Frauen, deren Gebärmutterhalskrebs erst in einem späten Stadium entdeckt wurde, abgenommen, aber ob man deshalb jedes Jahr einen Abstrich machen sollte, bezweifle ich. Dieser Krebs wächst ja langsam. Ich treffe immer mehr Frauen, die inzwischen so von ihrer Krebsangst bestimmt sind, daß sie auch das Gefühl für ihren Körper völlig verlieren. Es wäre schön, wenn alle so ein Gefühl zu ihrem Körper hätten, daß sie sagen könnten: Im Moment fühle ich mich in einer schwierigen Phase, da wäre es ganz gut, wenn ich mich untersuchen ließe. Denn das sind die gefährlichen Zeiten, in denen man krank werden kann.

Eva Schindele: *Ist die Betreuung von Schwangeren nicht ein Schwerpunkt in Ihrer Praxis?*

Mura Kastendieck: Ja, über Schwangerenvorsorge haben wir in den letzten Jahren viel nachgedacht und auch neue Konzepte entwickelt. Ich habe da im übrigen auch viel in Afrika gelernt.

Eva Schindele: *Was haben Sie in Afrika für Ihre Arbeit hier gelernt?*

Mura Kastendieck: Daß Schwangerschaft und Geburt keine Krankheiten sind. Ich habe gemerkt, wieviel erkennbar ist mit den ganz alten klassischen Möglichkeiten der genauen Befragung, genauen Untersuchung und wie weitgehend gerade auf die technische Medizin verzichtet werden kann; auch dann, wenn die Schwangerschaft nicht normal läuft. Aber meistens sind es normale Schwangerschaften, auch wenn Deutschlands Statistiken was anderes sagen. Das ist doch alles eine Frage der Interpretation. Ich habe auf jeden Fall durch meine Erfahrungen in Tansania gelernt und auch den Mut gewonnen, ohne Ultraschall, ohne Herztonüberwachung, ohne CTG zu arbeiten und trotzdem zu erkennen, ob ein Problem oder eine Störung vorliegt. Leider ist es ja inzwischen so, daß wir Frauenärzte eine natürliche Schwangerenbetreuung und Geburtshilfe gar nicht mehr lernen. Die Mehrzahl der jungen Gynäkologen hat gar keine Ahnung, wie man zum Beispiel was ertasten kann. Sie sind völlig auf die technischen Geräte angewiesen. Ich habe aber auf der anderen Seite auch erlebt, daß es eine Katastrophe für Mutter und Kind sein kann, alles der Natur zu überlassen.

Eva Schindele: *War denn Ihre Arbeit in Afrika in erster Linie medizinischer Art, oder lief sie mehr im Sinne von Begleitung?*

Mura Kastendieck: Ich würde schon sagen, es war mehr eine Betreuung im Sinne von Begleitung, also Beratung. Aber wir haben auch mit einfachen Methoden untersucht, wenn Gefahren im Anmarsch waren, wenn das Kind beispielsweise nicht richtig lag oder wenn es Zwillinge waren. Vor allem die Mangelernährung und die Blutarmut sind in Afrika natürlich häufig Ursache für Probleme, die hier im reichen Deutschland kaum eine Rolle spielen.

Eva Schindele: *Welche Probleme haben denn Schwangere hier?*

Mura Kastendieck: Eines ist sicherlich, daß viele Schwangere so allein gelassen sind. Sie haben keine Schwester, Tante oder sonst jemanden, bei dem sie Schwangerschaften und auch Geburten hautnah miterlebt hätten. Viele haben auch kein Vertrauen mehr in ihren Körper. In Tansania ist es zum Beispiel so, daß ein großer Unterschied zwischen der ersten und zweiten Geburt besteht. Die erste Geburt hat für die Frau eine ganz andere Bedeutung. Sie wird als ein Übergangsritus, eine Art Prüfung angesehen: vom Mädchen zur Frau. Bei der zweiten Geburt sind die Frauen schon sehr viel erfahrener und reifer. Ein schwerwiegendes Problem sind hier auch die verinnerlichten Leistungsansprüche der Frauen. Sie haben den Anspruch, neben und trotz ihrer Schwangerschaft allen Anforderungen in Arbeit und Familie weiterhin gerecht zu werden. Dieses wird durch die Erwartungen der Umgebung verstärkt, und sie stehen häufig in einer Überforderung. Der Ausweg aus dieser Überforderung ist dann das Auftreten vorzeitiger Wehen als eine Art Hilferuf.

Eva Schindele: *Wie schaut denn Ihre Form der Schwangerenbetreuung aus?*

Mura Kastendieck: Wir legen viel Wert auf Begleitung der Schwangeren. Das medizinische Durchchecken machen wir zwar auch, aber das ist das Zweitrangige. Uns ist es wichtig, daß wir die Frau bei der Beziehungsbildung zu ihrem Ungeborenen unterstützen und ihr helfen, die Konflikte, die möglicherweise in der Schwangerschaft aktualisiert werden oder überhaupt erst entstehen – zum Beispiel mit den Anforderungen am Arbeitsplatz – frühzeitig zu erkennen und sie dadurch auch lösen zu können. Ein Beispiel: Wenn eine Frau in einer Phase der Schwangerschaft einfach ihre Arbeit an der Kasse bei Komet nicht mehr schafft, dann würden wir dieses Gefühl mit ihr besprechen und gemeinsam nach Lösungen suchen, wie sie entlastet werden kann. Möglicherweise schreiben wir sie dann auch krank. Durch dieses frühzeitige Erkennen von möglichen Störungen können wir die meisten, bevor sie für die Schwangerschaft gefährlich werden, abstellen. Seit wir diese Form der Schwangerenbegleitung machen, kommen bei uns so gut wie keine Frühgeburten mehr vor.

Eva Schindele: *Wie arbeiten Sie denn in diesem Fall interdisziplinär?*

Mura Kastendieck: Wichtig ist, daß bei uns ja auch Hebammen und Geburtsvorbereiterinnen mitarbeiten, so daß wir so etwas wie ein Netz, aber auch ein Nest sein können. Das heißt, die schwangeren Frauen sollen sich bei uns wohl fühlen und je nach Frage auch verschiedene Ansprechpartnerinnen haben. Prinzipiell macht auch die Hebamme im Wechsel mit der Ärztin die Vorsorgeuntersuchungen. Wir stärken die Frauen auch durch körperliche Übungen in der Wahrnehmung ihres sich verändernden Körpers; wir ermutigen sie, auf Körpersignale zu hören und Selbstverantwortung zu übernehmen.

Wir verstehen uns sozusagen als das Geländer, an dem sich die Frauen, wenn es nötig ist, auch mal festhalten können, bevor sie die nächste Stufe nehmen. Und wir bieten natürlich auch psychologische Gespräche an, wenn die Frau es will. Bei uns arbeitet eine Psychotherapeutin mit, und meine Kollegin hat vor kurzem auch ihren Psychotherapietitel gemacht.

Eva Schindele: *Kommen denn auch Frauen zu Ihnen, weil sie einen psychischen Konflikt haben, der sie krank macht?*

Mura Kastendieck: Es ist ganz oft so, daß Frauen wegen irgendeines körperlichen Symptoms zu uns kommen, und dahinter verbirgt sich oft ein anderer Wunsch. Ich sehe meine Aufgabe darin, den Frauen Konflikte bewußter zu machen und ihnen auch bei der Lösung zu helfen. So ist es wichtig, daß ich genau hinhöre, wenn Frauen kommen und sagen: Ich möchte eine Verhütungsberatung oder einen »Abstrich«. – Ob das nicht nur der Aufhänger ist und sie vor allem ein Gespräch über Partnerschaft, über Sexualität, über Umgang mit dem eigenen Körper suchen. Und in dem Maße, wie ich dafür sensibel bin, daß hinter diesem Aufhänger etwas anderes steht, sehe ich meine Arbeit auch als sinnvoll an. Also ist das medizinische Drumherum oft nur eine Art Träger für eine Beziehung, die da entsteht.

Eva Schindele: *Das heißt aber auch, daß viele Ihrer Patientinnen doch besser gleich in eine psychologische Beratungsstelle gehen könnten?*

Mura Kastendieck: Ja und nein. Viele, die zu uns kommen, haben sich ihr Problem noch gar nicht bewußt gemacht, sie leiden nur – auch körperlich –, und es geht ihnen nicht gut. Das körperliche Symptom bringt sie in die Praxis und steht für einen dahinter liegenden Konflikt. So kommt es bei uns oft vor, daß sie erst beim Rausgehen den Mut fassen, das anzubringen, was sie eigentlich noch bedrückt.

Eva Schindele: *Was sind denn das für Probleme?*

Mura Kastendieck: Das sind häufig Partnerschafts- und Sexualitätsprobleme, die in einer schlechten Beziehung begründet liegen. Oder häufig haben Frauen auch einen ambivalenten Kinderwunsch.

Eva Schindele: *Ambivalenter Kinderwunsch – was meinen Sie damit?*

Mura Kastendieck: Sich nicht zuzutrauen, ein Kind auszutragen, zu gebären oder auch großzuziehen. Viele Frauen haben die Sorge, der Aufgabe nicht gewachsen zu sein, vor allem dann, wenn sie weiterhin berufstätig sein wollen oder auch müssen. Mitunter haben Frauen auch Angst vor köperlichen Veränderungen.

Was Frauen über sich und ihren Körper wissen und welche Rolle die Gynäkologie dabei spielt

Eva Schindele: *Sie haben doch zwei Jahre in Tansania gearbeitet. Was ist Ihre Erfahrung, welches Körpergefühl haben afrikanische Frauen?*

Mura Kastendieck: Ich will nicht anmaßend sein, die Zeit war einfach zu kurz, um fertige Urteile abzugeben. Außerdem waren die meisten der Frauen, die ich in Tansania betreut habe, Analphabeten. Ich hatte den Eindruck, daß die Kenntnisse der einzelnen Frauen über ihren Körper ausgesprochen gering sind. Zumindest aus der naturwissenschaftlich-medizinischen Sicht. Aber sie hatten viele Bilder und Vorstellungen. Ich kann das vielleicht an einem Beispiel festmachen: Die Gebärmutter nennen sie die Stadt des Gebärens. Auch die Erklärungen für Geburt, Krankheit und Tod werden nicht in biologischen, naturwissenschaftlichen Modellen gesucht. Vielmehr verstehen sich die Menschen und somit auch die Frauen als eingebunden in ihr Schicksal, das von einem Gott gelenkt wird. So war die Erklärung für Totgeburt: Es war der Wille Gottes, er hat dieses Kind zu sich zurückgenommen, jetzt habe ich zwei Kinder und einen Engel.

Eva Schindele: *Die Frage ist ja nur, inwieweit Frauen hier zwar die medizinisch richtigen Begriffe für einzelne Organe wissen, aber trotzdem von dem, wie sie ihren Körper erleben, eigentlich eher entfremdet sind.*

Mura Kastendieck: Das glaube ich auf jeden Fall. Bei uns wird immer behauptet, die Aufklärung sei so groß. Aber das theoretische Wissen und die Vorstellungen über den eigenen Körper klaffen weit auseinander. Das erlebe ich hier immer immer wieder, wenn ich junge Frauen habe und frage, ob sie sich schon einmal mit dem Spiegel angeguckt haben. Ich würde mal sagen, von zehn sagen vielleicht vier, daß sie sich schon selbst untersucht haben. Auch die Geschlechtsteile der Freundin anzuschauen – was man ja von den Jungs in der Pubertät kennt, daß sie ihre Penislänge vergleichen – ist, glaube ich, selten. Allerhöchstens: Ich erinnere mich, daß wir als Freundinnen uns mal angefühlt, angefaßt haben, wie sich bei der anderen eine Brust anfühlt. Aber das war an Austausch eigentlich das einzige.

Eva Schindele: *Möglicherwiese hängt das auch damit zusammen, wie Weiblichkeit kulturell verhandelt wird – zum Beispiel daß Menstruation eher etwas Ekliges ist – und daß Mädchen diese Abwertung des Weiblichen schon ganz stark mitkriegen.*

Mura Kastendieck: Ich finde, das hängt sehr stark an der Werbung, daß die Werbung darauf abzielt, daß man sich in der Zeit der Regelblutung am besten nichts anmerken lassen darf, daß man so funktionieren muß wie sonst. Diese alte Geschichte, mit Tampons kann man reiten, schwimmen und alles machen. Im Grunde heißt das total verdrängen, abspalten, ignorieren, obwohl das Gegenteil, es sich gerade gemütlich machen und vielleicht auch mal mehr Ruhe einhalten, wahrscheinlich angenehmer und auch gesünder wäre. Wichtig finde ich, daß Symptome gerade im Zusammenhang mit Menstruationsstörungen sich verändern, sobald die Frauen sie anders wahrnehmen und auch anders damit umgehen.

Eva Schindele: *Nun ja, wie die Frauen mit ihrer Menstruation umgehen, das spiegelt aber doch auch die kulturelle Sichtweise; so bricht sich doch zum Beispiel das zyklische Erleben immer wieder mit der gesellschaftlichen Leistungsorientierung.*

Mura Kastendieck: Das stimmt. Ich kenne Situationen, in denen Frauen zu mir sagen, während der Regel fühlten sie sich so schlecht: Ich kann doch nicht alle vier Wochen fehlen. – Manchmal würde sie das aber am liebsten. Sie würde am liebsten am ersten Tag der Regel fehlen, weil sie dann das tun könnte, was sie am liebsten machen würde. Sich vielleicht mit einer Wärmflasche und einer Zeitung aufs Sofa legen, und damit hätte sie auch keine Beschwerden mehr. Jetzt kommt sie mit der Erwartung, mit dem Wunsch, dem Anspruch. Und wir reagieren entsprechend angepaßt auf den Wunsch: Mach mir das weg, Doktor, damit ich nicht alle vier Wochen ausfalle, wie sieht das denn aus, und alle gucken mich schräg an, das geht ja nicht.

Eva Schindele: *Ist es beim Prämenstruellen Syndrom nicht ähnlich?*

Mura Kastendieck: Ja. Meine Kollegin hat zum Beispiel beobachtet, daß das prämenstruelle Syndrom immer dann stark auftritt, wenn Frauen sich überfordern, wenn sie sich mehr vornehmen, als sie eigentlich schaffen. Genau dieses: nicht bestehen in den Tagen, mal Dinge absagen, mal nicht so funktionieren, sagen, laßt mich alle in Ruhe. Und so fühlen sich die Frauen, ich kenne es selber auch. Das ist wirklich eine Frage: Wie gehen wir Frauen in diesen Tagen, an denen wir uns einfach nicht so leistungsfähig fühlen, mit uns um? Wenn wir uns ständig noch mehr herausfordern, fangen wir an, um uns zu beißen: Ihr stinkt mir alle. – Es gibt diese Stimmung, man fühlt sich wie unter Hochspannung. Wir haben mit vielen gesprochen, ob sie nicht mal darauf achten können, daß es ihnen guttäte, Dinge abzusagen, nein zu sagen, zu sagen, ich brauch' heute Mittagsschlaf. Dann ist dieses Spannungsgefühl, das prämenstruelle Syndrom, wirklich geringer. Das heißt, die Zuspitzung der starken Beschwerden entsteht eigentlich erst, wenn diese beiden Welten – die Anforderungen und die eigenen Bedürfnisse – aufeinanderknallen. In der Schwangerschaft ist es ähnlich und im übrigen auch in den Wechseljahren. Das muß auch etwas mit der sozialen Stellung zu tun haben.

Eva Schindele: *Wie meinen Sie das?*

Mura Kastendieck: Wenn eine Türkin in den Wechseljahren stark unter Hitzewallungen leidet, so kann sie dieses eher annehmen und ertragen – darin liegt sicher auch ein Erdulden –, und sie sieht keinen Behandlungsbedarf. Das habe ich beobachtet. Also, die Veränderungen sind zwar da, aber wie werden die Veränderungen angenommen, und können sie in das eigene Selbstbild integriert werden?

Eva Schindele: *Mit PMS oder Menstruationsbeschwerden zur Gynäkologin zu gehen bedeutet ja, daß das Problem nicht mehr in erster Linie als soziales oder kulturelles Problem angesehen wird. Vielmehr wird es oftmals auf ein körperliches Symptom reduziert, also auf eine andere Ebene gehoben.*

Mura Kastendieck: Das Problem ist: Es wird gesellschaftlich nicht akzeptiert, daß Frauen einen anderen Rhythmus haben. Ihr Zyklus muß medizinisch »beseitigt« werden. Und da haben wir Gynäkologen eine fatale Rolle. Darüber wird von vielen Kollegen und Kolleginnen nicht nachgedacht, aber auch bei den Frauen wird darüber nicht nachgedacht. Viele kommen auch mit der Erwartung: Mach alles weg, was mich stört und irritiert. – Und oft sind es eben auch körperliche Veränderungen, die irritieren, weil sie einfach ungewohnt sind, zum Beispiel die Wechseljahre oder auch die Schwangerschaft. Die Erwartung hegen heißt auch die Verantwortung für sich ein Stück weit wegschieben und der Medizin übergeben.

Über Vaginal-Scanner, Gynäkologenstuhl und erotische Phantasien

Eva Schindele: *Einige Studien zeigen, daß Gynäkologinnen eher eine sprechende Medizin praktizieren. Und Sie haben bislang auch dargelegt, daß Sie viel Wert auf eine psychosomatische Sichtweise* *und auf das Gespräch legen. Haben Sie denn überhaupt eine technische Ausrüstung?*

Mura Kastendieck: Aber ja. Sowohl Edith als auch ich sind auch technisch interessiert. Wir fahren zum Beispiel oft zu Utraschallkongressen, und wir haben auch den Vaginal-Scanner – einen Stab, den man in die Scheide einführt, um den Bauchraum sonographisch zu betrachten – schon recht früh angeschafft, weil wir darin Vorteile sahen. Natürlich hatten wir anfangs auch Bedenken dabei: So ein technischer Stab und den noch in die Scheide einführen? Wir haben es dann auch mit vielen Patientinnen besprochen. Es gab welche, die sagten: Wieso, wenn ich zum Gynäkologen gehe, kriege ich sowieso irgendwas in die Scheide eingeführt, ob nun beim Fingertasten oder zum Gucken. – Und das hat uns schon überzeugt. Wir haben uns lange Gedanken über die Form gemacht – es gibt dicke und dünne Vaginal-Scanner – und haben dann einen ganz schmalen gekauft.
Der große Vorteil bei diesem Gerät – gegenüber dem sonstigen Ultraschall – ist, daß die Frauen nicht eine angefüllte Blase zu haben brauchen, was sehr, sehr unangenehm sein kann. Die volle Blase ist notwendig, um die Eierstöcke überhaupt sehen zu können. Alle Frauen, die beides kennengelernt hatten, sagten: Mit leerer Blase und diesem Scheidenultraschall ist es viel angenehmer. – Dann spielt natürlich auch das Visualisieren eine Rolle. Viele finden es wahnsinnig aufregend, sich selber in den Bauch zu gucken. Es ist ein Vorteil. Und es hat mit Angst zu tun. Sonst war es so: Wenn wir was getastet hatten, mußten wir einen neuen Termin ausmachen, zu dem die Frau mit gefüllter Blase kommen mußte; jetzt tasten wir, und wenn da etwas Auffälliges ist, können wir gleich gucken, können das gleich abklären.

Eva Schindele: *Ich habe einen solchen Vaginal-Scanner einige Male gesehen und empfand das Gerät eindeutig als ein sexuelles Symbol.*

Mura Kastendieck: Es kommt darauf an. Nach unserem Eindruck

kommt es auch darauf an, wie mit einer Technik umgegangen wird. Eine meiner grundsätzlichen Auffassungen ist: Nicht die Technik ist schuld, sondern der Umgang damit. Zum Beispiel haben mir Frauen berichtet: Sie waren zum Scheidenultraschall in der Klinik, und einer hat das Ding in der Scheide hängen lassen, ist zum Scheibtisch gegangen und hat telefoniert. Solche Dinge spielen natürlich eine Rolle. Wenn ich mit diesem Gerät untersuche, dann erkläre ich, daß das ähnlich ist wie bei einer Tastuntersuchung. Und gleich anschließend erkläre ich den Befund. Das ist natürlich ein anderer Umgang. Außerdem ist es ein Unterschied, ob ein Mann am gynäkologischen Stuhl steht und Dinge in die Scheide einführt oder ob wir das machen.
Im übrigen merke ich, daß bei mir die Peinlichkeit immer dann am größten ist, wenn ich – da kommt ein Gummi über diesen Stab –, wenn ich das Kondom über diesen Stab ziehe, und nebendran steht der Ehemann und guckt mir dabei zu. Das ist für mich immer noch die peinlichste Situation. Sie sehen, daß das Gegengeschlechtliche da offensichtlich doch große Brisanz hat.

Eva Schindele: *Glauben Sie, daß die Frauen in den letzten Jahrzehnten immer mehr technische Apparaturen an sich herangelassen haben und daß die Technik immer mehr in den Leib der Frau eingedrungen ist?*

Mura Kastendieck: Ja. Und ich sehe, daß die Frauen diese Technik nicht nur akzeptiert haben, sondern sogar immer mehr nach ihr verlangen. Ich sehe das wie eine Spirale, die sich immer weiter hochdreht. Die Medizin bietet sich an, und die Menschen meinen, das kläre noch mehr ab, und fordern das dann auch. Noch stärker ist das ja bei der Bauchspiegelung. Wie oft wird, mal schnell, mit dem Endoskop in den Bauch geschaut, bloß um unklare Beschwerden abzuklären. Und mitunter ist das gar nicht ungefährlich, weil häufige Laparoskopien auch Verwachsungen zur Folge haben können. Trotzdem, die Frauen verlangen danach.

Eva Schindele: *Bauchspiegelung ist ja auch ein Stück Verletzung.*

Mura Kastendieck: Aus der psychosomatischen Arbeit wissen wir: Wenn bei der Bauchspiegelung nichts gefunden wird, kann das den Zugang zu den psychosomatischen Fragen eröffnen. Dann kann dieser Befund, daß keine körperliche Erkrankung hinter den Beschwerden steckt, abgehakt werden. Daß es manchmal diesen Umweg geht, liegt daran, daß unsere Gesellschaft überhaupt sehr körperorientiert denkt und daß die psychischen Bereiche eher als etwas angesehen werden, womit man »klarkommen muß«. Aber auch das ist nicht speziell für unseren Fachbereich typisch.

Eva Schindele: *Haben Sie auch einen Gynäkologenstuhl? Daran machen sich ja viele Assoziationen und Emotionen fest.*

Mura Kastendieck: Wenn die Frau auf dem Gynäkologenstuhl liegt, ist es einfach leichter zu untersuchen – also für den Untersuchenden. Das ist der naheliegendste Grund. Ich kann im Sitzen untersuchen, den Unterleib der Frau in Augenhöhe. Und dadurch, daß die Beine der Frau extra liegen, kann ich dazwischen sitzen, kann gerade gucken. Und die Bauchdecke ist relativ entspannt, es sei denn, die Frau ist aufgeregt und verspannt sich deswegen. Das Tasten, meine ich, geht auf einer Liege genausogut.

Eva Schindele: *Haben Sie schon einmal darüber diskutiert, es in Ihrer Praxis anders zu machen?*

Mura Kastendieck: Sie rennen da bei mir offene Türen ein, weil ich mir gerade darüber Gedanken gemacht habe, ob ich etwas umbaue. Ich würde aber wahrscheinlich nicht auf beide Stühle verzichten wollen. Ich würde in den einen Raum eine Liege stellen und den Stuhl rausschmeißen – und in dem anderen Raum den Stuhl lassen. Wichtig ist: Wird die Untersuchung als Vergewaltigung erlebt und ist die Beziehung so, daß der Arzt der Patriarch ist und die Patientin das Opferlamm, dann erlebt die Frau, wenn sie auf den Stuhl steigen muß, diesen natürlich vielmehr als Schlachtbank. Anders ist es, wenn es ein gutes Gespräch gab, und sie geht dann zur Untersuchung auf den Stuhl.

Eva Schindele: *Es geht eigentlich um die Schamgrenze. Es guckt jemand in deinen Körper, und ich empfinde es sowohl bei Frauen als auch bei Männern als problematisch, wobei bei Männern immer noch das Sexuelle dazukommt. Ich glaube, daß diese Situation viel Anlaß für erotische und sonstige Phantasien bietet, und zwar auf beiden Seiten. Ich weiß nicht, ob das in einer Arzt-Patientin-Beziehung so günstig ist.*

Mura Kastendieck: Nun, ich kenne auch Frauen, die die erotische Beziehung zu ihrem Frauenarzt genießen. Sie gehen gerne zu einem Mann, wenn sie sich attraktiv fühlen, und in dem Maße, wie sich das verändert, wechseln sie zu einer Ärztin. Wir haben sehr viele Frauen, die gerade zu uns kommen wollen, weil sie sich mit zunehmendem Alter, zum Beispiel in den Wechseljahren, nicht mehr so attraktiv finden. Die sagen dann: Jetzt wird mir der Besuch peinlich, oder: Ich schäme mich.

Eva Schindele: *Ich meine, die Lore-Romane mit Gynäkologen, die gibt es ja nun massenhaft.*

Mura Kastendieck: Ich glaube, was da auch mit reinspielt, ist, daß auf uns Frauenärztinnen auch so »Mutterdinge« übertragen werden. Das hängt davon ab, was die Frauen für Erwartungen haben. Es gibt auch Frauen, die wollen nicht zu einer Frau, weil sie denken: Die ist ein Moralapostel. Die hebt den Zeigefinger, so nach dem Motto: Was, du hast das und das gemacht?

Eva Schindele: *Sie haben mir erzählt, daß Sie einmal versucht haben, mit ein paar Männern darüber zu sprechen, was die eigentlich bei der Untersuchung empfinden. Jetzt möchte ich erst einmal Sie fragen: Wie geht es Ihnen mit der Untersuchung des Intimbereichs einer anderen Frau. Wie ist das?*

Mura Kastendieck: Ich merke, man kann sich auf verschiedene Wahrnehmungsebenen bringen. Man kann sich auf eine distanzierte Wahrnehmungsebene bringen und seine Routine ablaufen lassen, dann empfinde ich gar nichts dabei. Dann ist es, wie wenn ich etwas aufschreibe. Ich kann mich aber auch auf eine andere Wahrnehmungsebene bringen, etwa in dem Sinn: Jetzt laß dich mal auf deine Gefühle ein. – Das mache ich manchmal. Auch um mal kritisch zu hinterfragen, was ich eigentlich mache. Und dann entsteht plötzlich eine Situation, in der ich sehr verschiedene Gefühle haben kann – erotische Gefühle wie »die ist schön, die Frau, die hat auch eine schöne Scheide«, so, daß ich auch etwas Herzklopfen kriege, weil ich jetzt meinen Finger in dieser warmen, weichen Scheide habe; aber es gibt auch unangenehme Gefühle. Wenn ich zum Beispiel Frauen rektal untersuche und die den Enddarm voll Kacke haben, weil sie an dem Tag nicht zur Toilette waren, dann muß ich mich, wenn ich auf dieser Wahrnehmungsebene bin, schon zusammennehmen, um mich nicht regelrecht zu ekeln.

Eva Schindele: *Und was erzählen Ihre männlichen Kollegen über ihre erotischen Phantasien?*

Mura Kastendieck: Die waren allein von meiner Frage schon peinlich berührt. Das war das Interessanteste. Wollten erst mal nicht mit der Sprache heraus. Erst als ich sagte, ich hätte angenehme Gefühle bei mir beobachtet, hat einer erzählt, daß er sich Notizen in seiner Kartei macht. Daß er eine gewisse Bewertungsskala hat, nach der er aufschreibt, ob die Frau gut aussieht, attraktiv ist, intelligent und so, und daß er dann, wenn sie wiederkommt, guckt, wie viele Punkte sie gekriegt hat. Ein anderer hat gesagt, er sei froh, daß er soviel zu tun hat, daß überhaupt keine Gefühle hochkommen. Er hat das voll unterdrückt. Ein anderer hat gesagt, daß es ihm ähnlich ginge wie mir, er hat sich quasi so angehängt; und ein vierter hat gar nicht dazu Stellung genommen. Der mit seinem Punktsystem war so witzig, daß wir darüber gefeixt haben. Aber er war wenigstens ehrlich.

Eva Schindele: *Es wird ja vom Berufsverband der Gynäkologen empfohlen, daß immer eine Arzthelferin bei der Untersuchung dabeisein sollte.*

Mura Kastendieck: Es gibt ja männliche Kollegen, die ganz irrsinnig stark darauf achten, daß eine Arzthelferin mit im Raum ist, und es gibt andere, die das Gefühl haben, sie brauchen das nicht. Unsere These ist ja, daß diejenigen, die ihre eigenen Phantasien und Gefühle, Vergewaltigungs- und Mißbrauchsphantasien ganz stark unterdrücken müssen, auch jemanden mit reinnehmen müssen. Nur die kommen auf die Idee, die Frau könnte sie anzeigen. Die anderen, die diese Phantasien weniger haben, die nehmen niemanden mit rein und haben auch keine Prozesse.

Eva Schindele: *Viele Frauen empfinden die Situation im Krankenhaus als sehr entwürdigend. Was ist da Ihre Erfahrung?*

Mura Kastendieck: In der Klinik gibt es vor allem andere Schwerpunkte als in der Praxis. Die Frau wird meist mit ihren Organen identifiziert, und da geht es um »zu groß«, »zu klein«, »verklebt«, »wird wieder hingebastelt«. Aber für die Empfindungen Angst, Freude, Lust ist wenig Platz in der Klinik. Überhaupt spielen die Empfindungen, die Gefühlswelt, dort eine geringe Rolle. Wobei natürlich, wenn es um einen Mann und seine Sexualorgane geht, eine ganze Station sich Gedanken darüber macht, ob er noch »kann« oder nicht. Und bei einer Frau gab es schon mal Sprüche, daß der Damm bei der Senkungsoperation nicht zu eng gemacht werden soll, damit »er« es nicht zu schwer hat, und nicht zu weit, damit sie sich für »ihn« auch noch gut anfühlt. Die Sprüche gab es beim Operieren, bezogen immer auf die Lust des Mannes und nicht darauf, wie es der Frau dann damit geht.

Was wäre, wenn Frauen in der Frauenheilkunde das Sagen hätten?

Eva Schindele: *Sind Männer oder sind Frauen bessere GynäkologInnen?*

Mura Kastendieck: Ich glaube, da gibt es bei beiden Geschlechtern solche und solche. Es gibt Frauen als Gynäkologen, die wenig Achtung vor ihren Geschlechtsgenossinnen haben, und es gibt Männer, die viel Achtung vor den Frauen haben. Ich kenne welche, die sehr behutsam mit Frauen umgehen, und ich kenne Frauen, die aufgrund ihrer wenig reflektierten eigenen Geschichte nicht sehr einfühlsam mit anderen Frauen umgehen. Nach dem Motto: Stellen Sie sich nicht so an, ich habe schließlich auch ein Kind gekriegt. – So etwas kann natürlich nur von einer Frau kommen.

Eva Schindele: *Sehen Sie denn gar keine Unterschiede zwischen Männern und Frauen, was den Umgang mit den Patientinnen angeht?*

Mura Kastendieck: Doch, ein wesentlicher Unterschied ist, daß ich meine eigene Erfahrung als Frau mit einbeziehen kann. Daß ich eigene Erfahrungen an Schwangersein, an Stillen habe und auch noch alle Verhütungsmittel am eigenen Leib getestet. Ein Unterschied ist auch, daß Männer mit den sogenannten kleinen Wehwehchen – was so als kleine Wehwehchen abgetan wird – mehr Schwierigkeiten haben, daß Männer sich eher für klare Symptome und Dinge von regelrechtem Krankheitswert interessieren. Wo ich dagegen aufgrund dessen, was ich selber erlebe, gerade die feineren Sachen auch berücksichtige. Daß die Regel zum Beispiel eine leicht veränderte Farbe hat oder der Ausfluß anders riecht. Ich glaube, daß ich eher auch fühlen kann, wie beunruhigend das sein kann. Ich glaube, daß ich die Frauen in diesen harmlosen Sachen ernster nehmen kann. Auch eine Stillberatung kann man besser machen, wenn man selber mal gestillt hat. Und die Freude, den Schmerz einer Geburt, was das bedeutet, selber erlebt zu haben – das ist schon das, was uns wesentlich von den Männern unterscheidet. Auch unsere Motivation in der Arbeit mit Schwangeren. Ich glaube, dieses behutsame Umgehen hätten wir uns für uns selber auch gewünscht, daß jemand kommt und uns sagt: Jetzt schreibe ich Sie krank, und jetzt machen Sie mal ein bißchen Pause. – Da merken wir einfach, daß wir zum Teil unsere eigenen Wünsche wieder erleben. Und daß wir mit den Frauen jetzt das machen, was wir uns für uns auch gewünscht hätten; in dem Bereich beispielsweise »versorgt werden« und »unterstützt werden«.

Eva Schindele: *Aber auch nur dann, wenn Sie mit Leib und Seele Frau sind und es genießen, können Sie doch auch Ihre Patientinnen günstig beinflussen . . .*

Mura Kastendieck: Ob man seine Weiblichkeit als positiv empfindet und auch das Frausein in der Kultur reflektiert hat, das ist der wichtige Punkt. Ich glaube, daß Frauen in der Gynäkologie in der Gefahr stehen, mehr kompensieren zu müssen; das heißt, sie müssen vielleicht ihre Sensibilität eher durch Schroffheit zudecken. Wenn sie eher als hart erscheinen, dann vielleicht deshalb, weil sie meinen, sie dürften ihre Gefühle nicht rauslassen. Deswegen ist es nicht einfach nur »Frau sein« oder »Mann sein«. Ein Mann, der sich sehr kritisch auseinandersetzt mit dem, was er da als Gynäkologe tut, denke ich, kann das auch ganz gut machen.

Eva Schindele: *Was würde sich in der Frauenheilkunde verändern, wenn die Frauen jetzt das Sagen hätten?*

Mura Kastendieck: Also einmal: Es würde vermutlich weniger unnötig operiert werden. Und wir versuchen das ja zum Teil auch schon, indem wir vermehrt von außen auf Krankenhäuser Einfluß nehmen; indem wir zum Beispiel vermehrt fordern, bei Myomen – je nach Größe und so weiter – entweder gar nicht oder wenn, dann organerhaltend zu operieren. In dem Maße, wie Frauen von außen an diesem Strang ziehen, kommen die männlichen Kollegen in der Klinik unter einen gewissen Zugzwang, sich anders zu verhalten.

Eva Schindele: *Sehen Sie, daß Gynäkologinnen auch so etwas wie eine Lobby bilden können, für Frauen?*

Mura Kastendieck: In dem Maße, wie wir uns als Frauenärztinnen im bisher genannten Sinne einsetzen, zum Beispiel in Forderungen an die Kliniken, und in dem Maße, wie wir öffentlich auftreten, können wir eine Lobby darstellen. Aber da ist die Frage, auf welche Seite wir uns schlagen. Man muß eines sehen: Wir heben uns natürlich auch ab von den anderen Frauen, ob wir das wollen oder nicht. Wir sind eben nicht nur Frau, sondern auch Profi-Frau.

Eva Schindele: *Wie sehen Sie Ihre Aufgabe denn zukünftig?*

Mura Kastendieck: Wir sehen unsere Rolle eigentlich mehr darin, den Frauen ihre Körperbeziehung verbessern zu helfen, ihnen zu zeigen, wie sie auch alleine klarkommen, als darin, uns nun noch mehr zu Experten hochzuschrauben. Die Frauen selbst müssen die Gynäkologie verändern; wir kritische Gynäkologinnen können sie dabei fachlich unterstützen, aber die Veränderungen müssen auch von den Patientinnen gefordert und gewollt werden.

5. KAPITEL

Was Patientinnen über ihre Rechte wissen sollten

(In Zusammenarbeit mit Clemens Müller vom Bremer Gesundheitsladen e. V.)

Viele Trends in der Gynäkologie, die ich in den vorangegangenen Kapiteln kritisiert habe, sind allgemein anerkannte Praxis der Medizin oder entsprechen, wie es so schön heißt, dem Stand der Wissenschaft. Sie bieten also kaum Handhabe, wegen fehlender Aufklärung oder falscher Behandlung etwa juristisch gegen den Arzt oder die Ärztin vorzugehen.

Die einzige Möglichkeit, sich in diesen Fällen zu wehren, besteht darin, einen anderen Umgang mit Frauenarzt oder -ärztin auszuprobieren. Das heißt, sich nicht mehr auszuliefern, Verantwortung für den eigenen Körper und das eigene Wohlergehen zu übernehmen. Das heißt auch, sich nicht im Wust medizinischer Erklärungen und Interpretationen zu verlieren, sondern ein Gefühl für die eigene Haut zu entwickeln. Und das heißt nicht zuletzt, sich kritisch mit einer *Frauenheilkunde* auseinanderzusetzen, die nicht müde wird, uns angebliche Schwäche und Störanfälligkeit einzureden, allein schon des eigenen Geschäfts wegen. Jede Frau kann diese Auseinandersetzung für sich allein betreiben oder mit der guten Freundin, in Selbsthilfegruppen oder Frauengesundheitszentren. Und wir können gezielt GynäkologInnen aufsuchen, die sich um ein anderes Verständnis der Frauenheilkunde bemühen und den Dialog mit einer mündigen Patientin suchen.

Jahrelang haben Frauen sich ihrem Gynäkologen ausgeliefert, ihm blindlings vertraut. Viel zu oft. Sie haben sich in den Bauch schauen lassen, wann immer der Arzt es wollte, und haben die Verwachsungen in Kauf genommen, die dadurch provoziert wurden. Sie ließen sich die Gebärmutter und die Eierstöcke herausnehmen, wenn der Gynäkologe es für angebracht hielt, und glaubten, die danach auftauchenden Rückenschmerzen oder Depressionen seien schicksalhaft. Und sie zogen sich verbittert zurück, wenn sie nach einer Gewebeentnahme an der Brust aufwachten und feststellen mußten, daß sie verstümmelt worden waren. Höchstens Freundinnen, der Partner, der Ehemann erfuhren davon. Ansonsten schämten sich die Frauen für das, was ihnen Mediziner angetan haben. So haben Gynäkologen quasi unter Ausschluß der Öffentlichkeit am weiblichen Körper herumdoktern und schlampen können. Gerade der Pfusch in der operativen Gynäkologie schlägt den aller anderen medizinischen Fächer. Maria Krieger, die ihre Arbeit im »Arbeitskreis Frauenselbsthilfe bei gynäkologischen Problemen« bereits beschrieben hat, sagt aus täglicher Erfahrung in ihrer Beratungsstelle: »Die Verstümmelung vieler Frauen durch angeblich notwendige gynäkologische Operationen schreit zum Himmel.« Maria Krieger und andere geschädigte Frauen haben in den letzten Jahren das verschämte Schweigen gebrochen. Sie gingen in die Öffentlichkeit, diskutieren auf Kongressen und unterstützen Frauen, die auf Schadensersatz klagen. Alle diese Aktivitäten initiierten einen Umdenkungsprozeß – zumindest was die voreilige Entfernung der Gebärmutter anbelangt –, der sich inzwischen auch in der Rechtsprechung andeutet: Gebärmutterentfernungen ohne ausreichenden medizinischen Grund werden mittlerweile nicht mehr ohne weiteres akzeptiert. So hat eine Frau vor Gericht Recht bekommen, weil sie nachweisen konnte, daß sie der Entfernung ihrer Gebärmutter nur zugestimmt hat, weil der Gynäkologe die Gefährlichkeit eines Myoms dramatisiert hat. Das bedeutet, daß der für die Entfernung der Gebärmutter am häufigsten angeführte Grund – nämlich Myome – inzwischen nicht nur von einigen FrauenärztInnen kritisiert wird, sondern daß auch das Gericht die Schwere eines solchen Eingriffs dadurch nicht gerechtfertigt sieht. Allerdings ist die Rechtsprechung auch noch widersprüchlich. So heißt es im Hinblick auf mögliche psychische Folgen in einem Gerichtsurteil, daß die Gebärmutterentfernung bei »einer psychisch gesunden und realitätsausgerichteten Frau zwar ein Bedauern, aber keine psychische Störung hervorruft« (Urteil: VEZR 48/91, Hamm).

Qualitätssicherung und Verbraucherschutz

Für eine Patientin, die ein Sprechzimmer betritt, ist es schwer zu beurteilen, wie fachlich qualifiziert der Gynäkologe, den sie aufgesucht hat, ist. Sie muß ihrer Intuition vertrauen und ist letztendlich seinen medizinischen Künsten bis zu einem gewissen Grad ausgeliefert. Das gilt im Krankenhaus wegen der Schwere der Eingriffe,

aber auch wegen der ohnmächtig-liegenden Position der Frau noch mehr als in einer Praxis.
Unter dem Motto »Patientinnen beurteilen ihre FrauenärztInnen« hat der Kölner Frauengesundheitsladen Hagazussa in Zusammenarbeit mit der Frauen-Gleichstellungsstelle, dem Verband der niedergelassenen Ärzte, dem Berufsverband der Frauenärzte und der Bundesärztekammer einen Fragebogen erstellt. Rund 500 ausgefüllte Fragebögen zu 100 von 140 Kölner FrauenärztInnen sind eingegangen. Die Patientinnen haben sich darin nur zu Fragen geäußert, zu denen sie persönliche Erfahrungen hatten. Gefragt wurde zum Beispiel nach Wartezeiten; nach der Möglichkeit, mit Beschwerden kurzfristig dranzukommen; danach, ob zwischen Privat- und Kassenpatientinnen Unterschiede gemacht werden; ob die Frauen sich ernst genommen fühlten, ob sie sich wohl fühlten und ihre Intimsphäre weitestgehend gewahrt wurde; wie sich die MitarbeiterInnen in der Praxis ihnen gegenüber verhielten; ob während der Untersuchung eine Helferin anwesend war; ob der Arzt/die Ärztin von sich aus erklärte; ob die Diagnose für die Patientin nachvollziehbar war und anderes mehr. Darüber hinaus hatten die Frauen die Möglichkeit, zusätzliche Kommentare, die sie für wichtig hielten, in den Fragebogen zu schreiben.
Die aus den eingesandten Fragebögen gewonnenen Ergebnisse sollen nicht als objektive Wertung, sondern als »Sammlung subjektiver Erfahrungsberichte«[1] verstanden werden. Als solche wird die Ärztekartei auch Interessentinnen, die einen Frauenarzt/eine Frauenärztin im Raum Köln suchen, zur Verfügung gestellt. Auch andernorts, zum Beispiel in Berlin oder Bremen, stehen in den Frauengesundheitszentren den Frauen Ärztekarteien zur Einsicht offen.
Um das Machtgefälle im Arzt-Patientin-Verhältnis abzumildern, fordern Gesundheitsläden und Patientenstellen, aber auch einige kritische ÄrztInnen eine Qualitätssicherung im Gesundheitswesen, eine Art medizinischen Verbraucherschutz.[2] Während wir bisher nur die Qualität von Kühlschränken, Stereoanlagen oder PKWs mit diesem Begriff in Verbindung brachten, gibt es inzwischen die Forderung, Qualitätsstandards und Qualitätskontrolle auch auf ärztliche Leistungen zu beziehen. Selbst ein konservativer Gesundheits-

Ein selbstbewußter Arzt hat keine Angst vor öffentlicher Kritik

»Ein kranker Mensch ist kein souveräner Konsument. Er ist nicht in der Lage, die Qualität eines ärztlichen Angebotes zu beurteilen, ohne daß ihm eine verläßliche Bewertung an die Hand gegeben wird. Wir brauchen eine bessere Qualitätssicherung im Gesundheitswesen von zwei Seiten: erstens als bewußte Kultur qualifizierter Tätigkeit von Experten und zweitens als Transparenz und Bewertung der Angebote durch unabhängige Stellen.

Das Arzt-Patient-Verhältnis ist immer auch ein Beziehungsverhältnis, und Beziehungen müssen von *beiden* Beteiligten beurteilt und wahrgenommen werden. Dabei entziehen sich manche emotionalen Ebenen sicherlich einer objektiven Bewertung, aber das gilt generell im Gesundheitswesen; das *Subjekt* Patient sowie das *Subjekt* Arzt müssen ernst genommen werden! Subjektive Bewertungen sind nicht weniger wertvoll als sogenannte »objektive«. Und ein ich-starker, in sich selbst ruhender Arzt, der eine selbstbewußte, souveräne Medizin vertritt, hat keine Angst vor öffentlicher Transparenz und Kritik.

Wir Ärzte brauchen selbstbewußtere Auseinandersetzungen mit Patienten. Sie helfen, unsere Arbeit besser zu machen. Befragungen und Bewertungen ärztlicher Leistung durch Patienten sind ein Instrument der Qualitätsentwicklung und damit eine Hilfe für die Ärzteschaft – und keine Bedrohung. Krankheiten sind Lebensäußerungen von *Menschen*, und da dürfen Patienten an die Qualitätssicherung größere Anforderungen stellen und müssen Ärzte bereit sein, ein höheres Maß an Transparenz zuzulassen als bei Waschmaschinen oder Bankdienstleistungen.

Der Arzt braucht heute in der Krankenversorgung ein hohes Maß an psychosozialer Kompetenz. Deren Basis ist die Autonomie der Persönlichkeit. Ein Arzt muß im Rahmen seiner Aus- und Weiterbildung auch etwas für sich selbst und seine Entwicklung gewinnen ...«

(Dr. med Ellis Huber, Präsident der Berliner Ärztekammer)[4]

minister wie Horst Seehofer erkennt hier Handlungsbedarf: »Ich könnte mir eine Art Stiftung Warentest für die Medizin vorstellen. Für die operativen Fächer halte ich das für möglich.«[3] Der Vergleich zwischen technischen Abläufen (Produkt/Verbraucherschutz) und Krankheitsgeschehen (medizinischer Verbraucherschutz) ist jedoch nur begrenzt möglich und auch problematisch. Denn warum eine Standardoperation oder -therapie bei der einen Patientin versagt, bei der anderen aber erfolgreich ist, darauf hat auch die Medizin keine eindeutigen Antworten. Wir sind eben keine Maschinen, die auf Knopfdruck immer in der gleichen Weise reagieren.

Heilung ist ein psychosomatischer Prozeß, in dem auch die Beziehung zwischen Arzt/Ärztin und der Patientin eine wichtige Rolle spielt. Doch oft wird dieser Aspekt gerade von den Gynäkologen völlig vernachlässigt. Sie neigen dazu, die Patientin als wichtigste Bündnispartnerin im Prozeß der Genesung zu unterschätzen.

Aber es gibt auch zunehmend GynäkologInnen, die sich Patientinnen wünschen, die Fragen stellen, verstehen wollen, was in ihrem Körper vor sich geht, und an ihrer Heilung mitwirken wollen.

Grundlage jeder guten medizinischen Behandlung ist das Vertrauensverhältnis zwischen Arzt/Ärztin und PatientIn. Es kann nur über das gemeinsame Gespräch entstehen – aber gerade daran fehlt es häufig im medizinischen Alltag. Viele Behandlungsfehler entstehen, da es keinen gelungenen Dialog zwischen der Patientin und ihrem Gynäkologen gab, da die Frauen nicht umfassend über Art und Umfang einer Therapie aufgeklärt worden sind oder ihnen negative Folgen einer Behandlung schlichtweg verschwiegen worden sind.

Damit Sie sich wohler und sicherer fühlen, damit Sie den Mut finden, sich zu informieren und notfalls auch zu wehren, und vor allem damit Fehlbehandlungen (Pfusch) gar nicht erst eintreten, gebe ich, in Zusammenarbeit mit Clemens Müller vom Bremer Gesundheitsladen e. V. (Adresse im Anhang), Ratschläge und Hinweise zu den Pflichten des Arztes und den Rechten der Patientin. Diese Standards sind die Basis, auf der sich eine vertrauensvolle Beziehung zwischen Arzt und Patientin gestalten kann. Im zweiten Teil erläutern wir Wege und Verfahren, wie geschädigte Patientinnen zu ihrem Recht kommen können.

Pflichten des Arztes, Rechte der Patientin

In der Bundesrepublik gibt es kein Patientenrecht. MedizinerInnen haben sich lange Zeit erfolgreich gegen juristische oder gesetzgeberische Einmischung gewehrt, PatientInnen waren auf Gedeih und Verderb ihren ärztlichen Künsten ausgeliefert. Auch hat es die organisierte Ärzteschaft in diesem Jahrhundert zusehends besser verstanden, sich vor Angriffen zu schützen. Der Volksmund sagt's: »Keine Krähe hackt der anderen ein Auge aus.« Und meint damit vor allem die Tradition des ärztlichen Berufsstandes. In der Musterberufsordnung der Deutschen Ärztekammer ist Vergleichbares zu lesen: »In Gegenwart von Patienten oder Nichtärzten sind Beanstandungen der ärztlichen Tätigkeit und zurechtweisende Belehrungen zu unterlassen.«[5] In den letzten Jahren hat sich einiges zum Vorteil der PatientInnen verändert. Da immer mehr geschädigte Patienten vor Gericht zogen und ihre Rechte einklagten, erstritten sie nicht nur einen finanziellen Ausgleich für mögliche durch die Behandlung erlittene körperliche Schäden, sondern erwirkten auch Standards für ärztliches Handeln. Rechte und Pflichten in der Arzt-Patient-Beziehung sind damit juristisch weitgehend geklärt.

Behandlungsvertrag

Wenn Männer oder Frauen sich in ärztliche Behandlung begeben, schließen sie mündlich oder mit Abgabe des Krankenscheins einen Behandlungsvertrag. Arzt und Patient sind Vertragspartner. Daraus ergeben sich Pflichten, die der Arzt erfüllen muß. Und diese Pflichten entsprechen den Rechten der PatientInnen.

Arztwechsel

Jede Frau hat die Möglichkeit, den Arzt zu wechseln. Was viele Frauen nicht wissen: Sie können dies auch im laufenden Quartal tun, zum Beispiel dann, wenn das Vertrauensverhältnis zerstört ist.

Die Behandlungspflicht

Der Arzt ist zur Hilfeleistung verpflichtet; so steht es in der Berufsordnung. Er ist aber von der Behandlungspflicht befreit, wenn der Patient notwendige ärztliche Maßnahmen ablehnt. In dringenden Notfällen muß *jeder* Arzt sofort handeln.

Mit Abschluß des Behandlungsvertrages hat der Arzt folgende Pflichten zu erfüllen:

- Er muß sich die Krankengeschichte (Anamnese) von Ihnen erzählen lassen;
- er muß herausfinden, welche Krankheit(en) Sie haben, das heißt, Befunde ermitteln und Diagnose stellen;
- er muß eine Behandlung (Therapie) vorschlagen und durchführen;
- er muß Sie *aufklären* und Ihre *Einwilligung* zu Untersuchungen und Therapien einholen;
- er muß gewissenhaft arbeiten; um Doppeluntersuchungen beim Arztwechsel oder bei Überweisung ins Krankenhaus zu vermeiden, sind Ärzte zur Kooperation verpflichtet – zum Beispiel sollten Röntgenaufnahmen nur einmal gemacht werden und dann unter den behandelnden Ärzten ausgetauscht werden;
- er muß bemüht sein, Krankheiten frühzeitig zu erkennen;
- er muß Anregungen geben für eventuelle Maßnahmen der Rehabilitation (Kuren u. a.);
- er muß Untersuchungen und die Behandlung dokumentieren;
- und er unterliegt der Schweigepflicht.

Der Arzt schuldet jedem Patienten, jeder Patientin eine sorgfältige, am neuesten Stand der Wissenschaft ausgerichtete Behandlung. Die Frage, was das im einzelnen heißt, kann nicht für jeden Fall gleich beantwortet werden.

Sie ist einfacher zu beantworten, wenn Sie beispielsweise wegen eines gebrochenen Armes behandelt werden, als wenn es sich um schwierige, lebensbedrohende Eingriffe handelt. Kein Arzt kann den Erfolg einer Behandlung garantieren; er kann im Grunde nur statistische Werte und Erfahrungen mit der Behandlung mitteilen.

Manchmal ist es selbst nach wiederholten Untersuchungen, auch durch verschiedene Ärzte, nicht möglich, eine endgültige Diagnose zu stellen. Dann muß sorgfältig überlegt werden, ob weitere diagnostische Maßnahmen sinnvoll sind oder ob zunächst nur der weitere Krankheitsverlauf beobachtet werden soll.

Aufklärungspflicht und Einwilligungsrecht

Der Arzt ist verpflichtet, über jeden Eingriff aufzuklären – auch bei der Behandlung im Krankenhaus. Das heißt, jede Patientin muß über Art und Umfang, Nutzen und Notwendigkeit sowie insbesondere über die mit dem Eingriff oder der Behandlung verbundenen Risiken informiert werden.
Tip: Besorgen Sie sich eine Kopie von Ihrer Einwilligungsbescheinigung. (Wenn es nach einer Fehlbehandlung zum Prozeß gegen den Arzt kommt, kann das *Unterlassen* der Aufklärung bereits dazu führen, daß das Gericht dem Patienten einen Anspruch auf Schmerzensgeld zuspricht. Dies sei hier nur erwähnt, damit Sie sich vorstellen können, wie schwer das Recht auf Aufklärung wiegt.)
Die umfassende Aufklärung bedeutet nicht, daß Sie das Risiko der Behandlung allein tragen. Der Arzt bleibt nach wie vor für Behandlungsfehler verantwortlich.
Es ist ratsam, sich vor jeder Behandlung oder Operation möglichst genau zu informieren. Fragen Sie so lange nach, bis Sie alles verstanden haben! Der Arzt ist verpflichtet, es Ihnen in Ihrer Sprache zu erklären. Sollten ihm unverständliche Fremdwörter über die Lippen gehen, machen Sie ihn aufmerksam – vielleicht hat er's einfach nicht gemerkt!
Tip: Nützlich ist es, sich bereits vor dem Gespräch mit Arzt oder Ärztin Fragen zu überlegen und aufzuschreiben. Hier eine Checkliste:

- Was wird an meinem Körper gemacht?
- Wie notwendig ist die Untersuchung, Behandlung, Operation?
- Wie geht sie vor sich?
- Muß sie wirklich durchgeführt werden?

- Gibt es andere Untersuchungs- oder Behandlungsmethoden, und wie hoch sind deren Erfolgsaussichten?
- Wie groß ist jeweils die Chance, daß die Beschwerden nachlassen oder verschwinden?
  – Mit welchen Neben- oder Nachwirkungen muß ich rechnen?
  – Wie hoch sind die Gefahren, wenn ich die Untersuchung oder Therapie ablehne?

In Notfällen (zum Beispiel, wenn die Patientin bewußtlos ist) ist die Pflicht zur Aufklärung eingeschränkt.

Einwilligungsrecht

Die ärztliche Aufklärungspflicht ist deshalb von so großer Bedeutung, weil *Sie* zu jedem Eingriff (beispielsweise einer Operation oder der Verordnung von Medikamenten) Ihre *Einwilligung* geben müssen. Andernfalls stellt die Behandlung eine strafbare Körperverletzung dar (die einzige Ausnahme sind Notfälle). Zwischen Ihrer Einwilligung und dem operativen Eingriff müssen in der Regel 24 Stunden liegen. Sie können Ihr Einwilligungsrecht aber nur in vollem Umfang nutzen, wenn Sie ausführlich aufgeklärt worden sind. Sie haben aber auch das Recht, auf die Aufklärung zu verzichten und, über die möglichen Risiken unaufgeklärt, sozusagen »blanko« in die Behandlung einzuwilligen. Globale Einwilligungserklärungen nach mündlicher Aufklärung durch den Arzt haben keinen Dokumentationscharakter.
Die Aufklärung vor einer Operation wird heute in vielen Kliniken in Merkblättern dokumentiert (drei Beispiele finden Sie hier abgedruckt). Achten Sie darauf, daß leergebliebene Zeilen im Merkblatt durchgestrichen werden (so daß nachträgliche Manipulationen ausgeschlossen sind), und lassen Sie sich nach Möglichkeit eine Kopie des vor Ihrer Operation ausgefüllten Merkblattes aushändigen!

Gyn 1

Merkblatt* zum Aufklärungsgespräch mit dem Arzt/der Ärztin über die

Bauchspiegelung

(Laparoskopie, Pelviskopie)

Vorgeschlagene weiterführende Eingriffe:

....

Patientenadresse

Von der Allgemeinen Deutschen Patienten-Organisation (A. D. P. O.) überprüft und empfohlen.

Bitte informieren Sie sich!

Sehr geehrte Patientin,

der Eingriff, zu dem wir Ihnen raten, bedarf Ihrer Einwilligung. Damit Sie sich entscheiden können, unterrichten wir Sie in diesem **Merkblatt** und in einem **Aufklärungsgespräch**

- über die Erkrankung sowie
- über Art, Bedeutung, etwaige nachteilige Folgen und Risiken des vorgeschlagenen Eingriffs.

Nur für Patientinnen, die keine nähere Aufklärung wünschen:

Wenn Sie mit dem Eingriff einverstanden sind, aber aus persönlichen Gründen keine nähere Aufklärung wünschen, bitten wir Sie, die unmittelbar anschließende Erklärung zu unterschreiben und das Merkblatt zurückzugeben.

Einwilligung und Aufklärungsverzicht:

Ich willige in den vorgeschlagenen Eingriff einschließlich der Schmerzbetäubung sowie der erforderlichen Untersuchungen und Nebeneingriffe ein und verzichte ausdrücklich auf eine weitere Aufklärung. Ich bin mit Änderungen und Erweiterungen des Eingriffes einverstanden, die sich während der Bauchspiegelung als erforderlich erweisen.

....

Datum Unterschrift der Patientin

Warum raten wir zur Bauchspiegelung?

Eine Behandlung bietet um so bessere Erfolgsaussichten, je genauer der Arzt Art und Umfang der Erkrankung kennt.

Die Bauchspiegelung dient der Abklärung von Beschwerden, krankhaften Befunden oder von Störungen der Empfängnis.

Durchführung des Eingriffs

Es kommen zwei Verfahren, die in Allgemeinnarkose oder örtlicher Betäubung ausgeführt werden, in Betracht:

- Mit Hilfe einer Spezialnadel werden zunächst einige Liter Kohlensäuregas in den Bauchraum eingeleitet, um die Übersicht zu verbessern. Danach wird durch einen etwa 1 cm langen Schnitt im Bauchnabelbereich ein Führungsrohr für das Spezialinstrument in den Bauchraum eingeführt. Oder:
- Die Bauchhöhle wird mit einem kleinen Schnitt im Bauchnabelbereich unter Sicht eröffnet, das Führungsrohr für das Spezialinstrument in den Bauchraum vorgeschoben und erst dann das Kohlensäuregas in den Bauchraum eingeleitet.

Durch das Führungsrohr wird das Spezialinstrument eingeführt, das die Besichtigung der Bauchhöhle unter Beleuchtung ermöglicht. Um einen besseren Überblick im kleinen Becken zu erhalten, ist unter Umständen die Einführung eines weiteren Instrumentes in die Gebärmutter notwendig (siehe Abbildung). Bei der Abklärung ungewollter Kinderlosigkeit ist dies unumgänglich; das Instrument kann dann zur Durchspülung der Eileiter mit einer Farblösung benutzt werden.

Auch die Entnahme kleinerer Gewebsproben zur mikroskopischen Untersuchung und andere kleinere operative Eingriffe, wie Lösung von Verwachsungen, sind möglich. Mitunter ist im Unterbauch ein weiterer kleiner Einschnitt für ein Hilfsinstrument erforderlich.

Vereinfachte schematische Darstellung

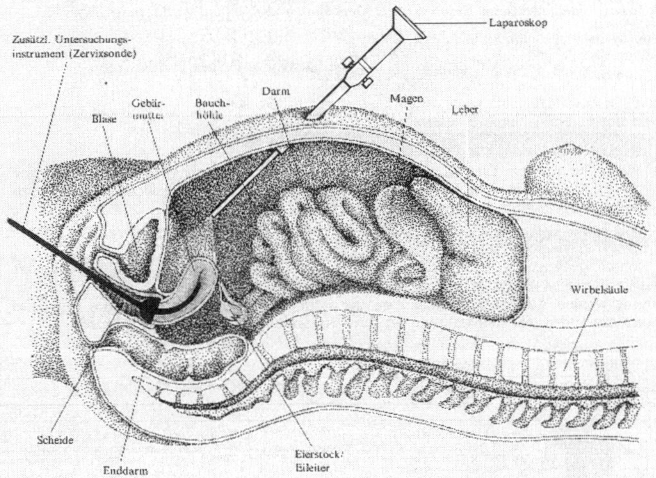

Gyn :

Mögliche Komplikationen

Den Erfolg seiner Behandlung und ihre Risikofreiheit kann kein Arzt garantieren. Die allgemeinen Gefahren ärztlicher Eingriffe, wie Infektionen, Thrombosen (Bildung von Blutgerinnseln), Embolien (Blutgefäßverschlüsse, z. B. durch verschleppte Gerinnsel) und Nachblutungen, sind dank der Fortschritte der Medizin aber viel seltener geworden. Wir können auch mehr als früher dagegen tun.

Verletzungen von Nachbarorganen (z. B. Darm, Harnwege), Nerven, Blutgefäßen und, bei ergänzenden Eingriffen, auch Schädigungen durch elektrischen Strom und Hitzeeinwirkung, sind extrem selten. Solche Verletzungen können eine operative Versorgung mit Eröffnung der Bauchhöhle notwendig machen.

Beschwerden treten nach der Bauchspiegelung nur selten auf. Gelegentlich kommt es zu Schmerzen im Bauch, im Schulter- oder Halsbereich, die nach kurzer Zeit abklingen.

Undurchführbarkeit der Bauchspiegelung

In manchen Fällen stößt die Durchführung des Eingriffs auf technische Schwierigkeiten. Ferner kann bei ausgedehnten Verwachsungen die notwendige Klärung des Befundes (des Krankheitsbildes) unmöglich sein. Am Schluß dieses Merkblatts wird deshalb danach gefragt, ob Sie gegebenenfalls mit einer Abklärung des Befundes durch eine Baucheröffnung einverstanden sind.

Weiterführende Eingriffe

Es kann sein, daß die Untersuchung einen Befund ergibt, der eine weiterführende Operation notwendig macht (z. B. eine Eileiterschwangerschaft).

Damit man Sie nicht zunächst aus der Narkose erwachen lassen und nach einer informierenden Besprechung erneut narkotisieren muß, sollten Sie schon vor dem Eingriff Ihr Einverständnis für solche dringend notwendigen oder speziell mit dem Operateur besprochenen weiterführenden Eingriffe geben (siehe umseitige Einwilligungserklärung).

Das Aufklärungsgespräch

Wir können Ihnen in diesem Merkblatt nur einen allgemeinen Überblick geben. Auf die näheren Umstände des Leidens und auf die Bedeutung, die Vor- und Begleitkrankheiten sowie das Lebensalter für die Behandlung haben, gehen wir im Aufklärungsgespräch ein.

Die praktisch bedeutsamen Komplikationen haben wir im Merkblatt aufgeführt. Es gibt daneben eine Reihe seltener und seltenster sowie geringfügiger Risiken. Auch Voruntersuchungen, eine Vorbehandlung (z. B. Herz/Kreislauf), Nebeneingriffe (z. B. Einspritzungen oder Bluttransfusionen) und die Nachbehandlung können mit Risiken verbunden sein. So kann die nur selten notwendige Bluttransfusion z. B. zur Infektion mit Hepatitis-Viren (Leberentzündung) und extrem selten mit HIV (AIDS) führen.

Insbesondere können eventuell notwendige Maßnahmen zur Beeinflussung der Blutgerinnung zu vermehrten Nachblutungen führen.

Bitte fragen Sie uns nach allem, was Ihnen wichtig erscheint, z. B. ob Nebeneingriffe ernsthaft in Betracht kommen.

Wir werden Sie nach dem Aufklärungsgespräch fragen, ob Ihnen die Aufklärung genügt. Wenn Sie dann keine Fragen mehr stellen, dürfen wir annehmen, daß Sie die Aufklärung verstanden und alles erfahren haben, was Sie wissen wollen.

Bitte helfen Sie uns

bei unseren Untersuchungen und bei der Behandlung

– durch die sorgfältige Beantwortung der Fragen, die wir Ihnen stellen,

– durch Hinweise auf die besondere Bedeutung etwaiger Komplikationen, die sich z. B. aus Ihrer Berufstätigkeit ergeben kann,

– durch die gewissenhafte Beachtung unserer Hinweise für das Verhalten vor, bei und nach der Behandlung.

Gyn 1

1. Erklärung der Patientin nach dem Aufklärungsgespräch	Herr/Frau Dr. ______________________ hat mit mir heute anhand der Hinweise im Merkblatt und der Ergebnisse der Voruntersuchungen ein abschließendes Aufklärungsgespräch geführt. Ich habe die Aufklärung verstanden und konnte alle mich interessierenden Fragen stellen.
	☐ Ich habe keine weiteren Fragen und benötige keine zusätzliche Überlegungsfrist. **Oder**
Bitte Zutreffendes ankreuzen	Ich erbitte eine zusätzliche Aufklärung über die ☐ Art, ☐ Bedeutung, ☐ Folgen, ☐ Risiken
	☐ der Operation, ☐ der Neben- und Folgeeingriffe (z. B. Bluttransfusion).
Ärztlicher Vermerk über das Aufklärungsgespräch z. B. Sicherheit der Diagnose, Notwendigkeit und Dringlichkeit der Behandlung, risikoerhöhende Umstände (z. B. Wiederholungseingriff, Begleiterkrankungen), Behandlungsalternativen, Nebeneingriffe (z. B. Bluttransfusion, Eigenblutspende), etwaige Folgemaßnahmen (z. B. Intensivbehandlung)	______________________
2. Einwilligungserklärung	☐ ja ☐ nein — Ich **willige** hiermit in den vorgeschlagene Untersuchung einschließlich der Schmerzbetäubung sowie der erforderlichen Nebeneingriffe **ein.**
Bitte Zutreffendes ankreuzen	☐ ja ☐ nein — Falls die Bauchspiegelung undurchführbar ist oder keine Klarheit bringt, wünsche ich eine Abklärung durch eine Bauchеröffnung (Probelaparotomie).
	☐ ja ☐ nein — Ergibt die Untersuchung einen aus ärztlicher Sicht operationsbedürftigen Befund, so bin ich mit einer anschließenden Baucheröffnung und Entfernung des erkrankten Organs oder der Verwachsungen einverstanden.
	Im Fall der Verweigerung der Einwilligung:
	☐ Ich bestätige, daß ich über die möglichen gesundheitlichen Nachteile meiner Entscheidung informiert wurde.
	Vermerk des Arztes über etwaige Beschränkungen der Einwilligung (z. B. hinsichtlich Bluttransfusion): ______________________

Datum: ______________ ______________ Unterschrift des Arztes/der Ärztin ______________ Unterschrift der Patientin bzw. des Betreuers

Gyn :

Gyn 4

Merkblatt* zum Aufklärungsgespräch mit dem Arzt/der Ärztin über

operative Eingriffe an Eileitern und Eierstöcken

☐ Bauchschnitt zur Abklärung

☐ Entfernung der erkrankten Organe

☐ ....

Patientenadresse

Von der Allgemeinen Deutschen Patienten-Organisation (A. D. P. O.) überprüft und empfohlen.

Bitte informieren Sie sich!

Sehr geehrte Patientin,

der Eingriff, zu dem wir Ihnen raten, bedarf Ihrer Einwilligung. Damit Sie sich entscheiden können, unterrichten wir Sie in diesem **Merkblatt** und in einem **Aufklärungsgespräch**

- über die Erkrankung sowie
- über Art, Bedeutung, etwaige nachteilige Folgen und Risiken des vorgeschlagenen Eingriffs.

Nur für Patientinnen, die keine nähere Aufklärung wünschen:

Wenn Sie mit dem Eingriff einverstanden sind, aber aus persönlichen Gründen keine nähere Aufklärung wünschen, bitten wir Sie, die unmittelbar anschließende Erklärung zu unterschreiben und das Merkblatt zurückzugeben.

Einwilligung und Aufklärungsverzicht:

Ich willige in den vorgeschlagenen Eingriff einschließlich der Schmerzbetäubung sowie der erforderlichen Untersuchungen und Nebeneingriffe ein und verzichte ausdrücklich auf eine weitere Aufklärung. Ich bin mit Änderungen und Erweiterungen des Eingriffes einverstanden, die sich während der Operation als erforderlich erweisen.

.... Datum .... Unterschrift der Patientin

4e03.93/5

peri med compliance

* empfohlen vom Berufsverband der Frauenärzte e. V. Im System der Stufenaufklärung nach WEISSAUER. – Oktober 1992 – Autoren: H. Koester, E. Koschade, H. Schmidt-Matthiesen, W. Weißauer. Illustrationen: A. Hufnagel-Gäbelein; Atelier Gluska.
Best.-Nr. 607-053 **Best.-Adresse:** perimed Compliance Verlag, Weinstraße 70, 8520 Erlangen, Telefon (09131) 609202

Krankheit und Operationsnotwendigkeit

Die Ergebnisse der Untersuchungen weisen auf eine Erkrankung im Bereich der Eileiter und/oder Eierstöcke (sog. Gebärmutteranhänge) hin.

Bei Veränderungen an den Eileitern und Eierstöcken kann trotz gründlicher Voruntersuchungen oft erst durch den Bauchschnitt und die mikroskopische Untersuchung des dabei entnommenen Gewebes festgestellt werden, ob sie gutartig sind oder auf ernsten Zellveränderungen beruhen.

Die Operation kann auch ergeben, daß das Leiden nicht von den Eileitern und Eierstöcken, sondern von anderen Organen im Bauchraum ausgeht.

Operationsverfahren

Der Bauchraum wird durch einen Längs- oder Querschnitt eröffnet. Art und Umfang der Erkrankung, die wir erst bei der Operation genau feststellen können, bestimmen das weitere Vorgehen.

Es kann die Entfernung eines oder beider Eierstöcke sowie eines oder beider Eileiter notwendig werden. Falls beide Eierstöcke entfernt werden, kann sich die Herausnahme der Gebärmutter zur Erleichterung einer Hormonbehandlung empfehlen.

Bei Erkrankung der Eierstöcke wird man, je nach Krankheit, versuchen, den Rest eines Eierstocks zu erhalten.

Sollte es sich zeigen, daß es sich um eine nicht gutartige Erkrankung handelt, kann eine Entfernung aller inneren weiblichen Geschlechtsorgane (Gebärmutter, beide Eierstöcke und Eileiter) sowie des Netzes und eventuell der Lymphknoten notwendig werden, weil die Heilungsaussichten um so besser sind, je vollständiger ein Krankheitsherd beseitigt wird.

Falls die Erkrankung wider Erwarten von einem anderen Organ ausgeht (z.B. Gebärmutter, Darm), kann es notwendig werden, dieses ganz oder teilweise zu entfernen; Eileiter und Eierstöcke können dann gegebenenfalls erhalten bleiben. Sind mehrere Organe betroffen, muß der Eingriff entsprechend erweitert werden.

Vereinfachte schematische Darstellung

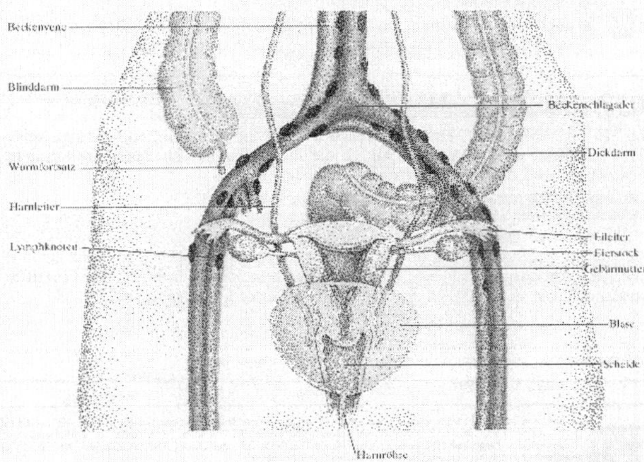

Gyn 4

Unvermeidbare Folgen der Operation

Nur die Entfernung **beider** Eileiter oder **beider** Eierstöcke oder der Gebärmutter hat Unfruchtbarkeit zur Folge. Bei der Entfernung beider Eierstöcke, ebenso wie bei der Entfernung der Gebärmutter, entfällt die Monatsblutung.

Muß nur **ein** Eierstock entfernt werden, so hält der gesunde, funktionsfähige andere Eierstock die hormonelle Versorgung aufrecht. Die Periode bleibt meist erhalten und Schwangerschaften sind möglich.

Bei jüngeren Frauen ist mit dem vorzeitigen Auftreten von Wechseljahrsbeschwerden nur zu rechnen, wenn beide Eierstöcke entfernt werden. Die dann manchmal auftretenden Beschwerden lassen sich durch Medikamente (z. B. Hormone) weitgehend ausgleichen.

Operationen am Eileiter, bei denen dieser erhalten bleibt, erhöhen das Risiko, an einer Eileiterschwangerschaft (sogenannte Bauchhöhlenschwangerschaft) zu erkranken.

Mögliche Komplikationen

Den Erfolg seiner Behandlung und ihre Risikofreiheit kann kein Arzt garantieren. Die allgemeinen Gefahren ärztlicher Eingriffe, wie Thrombosen (Bildung von Blutgerinnseln), Embolien (Blutgefäßverschlüsse z. B. durch verschleppte Gerinnsel), Blutungen während oder nach der Operation, Infektionen und Verwachsungen, sind dank der Fortschritte der Medizin aber viel seltener geworden. Wir können auch mehr als früher dagegen tun. Dies gilt auch für die im Zusammenhang mit der Operation nicht seltene Blasenentzündung.

In der Regel wird der Eingriff komplikationslos überstanden. Trotz größter Sorgfalt des Operateurs lassen sich Verletzungen an den umliegenden Organen, wie Harnblase, Harnleiter und Darm sowie Schädigungen dieser Organe durch Ernährungsstörungen, nicht immer vermeiden. Selbst dann ist eine Fistelbildung (d. h. eine durchgängige Verbindung, z. B. zwischen Harnleiter und Scheide), die weitere Eingriffe erforderlich macht, selten.

Das Aufklärungsgespräch

Auf die näheren Umstände des Leidens und auf die Bedeutung, die Vor- und Begleitkrankheiten für die Behandlung haben, gehen wir im Aufklärungsgespräch ein.

Die praktisch bedeutsamen Komplikationen haben wir im Merkblatt aufgeführt. Es gibt daneben eine Reihe seltener und seltenster sowie geringfügiger Risiken. Auch Voruntersuchungen, eine Vorbehandlung (z. B. Herz/Kreislauf), Nebeneingriffe (z. B. Einspritzungen oder Bluttransfusionen) und die Nachbehandlung können mit Risiken verbunden sein. So kann die nur selten notwendige Bluttransfusion z. B. zur Infektion mit Hepatitis-Viren (Leberentzündung) und extrem selten mit HIV (AIDS) führen. Besprechen Sie deshalb mit Ihrem Arzt die Möglichkeit einer vorsorglichen Bereitstellung von Eigenblut für eine Transfusion, die dieses Infektionsrisiko nicht aufweist.

Insbesondere können eventuell notwendige Maßnahmen zur Beeinflussung der Blutgerinnung zu vermehrten Nachblutungen führen.

Bitte fragen Sie uns nach allem, was Ihnen wichtig erscheint, z. B. ob Nebeneingriffe ernsthaft in Betracht kommen.

Wir werden Sie nach dem Aufklärungsgespräch fragen, ob Ihnen die Aufklärung genügt. Wenn Sie dann keine Fragen mehr stellen, dürfen wir annehmen, daß Sie die Aufklärung verstanden und alles erfahren haben, was Sie wissen wollen.

Bitte helfen Sie uns

bei unseren Untersuchungen und bei der Behandlung

– durch die sorgfältige Beantwortung der Fragen, die wir Ihnen stellen,

– durch Hinweise auf die besondere Bedeutung etwaiger Komplikationen, die sich z. B. aus Ihrer Berufstätigkeit ergeben kann,

– durch die gewissenhafte Beachtung unserer Hinweise für das Verhalten vor, bei und nach der Behandlung.

Gyn 4

Wir bitten um Ihre Entscheidung

Bitte entscheiden Sie sich in der nachfolgenden Erklärung, ob Sie in den vorgeschlagenen Eingriff und die erforderlichen Nebeneingriffe einwilligen oder ob Sie Ihre Einwilligung versagen.

Besondere Umstände, die wir erst während eines Eingriffes feststellen, können zu einer Änderung oder Erweiterung zwingen. Bitte geben Sie Ihre Einwilligung auch dazu. Es würde für Sie eine zusätzliche Belastung bedeuten, wenn der Eingriff abgebrochen und später, nach Tagen, wiederholt werden muß. Es wäre dazu auch ein erneutes Betäubungsverfahren erforderlich.

Ärztlicher Vermerk zum Aufklärungsgespräch
(z. B. individuelle Risiken, zusätzl. Informationswünsche) ______________________________

____

____

____

1. Erklärung der Patientin nach dem Aufklärungsgespräch

Herr/Frau Dr. ______________________________
hat mit mir heute anhand der Hinweise im Merkblatt und der Ergebnisse der Voruntersuchungen ein abschließendes Aufklärungsgespräch geführt. Ich habe die Aufklärung verstanden und konnte alle mich interessierenden Fragen stellen.

☐ Ich habe keine weiteren Fragen und benötige keine zusätzliche Überlegungsfrist.

2. Einwilligungserklärung

Bitte Zutreffendes ankreuzen

☐ Ich **willige** hiermit in den vorgeschlagenen Eingriff einschließlich der Schmerzbetäubung sowie der erforderlichen Untersuchungen und Nebeneingriffe **ein.** Ich bin mit Änderungen und Erweiterungen des Eingriffes einverstanden, die sich während der Operation als erforderlich erweisen.

☐ Ich **versage meine Einwilligung** in den Eingriff. Über die möglichen Nachteile meiner Ablehnung wurde ich informiert.

Vermerk des Arztes über etwaige Beschränkungen der Einwilligung (z. B. hinsichtlich Bluttransfusion):

____

____

Datum: ______________ ______________________________ ______________________________

Unterschrift des Arztes/der Ärztin — Unterschrift der Patientin bzw. der Sorgeberechtigten

Gyr 4

Gyn 5

Merkblatt* zum Aufklärungsgespräch mit dem Arzt/der Ärztin über die

Entfernung der Gebärmutter (Hysterektomie)

- ☐ durch Bauchschnitt
- ☐ von der Scheide aus
- ☐ Mitentfernung der Eileiter und Eierstöcke
- ☐ Mitentfernung der erkrankten Organe
- ☐ ……………………………………

Patientenadresse

überprüft und empfohlen

Bitte informieren Sie sich!

Sehr geehrte Patientin,

der Eingriff, zu dem wir Ihnen raten, bedarf Ihrer Einwilligung. Damit Sie sich entscheiden können, unterrichten wir Sie in diesem **Merkblatt** und in einem **Aufklärungsgespräch**

- über die Erkrankung sowie
- über Art, Bedeutung, etwaige nachteilige Folgen und Risiken des vorgeschlagenen Eingriffs.

Nur für Patientinnen, die keine nähere Aufklärung wünschen:

Wenn Sie mit dem Eingriff einverstanden sind, aber aus persönlichen Gründen keine nähere Aufklärung wünschen, bitten wir Sie, die unmittelbar anschließende Erklärung zu unterschreiben und das Merkblatt zurückzugeben.

Einwilligung und Aufklärungsverzicht:

Ich willige in den vorgeschlagenen Eingriff einschließlich der Schmerzbetäubung sowie der erforderlichen Untersuchungen und Nebeneingriffe ein und verzichte ausdrücklich auf eine weitere Aufklärung. Ich bin mit Änderungen und Erweiterungen des Eingriffes einverstanden, die sich während der Operation als erforderlich erweisen.

Datum ……………… Unterschrift der Patientin ………………

8083 9345

peri med compliance

* empfohlen vom Berufsverband der Frauenärzte e. V. Im System der Stufenaufklärung nach WEISSAUER. – Oktober 1992 – Autoren: H. Koester, E. Koschade, H. Schmidt-Matthiesen, W. Weißauer. Illustrationen: A. Hufnagel-Gäbelein.

Best.-Nr. 607-061 **Best.-Adresse:** perimed Compliance Verlag, Weinstraße 70, 8520 Erlangen, Telefon (09131) 609202

Krankheit und Operationsnotwendigkeit

Bei den Untersuchungen wurde eine Erkrankung der Gebärmutter festgestellt. Solche Erkrankungen können gutartig sein, z. B. Muskelknoten (Myome); sie können aber auch auf ernsten Zellveränderungen beruhen.

Soweit Sie nicht schon aufgrund der Vorgespräche über den Befund und die Operationsnotwendigkeit unterrichtet sind, werden wir Sie im Aufklärungsgespräch näher informieren.

Operationsverfahren

Je nach Krankheit und Ihren körperlichen Verhältnissen wird der Zugang zur Gebärmutter entweder

- durch einen **Bauchschnitt** geschaffen, mit dem die Bauchdecke eröffnet wird oder
- von der **Scheide** aus mit der Durchtrennung der Scheidenhaut am Scheidenende.

Eingriffe, die von der Scheide aus begonnen wurden, lassen sich manchmal wegen unvorhersehbarer Schwierigkeiten nur von einem zusätzlichen Bauchschnitt aus fortsetzen.

Bei beiden Operationsverfahren wird die Gebärmutter aus dem sie umgebenden Gewebe gelöst und meist vollständig (d. h. einschließlich des Gebärmutterhalses) entfernt, um späteren Erkrankungen, wie Gebärmutterhalskrebs, vorzubeugen.

Falls Eileiter oder Eierstöcke ebenfalls erkrankt sind, so kann es notwendig werden, sie gleichzeitig zu entfernen. Solche Erkrankungen lassen sich auch bei gründlicher Voruntersuchung mitunter erst während der Operation erkennen.

Sind die Eierstöcke nach den Wechseljahren funktionslos geworden, kann man sie, falls Sie dies wünschen, auch ohne krankhaften Befund entfernen, um späteren Eierstockserkrankungen vorzubeugen. Für das operative

Vereinfachte schematische Darstellung

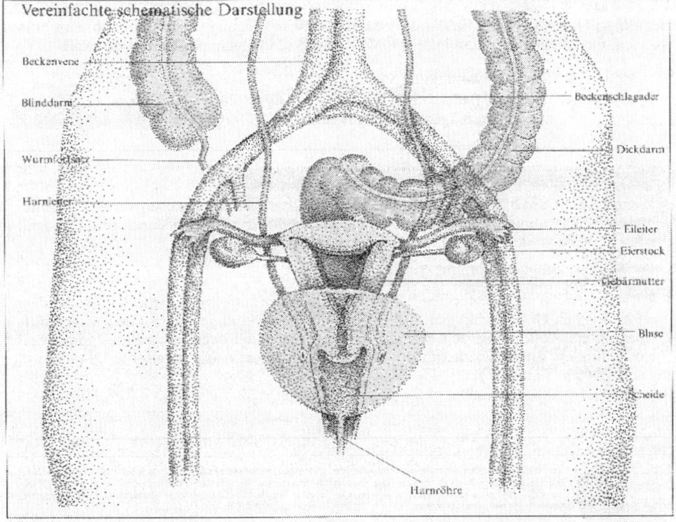

Gyn 5

Vorgehen gilt im übrigen der Grundsatz, daß nur so viel entfernt wird, wie unbedingt nötig.

Wegen der nach der Operation häufig auftretenden, aber vorübergehenden Blasenfunktionsstörung kann es notwendig werden, für einige Zeit einen Katheter zur Ableitung des Urins einzulegen.

Unvermeidbare Folgen der Operation

Die Entfernung der Gebärmutter hat Unfruchtbarkeit zur Folge. Es gibt danach auch keine Monatsblutung mehr. Dies führt aber nicht zur Gewichtszunahme oder zu Veränderungen des weiblichen Empfindens.

Bei jüngeren Frauen ist mit dem vorzeitigen Auftreten von Wechseljahrsbeschwerden nur zu rechnen, wenn beide Eierstöcke entfernt werden. Die dann manchmal auftretenden Beschwerden lassen sich durch Medikamente (z. B. Hormone) weitgehend ausgleichen.

Mögliche Komplikationen

Den Erfolg seiner Behandlung und ihre Risikofreiheit kann kein Arzt garantieren.

Die allgemeinen Gefahren ärztlicher Eingriffe, wie Thrombosen (Bildung von Blutgerinnseln), Embolien (Blutgefäßverschlüsse, z. B. durch verschleppte Gerinnsel), Blutungen während oder nach der Operation, Darmlähmung, Infektionen und Verwachsungen, sind dank der Fortschritte der Medizin aber viel seltener geworden. Wir können auch mehr als früher dagegen tun. Dies gilt auch für die im Zusammenhang mit der Operation nicht seltene Blasenentzündung.

In der Regel wird der Eingriff komplikationslos überstanden. Trotz größter Sorgfalt des Operateurs lassen sich Verletzungen an den umliegenden Organen, wie Harnblase, Harnleiter und Darm, sowie Schädigungen dieser Organe durch Ernährungsstörungen nicht immer vermeiden. Selbst dann sind Komplikationen, die weitere Eingriffe erforderlich machen, z. B. eine Fistelbildung (d. h. eine durchgängige Verbindung, z. B. zwischen Harnleiter und Scheide), selten.

Das Aufklärungsgespräch

Auf die näheren Umstände des Leidens und auf die Bedeutung, die Vor- und Begleitkrankheiten für die Behandlung haben, gehen wir im Aufklärungsgespräch ein.

Die praktisch bedeutsamen Komplikationen haben wir im Merkblatt aufgeführt. Es gibt daneben eine Reihe seltener und seltenster sowie geringfügiger Risiken. Auch Voruntersuchungen, eine Vorbehandlung (z. B. Herz/Kreislauf), Nebeneingriffe (z. B. Einspritzungen oder Bluttransfusionen) und die Nachbehandlung können mit Risiken verbunden sein. So kann die nur selten notwendige Bluttransfusion z. B. zur Infektion mit Hepatitis-Viren (Leberentzündung) und extrem selten mit HIV (AIDS) führen. Besprechen Sie deshalb mit Ihrem Arzt die Möglichkeit einer vorsorglichen Bereitstellung von Eigenblut für eine Transfusion, die dieses Infektionsrisiko nicht aufweist.

Insbesondere können eventuell notwendige Maßnahmen zur Beeinflussung der Blutgerinnung zu vermehrten Nachblutungen führen.

Bitte fragen Sie uns nach allem, was Ihnen wichtig erscheint, z. B. ob Nebeneingriffe ernsthaft in Betracht kommen.

Wenn Sie nach dem Aufklärungsgespräch keine Fragen mehr stellen, dürfen wir annehmen, daß Sie die Aufklärung verstanden und alles erfahren haben, was Sie wissen wollen.

Bitte helfen Sie uns

bei unseren Untersuchungen und bei der Behandlung

– durch die sorgfältige Beantwortung der Fragen, die wir Ihnen stellen,

– durch Hinweise auf die besondere Bedeutung etwaiger Komplikationen, die sich z. B. aus Ihrer Berufstätigkeit ergeben kann.

– durch die gewissenhafte Beachtung unserer Hinweise für das Verhalten vor, bei und nach der Behandlung.

Gyn 5

Wir bitten um Ihre Entscheidung

Bitte entscheiden Sie sich in der nachfolgenden Erklärung, ob Sie in den vorgeschlagenen Eingriff und die erforderlichen Nebeneingriffe einwilligen oder ob Sie Ihre Einwilligung versagen.

Besondere Umstände, die wir erst während eines Eingriffes feststellen, können zu einer Änderung oder Erweiterung zwingen. Bitte geben Sie Ihre Einwilligung auch dazu. Es würde für Sie eine zusätzliche Belastung bedeuten, wenn der Eingriff abgebrochen und später, nach Tagen, wiederholt werden muß. Es wäre dazu auch ein erneutes Betäubungsverfahren erforderlich.

Ärztlicher Vermerk zum Aufklärungsgespräch
(z. B. individuelle Risiken, zusätzl. Informationswünsche) ______________________

____

____

____

____

1. Erklärung der Patientin nach dem Aufklärungsgespräch

Herr/Frau Dr. ______________________
hat mit mir heute anhand der Hinweise im Merkblatt und der Ergebnisse der Voruntersuchungen ein abschließendes Aufklärungsgespräch geführt. Ich habe die Aufklärung verstanden und konnte alle mich interessierenden Fragen stellen.

☐ Ich habe keine weiteren Fragen und benötige keine zusätzliche Überlegungsfrist.

2. Einwilligungserklärung

Bitte Zutreffendes ankreuzen

☐ Ich **willige** hiermit in die ______________________

____
(geplanter Eingriff)

einschließlich der Schmerzbetäubung sowie der erforderlichen Untersuchungen und Nebeneingriffe **ein**. Ich bin mit Änderungen und Erweiterungen des Eingriffes einverstanden, die sich während der Operation als erforderlich erweisen.

☐ Ich **versage meine Einwilligung** in den Eingriff. Über die möglichen gesundheitlichen Nachteile meiner Ablehnung wurde ich informiert.

Vermerk des Arztes über etwaige Beschränkungen der Einwilligung (z. B. hinsichtlich Bluttransfusion):

____

____

Datum: ______________ ______________________ ______________________

Unterschrift des Arztes/der Ärztin

Unterschrift der Patientin bzw. der Sorgeberechtigten

Gyn 5

Herausgabe der Krankenunterlagen

Der Arzt muß die Behandlung dokumentieren. Er muß Krankenblätter anfertigen, die die Krankengeschichte, die Diagnosen, die Therapien und die Ergebnisse der Behandlung enthalten. Die Krankenunterlagen sind so zu führen, daß ein Arztkollege den Verlauf der Behandlung verstehen kann. (Unzureichend geführte Krankenunterlagen können im Zivilprozeß wegen eines Behandlungsfehlers die Beweislast zum Nachteil des Arztes verschieben.)
Während und nach der Behandlung haben PatientInnen grundsätzlich das Recht, ihre Krankenunterlagen einzusehen und Kopien davon ausgehändigt zu bekommen (die Kosten für die Kopien müssen sie allerdings selbst tragen). Zu den Krankenunterlagen gehören alle Aufzeichnungen wie Krankenblatt, Befundbericht, Arztbriefe, Röntgenaufnahmen. Persönliche Notizen des Arztes sind ausgenommen (sie sind auf der Kopie meist eingeschwärzt). Das wird von der Rechtsprechung damit begründet, daß die Bekanntgabe solcher Notizen das Arzt-Patienten-Verhältnis belasten könnte.
Sie haben das Recht, eine Abschrift der Röntgenanordnung des Arztes zu erhalten, aus der Zeitpunkt und Art der Untersuchung hervorgehen, die untersuchten Körperregionen genannt und die Höhe der Strahlenbelastung angegeben werden. Diese Angaben sollten Sie aufbewahren und vor jeder neuen Röntgenanordnung dem Arzt vorlegen, um unnötig viele Röntgenaufnahmen zu vermeiden. (Fragen Sie Ihren Arzt oder Ihre Krankenkasse nach einem Röntgen-Paß, in dem Sie sich Untersuchungsart und Strahlenbelastung eintragen lassen können!) Das Recht auf Einsicht der Krankenunterlagen ist vor allem dann sehr wichtig, wenn ein Verdacht auf Fehlbehandlung besteht.

Einsicht in die Behandlungsunterlagen – Musterbrief *

Abs.: Name:
Adresse:
Geburtsdatum

An: behandelnden Arzt, Zahnarzt
oder Krankenhaus

Datum

Betr.: Einsicht in Behandlungsunterlagen

Sehr geehrte/r ....!
Seit......... /vom......... bis......... bin ich/war ich bei Ihnen in Behandlung.
Ich bitte Sie, mir folgende Behandlungsunterlagen in Kopie zu übersenden, ggf. sie mir leihweise zur Verfügung zu stellen, damit ich die Kopien selber anfertigen kann: (z. B. Arztberichte, -briefe, Protokolle, Fieberkurven, EKG, EEG, Aufzeichnungen über Medikationen, OP-Berichte, Krankenhaustageblätter, Ultraschallaufnahmen, Entlassungsbericht, Karteikarten vom einweisenden Arzt).
Die Kosten für die Kopien übernehme ich.
Röntgenaufnahmen bitte ich Sie mir leihweise im Original zu überlassen, da diese Kopien sehr kostspielig sind.
Nach § 810 BGB habe ich einen gesetzlichen Anspruch auf Einsicht in eine in fremdem Besitz befindliche Urkunde. § 26 Abs. 2 BDSG klärt, daß Betroffene Auskunft über die zu ihrer Person gespeicherten Daten verlangen können.
Mehrere Gerichtsurteile haben Patienten und Patientinnen darin bestätigt, Einsicht in ihre Behandlungsunterlagen zu erlangen oder diese in Kopie oder als Original ausgehändigt zu bekommen (vergl. NJW 83, 328f.).
Ich bitte Sie, mir die Unterlagen innerhalb von drei Wochen ab Datum des Briefes mit einer Erklärung über deren Vollständigkeit zukommen zu lassen.
Mit freundlichen Grüßen!
Unterschrift

* entworfen vom Bremer Gesundheitsladen e. V.

Wie Sie zu Ihrem Recht kommen

Was tun, wenn das Kind in den Brunnen gefallen ist? Haben Sie den Verdacht, daß ein Diagnose- oder ärztlicher Kunstfehler vorliegt, dann stehen Ihnen verschiedene Wege offen, zu Ihrem Recht zu kommen. Sie können eine außergerichtliche Klärung durch eine von den Ärztekammern eingerichtete Gutachter- oder Schlichtungskommission anstreben, oder Sie können ein Gerichtsverfahren anstrengen und auf Schadensersatz klagen. Beides sind mühsame Wege, für die die Klägerin einen langen Atem braucht. Für das gerichtliche Verfahren brauchen Sie kompetente juristische Unterstützung, denn es besteht die Gefahr, vom Gestrüpp der Arzt-Patientin-Beziehung in das der Rechtsanwalt-Klientin-Beziehung zu geraten. Deshalb ist es ratsam, eine lokale Patientenstelle aufzusuchen (Adressen im Anhang), die PatientInnen über ihre Rechte und Möglichkeiten aufklärt und über Erfahrungen mit Rechtsanwälten verfügt. Zum Glück haben sich immer mehr Gruppen von betroffenen PatientInnen gebildet, die ihre Erfahrungen weitergeben. Im gynäkologischen Bereich sind das zum Beispiel der »Arbeitskreis Frauenselbsthilfe bei gynäkologischen Problemen« oder der Arbeitskreis »Kunstfehler in der Geburtshilfe e. V.«. Ähnlich wie die bekannten Patientenstellen unterstützen sie bei der Anforderung von Behandlungsunterlagen und helfen nicht nur, Verfahren bei den ärztlichen Schlichtungsstellen einzuleiten, sondern bieten auch Begleitung an. In der Regel arbeiten bei diesen Stellen MedizinerInnen mit; sie können die Erfolgschancen für ein Verfahren bereits im Vorfeld medizinisch bewerten.

PatientInnen, die wegen eines Kunstfehlers vor Gericht ziehen wollen, sollten sich das vorher gründlich überlegen und sich über ihre Motivation klarwerden. Sicherlich ist das Bedürfnis nach persönlicher Wiedergutmachung nur zu verständlich, doch die Frage ist, ob der erlittene Schaden durch ein jahrelanges Verfahren wirklich gemindert wird. In der Regel dauern die Gerichtsverfahren fünf bis zehn Jahre. Gerade Demütigungen und seelische Verletzungen sind in einem solchen Prozeß nur selten zu heilen.

»Aber«, so meint Maria Krieger vom »Arbeitskreis Frauenselbst-

hilfe bei gynäkologischen Problemen«, »für manche Frauen ist es besser, statt sich voller Scham zurückzuziehen und Depressionen zu entwickeln, ihre Wut nach außen zu richten, also nicht länger in der Opferrolle zu verharren.«
Allerdings ist dieser Effekt mitunter auch schon zu erreichen, indem Frauen überhaupt öffentlich machen, was ihnen vom Gynäkologen angetan wurde. Deshalb ermutigt dieser Arbeitskreis Frauen, sich zum Beispiel an den Träger des Krankenhauses, in dem geschlampt worden ist, zu wenden. Das kann einmal die Stadt sein, ein andermal die Kirche.

Anspruch auf Schadensersatz

Wann kann man überhaupt vom behandelnden Arzt Schadensersatz oder Schmerzensgeld fordern? Hierunter fallen beispielsweise materielle Entschädigung für erlittene Schmerzen oder für Beeinträchtigung der Lebensqualität, aber auch Kosten für zusätzliche Heilbehandlungen und Behindertenhilfen.
Diese Ansprüche erfolgreich geltend zu machen setzt jedoch einiges voraus. Sie müssen folgendes nachweisen:

- einen Behandlungsfehler;
- einen Schaden und seinen Zusammenhang mit dem Behandlungsfehler;
- rechtswidriges und schuldhaftes Handeln des Arztes.

Alle drei Bedingungen müssen erfüllt sein, damit ein Anspruch auf Schadensersatz beziehungsweise Schmerzensgeld besteht.

Was sind Behandlungsfehler?

Als Behandlungsfehler hat die Rechtsprechung Verstöße gegen allgemein anerkannte Grundsätze der medizinischen Wissenschaft beschrieben. Beispiele verdeutlichen, was damit gemeint ist:

- Ein Mittel, das in die Vene zu spritzen ist, wird in die Arterie gespritzt;
- bei einer Ausschabung wird die Gebärmutter lädiert;
- bei einer Gebärmutterentfernung wird der Darm verletzt.

Zu den Behandlungsfehlern zählen auch Fehler vor der Behandlung: fehlerhafte Befunderhebung und Diagnosefehler, da sie zu Behandlungsfehlern führen können. Beispiele verdeutlichen auch hier, was damit gemeint ist:

- Weil es unterlassen wurde, das Gewebe zu untersuchen, wird eine überflüssige Brustamputation durchgeführt (fehlerhafte oder mangelhafte Befunderhebung);
- ein Gynäkologe versäumt bei einer dreiundvierzigjährigen Patientin, einen Schwangerschaftstest zu machen; den Embryo, den er ertastet, hält er für eine krebsartige Geschwulst und überweist die Frau deshalb ins Krankenhaus zur Hysterektomie (Diagnosefehler).

Es muß nachgewiesen werden können, daß der Schaden, den die Patientin erlitten hat, ursächlich mit der falschen Behandlung zusammenhängt. Beispiele:

- Bei einer fünfundvierzigjährigen Frau wird aufgrund einer Zyste die Gebärmutter entfernt. Bei der Operation wird der Darm schwer verletzt, so daß die Patientin mehrere Nachfolgeoperationen erdulden muß. Als das alles nichts nützt, wird ihr ein künstlicher Darmausgang gelegt;
- einer achtunddreißigjährigen Frau werden Gebärmutter und Eierstöcke entfernt. Der nachbehandelnde Gynäkologe versäumt es, die Frau nach der Totaloperation mit Hormonen zu behandeln. Es kommt zu schweren körperlichen und psychischen Störungen.

Aber auch Verletzungen der erforderlichen Sorgfaltspflicht können justitiabel werden. Ein Beispiel aus der Geburtshilfe:

- Eine hochschwangere Frau, deren Fruchtblase geplatzt ist, geht ins Krankenhaus. Es ist ein langes Wochenende, und niemand kümmert sich um sie. Sie erleidet eine Fruchtwasserinfektion, und das Kind kommt dadurch schwer geschädigt auf die Welt.

Als Kunstfehler gilt aber auch eine Behandlung, die ohne Einwilligung der Patientin durchgeführt wurde. Gerade diese Art von Fehler kommt in der Gynäkologie häufiger vor. Ein krasses Beispiel:

- Eine fünfunddreißigjährige Frau hatte Knoten in der Brust. Zur Abklärung sollte Gewebe entnommen werden. Als die Frau aus der Narkose aufwachte, hatten die Operateure ihr die ganze Brust weggeschnitten.

Es gibt verschiedene Möglichkeiten, eine Wiedergutmachung für einen erlittenen Schaden geltend zu machen. Sie können auf außergerichtlichem oder gerichtlichem Weg zu Ihrem Recht kommen. Welcher Weg zu bevorzugen ist, hängt vom einzelnen Fall ab.
Tip: Wenn Sie finanzielle Ansprüche geltend machen wollen, sollten Sie persönliche Gespräche mit betroffenen Ärzten nur unter Zeugen führen und sich darüber Notizen machen. Ratsamer ist es aber, schriftlich mit Arzt oder Krankenhaus zu verkehren.

Außergerichtliches Verfahren

Haben Sie den Verdacht auf eine Fehlbehandlung, sollten Sie zunächst immer versuchen, sich mit dem behandelnden Arzt in der Praxis oder im Krankenhaus beziehungsweise dem Träger des Krankenhauses zu einigen. Ist einem Arzt ein Behandlungsfehler unterlaufen, sollte er mit Ihnen darüber offen sprechen, denn MedizinerInnen sind für solche Fälle haftpflichtversichert. Sie können sich aber auch direkt mit seiner Haftpflichtversicherung in Verbindung setzen und darüber verhandeln. Über diesen Weg gibt es unterschiedliche Erfahrungen. Die Wahrscheinlichkeit, daß hier ein Behandlungsfehler eingeräumt wird, ist nur bei sehr offenkundigen Fehlern gegeben.

Der Weg über die Schlichtungsstelle

Sie beantragen ein (kostenloses) Verfahren bei der Schlichtungsstelle (auch »Gutachterstelle«) für Arzthaftpflichtfragen der zuständigen Ärztekammer. Willigen der behandelnde Arzt und seine Versicherung in dieses Verfahren ein, wird von dort ein Gutachter bestellt, der den Streit außergerichtlich zu schlichten versucht.
Vorteil: keine Kosten; relativ hohe Erfolgsrate (zirka 20 bis 30 Prozent).

Nachteile: Die Schlichtungsstellen haben einen schlechten Ruf, weil sie von standespolitischen Interessenverbänden der Ärzte getragen werden. Dadurch haftet ihnen der Verdacht der Parteilichkeit an. Wissenschaftliche Untersuchungen bestätigen diese Voreingenommenheit aber nicht unbedingt.[6]
Ist ein außergerichtliches Verfahren zu Ihrem Nachteil ausgegangen, mindert dies möglicherweise Ihre Chance, in einem folgenden gerichtlichen Prozeß Recht zu bekommen.

Der Weg über die Krankenkasse

Nach § 66 des SGB V können die Krankenkassen die Versicherten bei der Verfolgung von Schadensersatzansprüchen unterstützen. Einige Krankenkassen haben diese Leistung in ihr Angebot aufgenommen. Die Kasse fordert dann über die Kassenärztliche Vereinigung die durch Fehlbehandlung entstandenen Kosten für sich zurück. Wird hier ein Fehler eingestanden, wissen Sie, daß es aussichtsreich ist, Ihre Forderungen vor dem Zivilgericht einzuklagen.
Vorteil: keine Prozeßkosten, das heißt kein Kostenrisiko.
Nachteil: Nur sehr wenige Krankenkassen nutzen diesen Weg, der im Grunde in ihrem beziehungsweise im Interesse der Versicherten sein müßte.
Tip: Erkundigen Sie sich bei Ihrer Krankenkasse.

Der gerichtliche Weg

Einmal ist es möglich, ein *Zivilverfahren* anzustrengen. Dieser gerichtliche Weg ist sehr mühsam. In manchen Fällen dauert ein solches Verfahren zehn Jahre und länger und kostet dementsprechend viel Geld. Die Kosten übernimmt allerdings die Rechtsschutzversicherung, wenn Sie zur Zeit der Schädigung versichert waren.
Betroffene, die erfolgreich in einem Zivilprozeß geklagt haben, empfehlen, bei schwerwiegenden und eindeutigen Behandlungsfehlern gleich zu klagen, statt sich zunächst mit einem Schlichtungsverfahren zu belasten.

Ein Beispiel für schwerwiegende und eindeutige Behandlungsfehler: Nach einer Totaloperation ist auf der Röntgenaufnahme zweifelsfrei erkennbar, daß das Operationsbesteck im Körper liegengeblieben ist.
In aller Regel benötigen Sie in einem Zivilprozeß wie auch im Strafprozeß einen Anwalt (bei einem Streitwert von über 5 000 DM besteht Anwaltspflicht).
Normalerweise fallen die gerichtlich erstrittenen Schadensersatz- und Schmerzensgeldansprüche höher aus als bei den außergerichtlichen Verfahren.
Wiegt ein Behandlungsfehler so schwer, daß ein öffentliches Interesse an der Verfolgung besteht, kann die Staatsanwaltschaft wegen vermuteter Körperverletzung Strafanzeige erstatten. Dann kommt es zu einem *Strafverfahren*. Die Betroffenen können dann als Nebenkläger auftreten. In Strafverfahren werden ausschließlich Kunstfehler verhandelt; eine Klage wegen nicht erbrachter Aufklärung ist hier nicht möglich.
Nachteil: die Erfolgsaussichten sind extrem gering; die Rechtsschutzversicherung übernimmt keine Kosten.

Vergleiche

Gerichtlich und außergerichtlich kommt es oft zum Vergleich zwischen den streitenden Parteien. Solche Vergleiche schließen später auftretende Schadensersatzansprüche meist aus, was beispielsweise bei Kunstfehlern in der Geburtshilfe sehr problematisch sein kann, da die Entwicklung des Kindes und damit einhergehende Behandlungskosten im voraus kaum festzulegen sind. Vergleiche sollten deshalb zukünftige Forderungen nicht ausschließen.

Verjährung

Für gerichtliche Verfahren gelten Verjährungsfristen von drei beziehungsweise 30 Jahren. (Beanspruchen Sie Schmerzensgeld, gelten zum Beispiel drei Jahre.)
Die Verjährungsfrist beginnt mit dem Zeitpunkt, zu dem Sie

Kenntnis über »Schaden und Schädiger« haben. Sie verlängert sich um den Zeitraum der Dauer des Schlichtungsverfahrens.
Tip: Informieren Sie sich rechtzeitig darüber, welche Frist für Ihren Fall gilt.

Schmerzensgeld. Beispiele

Justitia hat zwar einen Rock an, aber das täuscht. Recht sprechen auch heutzutage meist Männer, und da geht es mitunter auch ungerecht zu. Wie wäre es anders zu erklären, daß eine Eierstockentfernung ohne Einwilligung mit 3 000 DM abgegolten wird, einem Mann wegen einer Hodenatrophie aber 30 000 DM zugesprochen werden? Nachfolgend einige Beispiele zu Ihrer Orientierung:

Gynäkologischer Schaden: Blasenläsion bei Gebärmutter-Entfernung

Die Patientin wurde am 22. 03. 54 geboren. 1977 ergab die gynäkologische Untersuchung eine Gebärmuttergeschwulst mit histologisch verdächtigem Befund. Nach Abrasio und Konisation wurde die Indikation zur Hysterektomie gestellt. Die Operation fand am 21. 09. 77 statt. Der Eingriff wurde vaginal durchgeführt. Beim Abschieben der Blase kam es zur Läsion der Harnblasenwand in Querrichtung auf 3 cm. Es ging blutiger Urin ab. Es kam zur Ausbildung einer Fistel von der Blase zur Scheide. Am 13. 11. und 14. 12. 77 waren urologische Nachoperationen erforderlich. Die Patientin erhebt die Aufklärungsrüge. Sie fordert Schadensersatz und Schmerzensgeld.
Das Landgericht hat der Patientin ein Schmerzensgeld von DM 8 000,– zugesprochen. Es hat einen Behandlungsfehler als nicht bewiesen angesehen, aber wegen der Verletzung der Aufklärungspflicht die Haftung der behandelnden Ärzte bejaht.

Die Berufung der Ärzte hat keinen Erfolg. Die Entscheidung des Landgerichts ist zutreffend. Zur chirugischen Verletzung der Harnblase kommt es häufiger, wenn der Operateur ungeübt ist. Der operative Eingriff vom 21. 09. 77 ist rechtswidrig, weil es an einer wirksamen Einwilligung der Patientin fehlt. Bei einer vaginalen Hysterektomie beträgt die Komplikationsdichte 1,2 %. Die Patientin ist nicht über das Risiko der Blasenverletzung informiert worden. Auch aus den Krankenunterlagen läßt sich eine Aufklärung der Patientin nicht entnehmen. Wenn die verantwortlichen Ärzte auf eine eindeutige und klare Dokumentation in den Krankenunterlagen verzichten und ihre Beweismittel im Rechtsstreit nicht entsprechend der Prozeßordnung präsentieren, haben sie den Nachteil daraus zu tragen. Das vom Landgericht zugesprochene Schmerzensgeld in Höhe von DM 8 000,– ist angemessen.
OLG Hamm 23. 11. 1981 – 3 Ü 108/81
vorher: LG Münster 25. 02. 1981 – 14 O 244/80

Kotfistel durch festgenähten Darm

Die Patientin unterzog sich im Jahre 1977 der gynäkologischen Totaloperation. Etwa 14 Tage später trat Kot aus der Scheide. Als Ursache wurde eine postoperative Nekrosefistel festgestellt. Die Korrektur-Operation führte nicht zum Erfolg. Auch die weitere Operation beseitigte den Kotaustritt aus der Scheide nicht. Später wurde ein künstlicher Darmausgang gelegt. Danach ließ die Kotfistel sich schließen. Die Patientin fordert Schadensersatz und Schmerzensgeld.
Das Landgericht hat der Klage stattgegeben. Die Berufung des Operateurs wurde zurückgewiesen.
Es ist bewiesen, daß der Operateur einen ärztlichen Kunstfehler begangen hat. Beim Nähen der Wunde hat die Operationsnadel die Darmwand erfaßt. Die Darmwand wurde festgenäht. Bei Anwendung gehöriger Sorgfalt ist ein solcher

Fehler vermeidbar. Die vom Landgericht festgesetzte Höhe des Schmerzensgeldes ist nicht zu beanstanden.
Der Senat ist nicht der Auffassung, daß die Operation ohne wirksame Einwilligung vorgenommen wurde. Die Aufklärung ist nicht erforderlich, soweit es sich um nicht typische Risiken handelt. Eine Pflicht zur Aufklärung über mögliche Operationsfolgen besteht nur insoweit, als eine gewisse Wahrscheinlichkeit dafür spricht, daß diese sich verwirklichen können, so BGH VersR 1971, 929 und OLG Bremen VersR 1980, 654. Der Umfang der Aufklärungspflicht richtet sich nach der Dringlichkeit der Operation. Je weniger dringlich ein Eingriff ist, desto höher ist die Informationspflicht zu bewerten.
Während der Dauer der Behandlung war ehelicher Verkehr praktisch ausgeschlossen. Die eheliche Gemeinschaft wurde durch die Krankheit sehr belastet, so daß die Ehe in eine ernste Krise geriet.
Schmerzensgeld: DM 15 000,–
OLG Köln 17.12.81 – 7 U 145/81
VersR 1983, 277

Eierstockentfernung ohne Einwilligung

Die Patientin ist Jahrgang 1944 und Sportlehrerin. Sie litt unter Schmerzen im Unterleib. Der Gynäkologe fand einen Tumor am linken Eierstock. Dieser wurde durch Laparotomie (Leibschnitt) am 09. 11. 73 entfernt. Er war gutartig. – Einige Jahre später suchte sie das Krankenhaus erneut auf. Sie litt unter Atembeschwerden nach starkem Laufen. Der Arzt riet zur Entfernung der Gebärmutter. Die abdominelle Hysterektomie fand am 08. 06. 77 statt. Die Patientin hatte auf der Einverständniserklärung vermerken lassen: »Wenn irgend möglich, bitte die Eierstöcke nicht entfernen.« Der Operateur fand am linken Ovar eine kleine bräunliche Zyste. Er amputierte den Eierstock links. Die histologische Untersuchung schloß ein bösartiges Wachstum aus.

Die Patientin verspürte hormonelle Veränderungen des Körpers. Sie rügt, daß die Entfernung des Eierstockes nicht indiziert war. Auch sei die OP nicht von der erteilten Einwilligung gedeckt gewesen. Sie fordert Schadensersatz und Schmerzensgeld.
Der Arzt wird verurteilt, der Patientin ein Schmerzensgeld von DM 3 000,– zu zahlen.
Der Verstoß gegen die anerkannten Regeln der medizinischen Wissenschaft ist nicht bewiesen.
Es fehlt aber an einer wirksamen Einwilligung der Patientin zum durchgeführten Eingriff.
Es hat ein rechtswidriger Eingriff in die körperliche Integrität der Patientin stattgefunden.
Eine kurz vor der Operation abgegebene Erklärung bleibt ohne rechtliche Wirkung. Der Arzt hätte beweisen müssen, daß ein aufklärendes Gespräch spätestens am Vortage stattgefunden hat. Eine solche Beweisführung fehlt. – Die rechtswidrige Entfernung des linken Eierstocks ist an sich ausgleichspflichtig, denn die von der hochempfindsamen Patientin geklagten Beschwerden beruhen mit Wahrscheinlichkeit auf dem eigenmächtigen Eingriff und bedürfen des Ausgleichs. Ein Schmerzensgeld von DM 3 000,– erscheint angemessen und ausreichend.
OLG Hamm 13. 12. 82 – 3 U 113/82
vorher: LG Essen 03. 12. 81 – 8 O 459/79

Hodenatrophie nach Leistenbruch-Operation

Der Patient litt unter einem Leistenbruch. Am 23. 11. 72 wurde der Leistenbruch operiert. Anschließend kam es zum Verlust des rechten Hodens. Der Patient fordert Schadensersatz und Schmerzensgeld.
Das Landgericht hat der Schmerzensgeldklage stattgegeben. Die Berufungen gegen das Urteil sind unbegründet. Dem Patienten steht Schmerzensgeld zu. Zur Überzeugung des Senats steht fest, daß bei der Leistenbruchoperation der

Samenstrang, der zum rechten Hoden führt, stranguliert worden ist. Dadurch kam es zu Durchblutungsstörungen oder zu einer venösen Stauung. Das Absterben des Hodens war die Folge. Die Ursache für die Strangulation des Samenstrangs ist bei der Operation gesetzt worden. Eine Strangulation des Samenstrangs tritt ein, wenn der Samenstrang an der Durchtrittstelle durch die Bauchdecke durch Nähte zu stark eingeengt wird. Der Schaden kann auch durch das Miterfassen der Hodengefäße bei der Naht verursacht werden. Das Verschulden des Arztes liegt in der ungenügenden Nachsorge. Der Sachverständige hat ausgeführt, daß es bei wiederholten Leistenbruchoperationen in 10% der Fälle zur Hodenatrophie kommt. Deshalb ist es notwendig, nach wiederholten Leistenbruchoperationen zu kontrollieren, ob der Hoden ernährt wird. Eine solche ständige Kontrolle hat auch der Operateur für erforderlich gehalten. Es hat jedoch überhaupt keine Kontrolle nach der Operation stattgefunden. Die unterlassene Nachuntersuchung stellte eine schuldhafte Unterlassung dar. Diese Untersuchung war angesichts der Gefahr einer Hodenatrophie bei einer wiederholten Leistenbruchoperation zwingend geboten. Die unterlassene Kontrolle des Hodens nach der Leistenbruchoperation stellt einen Verstoß gegen die ärztlichen Regeln dar. Da der Patient einschlägige Symptome aufwies, war die unterlassene Kontrolle des Hodens als grober Verstoß gegen die Regeln der ärztlichen Kunst zu bewerten.
Schmerzensgeld: DM 30 000,–.
OLG Schleswig 05. 11. 80 – 4 U 146/78
vorher: LG Flensburg 28. 06. 78 – 2 O 229/77

Defensivmedizin

ÄrztInnen fühlen sich häufig von den Juristen zu Unrecht an die Kandare genommen. Sie halten mitunter die Dokumentationspflicht für unnützen Ballast und die Aufklärungspflicht für lästig, wenn nicht gar einem Vertrauensverhältnis abträglich. Sie sehen sich oft in die Defensive gedrängt: Vorsichtshalber wird dann alles mögliche diagnostisch abgecheckt, nur damit man vor Gericht ein »reines Gewissen« haben kann.

Wie zweischneidig die Verrechtlichung der Medizin ist, zeigt sich an den vielen Kunstfehlerprozessen in der Geburtshilfe. Auf der einen Seite hat das juristische Engagement vieler Eltern, deren Kind durch die in den 70er und frühen 80er Jahren modern gewesene »Programmierung der Geburt« schwer geschädigt wurde, diese medizinische Absurdität zum Stoppen bringen können. Auf der anderen Seite werden heute mindestens 50 Prozent aller Kaiserschnitte nur aus Gründen der juristischen Absicherung ausgeführt. Zum Nachteil von Mutter und Kind. Eine Überreaktion der Ärzte, die durch die im Vergleich zur Geburtenzahl höchst selten vorkommenden Arzthaftungsprozesse nicht zu rechtfertigen ist. Der Bremer Jurist Prof. Dieter Hard, Fachmann auf dem Gebiet des Arzthaftungsrechts, meint denn auch, daß Ärzte sich möglicherweise im Schatten des Rechts bewegen und hinter gerichtlichen Entscheidungen verstecken. Eine Vermutung, die nicht von der Hand zu weisen ist, da, wie Statistiken zeigen, Kunstfehlerprozesse im Vergleich zu den durchgeführten Behandlungen höchst selten angestrengt werden.[7]

Trotzdem ist die von Medizinern oft in die Diskussion gebrachte Furcht vor amerikanischen Verhältnissen nicht ganz unbegründet. Dort haben sich inzwischen große Anwaltsbüros auf Schadensersatzklagen spezialisiert. Sie betreiben offensive Werbung für ihre Dienste, wählen zum Beispiel beliebige Telefonnummern, um die Leute zu fragen, ob sie in letzter Zeit beim Arzt waren, ob sie mit der Konsultation zufrieden waren und ähnliches mehr. Diese Werbestrategie der Rechtsanwälte hat in den USA zu einer immensen Ausweitung von Schadensersatzklagen und von Forderungen nach Schadensersatz in Millionenhöhe geführt. Eine Folge davon ist, daß in den USA inzwischen viele Geburtshelfer ihre Arbeit aufgegeben haben, weil die Versicherungsprämien nicht mehr zu bezahlen sind. Wenn auch hierzulande Ärzten und Rechtsanwälten gleichermaßen verboten ist, für ihre Dienstleistungen zu werben, so

zeigen sich doch inzwischen die ersten Folgen der wachsenden Schadensersatzprozesse. So hat jüngst auch in Deutschland eine große Versicherung die Geburtshilfe aus ihrem Haftpflichtkatalog gestrichen. Außerdem sind inzwischen auch hierzulande die Versicherungsprämien so in die Höhe geschnellt, daß vor allem niedergelassene GynäkologInnen, die zum Beispiel Hausgeburtshilfe betreiben, sie kaum mehr bezahlen können.
Und noch eine Gefahr sehe ich in der Verrechtlichung der Medizin. Sie schürt mitunter das Anspruchsdenken von PatientInnen, gaukelt vor, alles wäre machbar – auch gesunde Kinder. So haben inzwischen einige Frauen, die ein Kind mit Down-Syndrom geboren haben, Prozesse auf Schadensersatz gegen ihre Gynäkologen angestrengt. Und die Gerichte haben ihnen Recht gegeben: Ihre betreuenden Ärzte hatten sie nicht oder nicht eindringlich genug auf die Möglichkeit pränataler genetischer Diagnostik hingewiesen. Deshalb konnten die Frauen die behinderten Föten nicht rechtzeitig abtreiben. In diesen Urteilsschriften werden behinderte Kinder als Schadensfälle deklariert, die Schuld, daß es zu diesem Schadensfall kommen konnte, wird dem Gynäkologen angelastet. Eine solche Denkweise hinterläßt ihre Spuren in einer Gesellschaft, die für sich beansprucht, human zu sein. Sie diskriminiert nicht nur Behinderte und ihre Eltern, sondern sie rückt auch Gesundheit und Krankheit in die Nähe medizinischer Machbarkeit. Solche Tendenzen wecken Erwartungen, die nicht erfüllbar sind, auch dann nicht, wenn wir stets bemüht sind, bereits im Vorfeld diagnostisch alle angeblichen Gesundheitsrisiken auszuschließen. Im Gegenteil: Die Gefahr ist, daß wir uns immer abhängiger von medizinischen Experten machen und uns im Wust der Risiken, die wir ausschließen wollen, verlieren. Und vor allem: Wir vergessen dabei zu leben.

Anhang

Anmerkungen

I. KAPITEL

1 mehr dazu u. a. bei Geyer-Kordesch, Johanna, Vorkämpferinnen im Ärzteberuf. In: Feministische Studien, 11/85, Beltz-Verlag, Weinheim
2 Duerr, Hans Peter, Intimität, Suhrkamp Verlag, Frankfurt 1990, S. 38
3 ebenda
4 Wolf, Christa, Krankheit und Liebesentzug, Fragen an die psychosomatische Medizin. In: Die Dimension des Autors, Essays und Aufsätze 2, Frankfurt 1990
5 Laut Statistik der Bundesärztekammer gab es 1980 5654 niedergelassene GynäkologInnen, davon 4844 Männer (85,7 %) und 810 Frauen (14,3 %); 1989 6267 GynäkologInnen, davon 4968 Männer (79 %) und 1299 Frauen (21 %); 1992 (mit neuen Bundesländern) 8169 GynäkologInnen, davon 5735 Männer (70 %) und 2434 Frauen (30 %).
6 Felder, Hildegard; Scheer, Jörn, Die Arzt-Patientin-Beziehung in der Frauenheilkunde. In: Davies-Osterkamp, Susanne (Hrsgin.), Psychologie und Gynäkologie, VCH Verlagsgesellschaft, Weinheim 1991
7 Domenighetti, Gianfranco u. a., Effect of Information Campaign by the Mass Media on Hysterectomy Rates. In: The Lancet, Dec. 24/31, 1988, u. ders., Hysterectomy and Sex of the Gynecologist. In: The New England Journal of Medicine, Dec. 5, 1985
8 Labouvie, Eva, Selbstverwaltete Geburt, Landhebammen zwischen Macht und Reglementierung (17.–19. Jh.). In: Geschichte und Gesellschaft 18 (1992) S. 477–506, Vandenhoeck & Ruprecht 1992
9 vgl. Duden, Barbara, Keine Nachsicht gegen das schöne Geschlecht. In: Paczensky, Susanne v., Sadrozinsky, Renate (Hrsg.), § 218 – zu Lasten der Frauen, rororo, Reinbek 1988, S. 124f.
10 vgl. auch Winau R., Gynäkologie und Geburtshilfe 1933–1945, Vortrag auf der XXII. Tagung der deutschen Gesellschaft für psychosomatische Geburtshilfe und Gynäkologie 2/93
11 Bräutigam, Hans Harald, Tod nach Kalender. In: Die Zeit 4/89
12 Stauber, Manfred, Vortrag auf der XXII. Tagung der deutschen Gesellschaft für psychosomatische Geburtshilfe und Gynäkologie 2/93

13 Schindele, Eva, Gläserne Gebär-Mütter, Vorgeburtliche Diagnostik, Fluch oder Segen, Frankfurt 1990. Darin vor allem: Waldschmidt, Anne, Zur Norm verpflichtet. Die Kritik der Krüppelinitiativen an der humangenetischen Beratung

14 vgl. Ärztezeitung vom 25. Juni 1992. Die Zahlen stammen aus einer repräsentativen Umfrage des Berufsverbands der Frauenärzte.

15 Duden, Barbara, Der Frauenleib als öffentlicher Ort, Vom Mißbrauch des Begriffs Leben, Luchterhand Literaturverlag, Hamburg 1991

16 Duerr, a. a. O., S. 26 ff.

17 Duden, Barbara, Die Geheimnisse der Schwangeren und das Öffentlichkeitsinteresse der Medizin. In: Journal Geschichte 1/89

18 Grabrucker, Marianne, Vom Abenteuer der Geburt, die letzten Landhebammen erzählen, Frankfurt 1991

19 zit. nach Duerr, a. a. O., S. 36

20 ebenda, S. 40

21 Amendt Gerhard, Die Macht der Frauenärzte, Frankfurt 1985, S. 23 f.

22 vgl. Gespräch Mura Kastendieck, Dezember 1992

23 Bergmann, Anna-Louise, Der aufgelöste Frauenleib: Vom Weibs-Bild zur Machina, Vortrag, Universität Innsbruck am 7. 6. 1991

24 Geisler, Linus S., Blind durch eine Flut von Bildern? Frankfurter Allgemeine Zeitung vom 21. 4. 93

25 Saling, Erich, An einer Subspezialisierung führt kein Weg vorbei. In: Deutsches Ärzteblatt 8. 6. 89

26 Semm, Kurt, In: Genreport Teil 1, Aus Menschenstoff, Fernsehfilm von Helga Dierichs, HR 1989

27 ORF, Club 2 v. 27. 10. 1992

28 vgl. Fischer-Homberger, Esther, Krankheit Frau, Zur Geschichte der Einbildungen, Luchterhand Literaturverlag, Frankfurt 1988

29 zit. nach Becker, Gabriele; Bovenschen, Silvia; Brackert, Helmut, Aus der Zeit der Verzweiflung, Zur Genese und Aktualität der Hexen, Suhrkamp, Frankfurt 1977, S. 134 ff.

30 Steinem, Gloria, Unerhört. Reportagen aus Ms., Rowohlt, Reinbek 1984

31 zit. nach Martin, Emily, Die Frau im Körper, Weibliches Bewußtsein, Gynäkologie und Reproduktion des Lebens, Campus, Frankfurt 1989, S. 62

32 Berg, D., Deutsches Ärzteblatt v. 20. 3. 92

33 vgl. Strauß, Bernhard; Appelt, Hertha, Psychologie der Menstruation. In: Davies-Osterkamp, Susanne (Hrsgin.) Psychologie und Gynäkologie, Weinheim 1991

34 Die Zeit v. 27. 11. 92
35 vgl. Schücking, Beate A., Anatomie als Schicksal: die Abhängigkeit vom weiblichen Körper. In: Neubeck-Fischer (Hrsgin.), Frauen und Abhängigkeit, Fachhochschule München 1991
36 vgl. Huber, Johannes, Klimakterium – Diagnose und Therapie, Grosse Verlag, 1989
37 vgl. Creutzfeld-Glees, Cora, Frauen und Hormone, Was jede Frau über ihren Körper wissen sollte, Kreuz Verlag, Freiburg 1992
38 Murphy, Joan, DES – Eine hormonelle Zeitbombe. In: Bradish, Paula u. a., Frauen gegen Gen- und Reproduktionstechnologien, Frauenoffensive, München 1989
39 vgl. Die Wechseljahre, Broschüre des Femistischen Frauengesundheitszentrums Berlin, 1990
40 zit. nach Balanceakt der Hormone. In: Focus 7/1993 vom 26. 4. 1993
41 In meinen Ausführungen zur Kindergynäkologie stütze ich mich vor allem auf das Buch von Schüßler, Marina; Bode, Kathrin, Geprüfte Mädchen – Ganze Frauen, Zur Normierung der Mädchen in der Kindergynäkologie, eFeF-Verlag, Zürich 1992
42 Peter, Rudolf; Vesely, Karel, Kindergynäkologie, Leipzig 1966, zit. nach Schüßler, Marina, Bode, Kathrin, a. a. O.
43 zit. nach Reproviren, ASTA Uni Hamburg (Hrsg.) Leidenberger, Schwarz-Weiß-Buch, 1988–90
44 Stolecke, Herbert; Terruhn, Volker, Pädiatrische Gynäkologie, Berlin 1987
45 zit. nach Langbein, Kurt, Die Baby-Macher. In: Die Woche v. 4. 3. 93
46 vgl. Klein, Renate (Hrsgin.), Das Geschäft mit der Hoffnung, Erfahrungen mit der Fortpflanzungsmedizin, Orlanda Verlag, Berlin 1989; vgl. auch Hölzle, Christina; Wiesing, Urban, In-vitro-Fertilisation – ein umstrittenes Experiment, Springer Verlag, Heidelberg 1991
47 Daran ändert auch die gesetzliche Pflicht, prinzipiell Hebammen bei Geburten hinzuzuziehen, nicht viel. Die sog. Hinzuziehungspflicht ist in der Hebammenverordnung von 1986 geregelt.
48 Bermann, Anna-Louise, Auf Teufel komm raus, Zur Austreibung des Geburtsschmerzes. In: Niemandsland, Zeitschrift zwischen den Kulturen, 10/11 1992
49 In vielen Kliniken liegt die Rate inzwischen bei mehr als 25%, mitunter sogar mehr als 30%. Selbst Geburtsmediziner kritisieren diese Tendenz. Vgl. z. B. Viele Sectiones werden gemacht, weil Ärzte verunsichert sind. In: Ärztezeitung Nr. 224 v. 16./17. 12. 1988
50 Wulf, Karl-Heinrich, Geburtshilfe im Wandel. In: Deutsches Ärzteblatt 85, Heft 47, 24. 11. 1988

51 Brief v. 4. 6. 1992 an AOK Landesverband Hessen
52 vgl. z. B. Tew, M., Safer Childbirth? A Critical History of Maternity Care, Chapmann and Hall, London 1990; vgl. auch Beech, Lawrence Beverly, Geburtshilfliche Technologie und ihre Folgen. In: Deutsche Hebammenzeitschrift 5/93, S. 180
53 Kummer, Irène, Wendezeiten im Leben der Frau, dtv, München 1992, S. 101
54 Ausspruch auf der Pressekonferenz zur Internationalen Tagung: Der Fötus als Patient, Bonn, 24.–26. 8. 1991
55 Schindele, Eva; a. a. O.
56 vgl. Weltgesundheitsorganisation (WHO), Regionalbüro Europa (Hrsg.), Wenn ein Kind unterwegs ist, Bericht über eine Studie, Kopenhagen 1987
57 Collatz, Jürgen, Entspricht die derzeitige Versorgung dem Betreuungs- und Beratungsbedarf schwangerer Frauen? In: Gesellschaft für Geburtsvorbereitung, Rundbrief 1/93
58 Collatz, Jürgen, Analysen zur Mutterschaftsvorsorge, Dissertation, Medizinische Hochschule Hannover 1984
59 Begriffserläuterungen: *Säuglingssterblichkeit* rechnet die Kinder, die lebend geboren wurden und im Laufe des 1. Lebensjahres verstarben; *perinatale Mortalität* rechnet alle Neugeborenen, auch die bereits tot auf die Welt kommen bis eine Woche nach Geburtsdatum; *Neugeborenensterblichkeit* zählt alle Lebendgeborenen ab 1000 g, die die ersten 14 Tage überleben.
60 Wulf, Karl-Heinrich, a. a. O.
61 Elkeles, Thomas, Die Bedeutung risikospezifischer Versorgungsangebote bei der Entwicklung der Säuglingssterblichkeit. In: Forum Gesundheitswissenschaften, Bielefeld 1/92. Im übrigen treffen die Statistiken keinerlei Aussage über den Behinderungsgrad von Kindern, die dank der Neugeborenenintensivmedizin überleben: Mindestens 50% der geretteten sehr kleinen Frühgeborenen haben lebenslange Schäden.
62 Geburtshilfe – Deutschland ist Spitze. In: Medical Tribune, 40/1992
63 Collatz, Jürgen; Rohde, J. (Hrsg.), Ergebnisse der Aktion Familienhebamme im Überblick, Evaluation eines Modellversuchs zur Verbesserung der medizinischen Versorgung und gesundheitsdienlichen Lebensweisen. In: Schwangerschaft und Säuglingsalter, München, Gesellschaft für Strahlen- und Umweltforschung, 12/1986
64 Hansmann, Manfred, Bicentenary of French Revolution 1789–1989, The Rights of the Fetus. In: The Fetus as a Patient, VII. International Congress, Bonn 1991

65 Riegel, K.; Selbmann, H. K., Peri- und Neonatalerhebungen in den Großräumen Helsinki und München. In: Lajosi, F. et al., Früherkennung in der Pädiatrie – Epidemiologische, organisatorische und methodische Aspekte, Berlin 1987
66 House of Commons, Health Commitee, Maternity Services, Second Report, London 1992
67 zit. nach van den Daele, Wolfgang, Im Falle Fetus gegen Mutter. In: Geo Wissen 5/89
68 vgl. Collatz, Jürgen, a. a. O. 1993
69 vgl. Schindele, Eva, Entsinnlichte Schwangerschaft. In: Pro Familia-Magazin 1/93
70 Hauffe, Ulrike, Mütterliche Erkrankungen in der Schwangerschaft als Problemlösungsstrategien. In: Gesellschaft für Geburtsvorbereitung, Rundbrief 1/93
71 Beispiele gibt es aktenordnerweise; erwähnt seien an dieser Stelle der Leserbrief des Gynäkologieprofessors Berg im Deutschen Ärzteblatt 12/92 und die Antwort des Bundes freiberuflicher Hebammen Deutschlands e. V.
72 Harris, Jay R.; Lippman, Marc E. u. a., Breast Cancer. In: The New England Journal of Medicine v. 30. 6. 1992, S. 319 ff.
73 The Lancet, Editorials vol. 341: Feb. 6, 1993
74 Hoffmann, F. L., The Mortality from Cancer throughout the World, Prudential Press, Newark, zit. nach Skrabenek, Petr; McCormik, James, Torheiten und Trugschlüsse in der Medizin, Verlag Kirchheim, Mainz, 2. Aufl. 1992
75 Wichtige zusammengefaßte Informationen über die Brust und ihre Erkrankungen finden sich in CLIO 35, herausgegeben vom Feministischen Frauengesundheitszentrum e. V., Berlin.
76 vgl. Schmidt, Johannes G., The Epidemiology of Mass Breast Cancer Screening – A Plea for a valid Measure of Benefit. In: Journal of Clinical Epidemiology 43, 3/90
77 Greenberg, E. R.; Stevens, M., Recent Trends in Breast Surgery in the United States and the United Kingdom, Br. Med. J. 292, 1487–1491 (1986), zit. nach Skrabenek, Petr; McCormik, James, a. a. O.
78 Kontroverse um die Mammographie, Sreening erst ab 55 sinnvoll? In: Medical Tribune v. 21.5.1993
79 vgl. Cancer of the Cervix – Death by Incompetence, Editorial, Lancet II, 363–364 (1985), zit. nach Skrabenek, Petr; McCormik, James, a. a. O., S. 116
80 Die Angaben sind teilweise übernommen aus: Schmidt, Roscha,

Krebsfrüherkennung, Veränderter PAP-Abstrich – was tun? In: CLIO 36. Dieser Artikel ist sehr empfehlenswert. Ebenso: Nissim, Rina, Naturheilkunde in der Gynäkologie, Ein Handbuch für Frauen, Orlanda, Berlin 7. Aufl. 1991. Vgl. auch: Zellveränderungen am Gebärmutterhals. Eine Broschüre zum PAP-Abstrich aus ganzheitlicher Sicht, Frauengesundheitszentrum Bremen (Hrsg.) 1992

81 vgl. Frauengesundheitszentrum Bremen e. V., Zellveränderungen am Gebärmutterhals, Eine Broschüre zum PAP-Abstrich aus ganzheitlicher Sicht, a. a. O.

82 Skrabenek, Petr; McCormik, James, a. a. O., S. 116

83 vgl. Stratenwerth, Irene, Der Arzt hat einfach über mich entschieden. In: Brigitte 2/92

84 vgl. Schreiben von Infratest v. 28. 8. 1992

85 zit. nach Nutzloses Organ. In: Der Spiegel v. 9. 2. 1981

86 zit. nach Fischer, Sue, Was Ärzte sagen – was Patientinnen sagen: Die Mikropolitik des Entscheidungsprozesses im medizinischen Gespräch. In: Trömel-Plötz, Senta (Hrsgin.), Gewalt durch Sprache, Fischer, Frankfurt 1984, S. 156

87 Domenighetti, Gianfranco u. a., Effect of Information Campaign by the Mass Media on Hysterectomy Rates. In: The Lancet, Dec. 24/31, 1988; u. ders., Hysterectomy and Sex of the Gynecologist. In: The New England Journal of Medicine, Dec. 5, 1985

88 zit. nach Der Spiegel v. 9. 2. 1981

89 Strobel, E., Komplikationen bei und nach der Hysterektomie. In: Fortschr. Med. 110. Jg. (1992) Nr. 35/36

90 vgl. Hysterektomie vor der Menopause, Koronares Risiko steigt. Warum? In: Medical Tribune v. 12.2.1993

91 Stampfer-Meir, J. u. a., Postmenopausal Estrogen Therapy and Cardiovascular Disease. In: The New England Journal of Medicine, Sept. 12, 1991

92 ausführlicher in: Krieger, Maria, Erfahrungen mit der Selbsthilfe. In: Ehret-Wagner, Barbara; Stratenwerth, Irene; Richter, Karin (Hrsg.), Gebärmutter – das überflüssige Organ, Sinn und Unsinn von Unterleibsoperationen. Erscheint voraussichtlich im Februar 1994 als rororo-Taschenbuch. Empfehlenswert für alle, die sich mit diesem Thema noch genauer beschäftigen wollen.

2. KAPITEL

1 Duden, Barbara, 1991, a. a. O.

2 Wolf, Naomi, Der Mythos Schönheit, Rowohlt, Reinbek 1991

3 vgl. Bormann, Monika, Am liebsten ginge ich in Sackleinen. In: Vogt, Irmgard; Bormann, Monika (Hrsg.), Frauenkörper, Lust und Last, Tübingen 1992
4 Freytag, Gabriele, Der weibliche Körper. In: Bilden, Helga (Hrsgin.), Das Frauentherapie-Handbuch, Verlag Frauenoffensive, München 1992
5 vgl. Martin, Emily, Die Frau im Körper, Weibliches Bewußtsein, Gynäkologie und Reproduktion des Lebens, Campus, Frankfurt 1989
6 vgl. Helfferich, Cornelia, Zwang von Natur und Gesellschaft: Alltagsbilder vom Körper aus der Sicht von Frauen. In: Vogt, Irmgard; Bormann, Monika (Hrsg.), a. a. O.
7 vgl. Ärztezeitung v. 21. 4. 1993
8 vgl. Grimm, Maren, Selbstuntersuchung in Frauengesundheitszentren, Diplomarbeit an der Universität Bremen, 1992
9 vgl. Helfferich, Cornelia, a. a. O.
10 vgl. Olbricht, Ingrid, Alles psychisch? Der Einfluß der Seele auf unsere Gesundheit, Kösel Verlag, München 1989
11 Kummer, Irène, Wendezeiten im Leben der Frau, dtv, München 1992, S. 59ff.
12 zur weiteren Vertiefung zu empfehlen: Flaake, Karin; King, Vera (Hrsgin.), Weibliche Adoleszenz, Zur Sozialisation junger Frauen, Campus, Frankfurt 1992
13 Stolecke, Herbert; Terruhn, Volker, Pädiatrische Gynäkologie, Berlin 1987, S. 68 zit. nach Schüßler, Marina, a. a. O.
14 Angst vor dem Frauenarzt. In: Gync, 9/88, S. 197ff.
15 ebenda
16 Schüßler, Marina, a. a. O., S. 145
17 Helfferich, Cornelia, a. a. O., S. 20
18 Sichere Verhütungsmethoden erfreuen sich zunehmender Beliebtheit. In: Ärztezeitung v. 26. 3. 93
19 Beck-Gernsheim, Elisabeth, Die Kinderfrage, Frauen zwischen Kinderwunsch und Unabhängigkeit, München 1988
20 vgl. Weltgesundheitsorganisation (WHO), Regionalbüro Europa (Hrsg.), Wenn ein Kind unterwegs ist, Kopenhagen 1987
21 Collatz, Jürgen, a. a. O. 1989
22 vgl. Hauffe, Ulrike, Mütterliche Erkrankungen in der Schwangerschaft als Problemlösungsstrategien, GFG-Rundbrief 1/93
23 zur Problematik vorgeburtl. Diagnostik vgl. Schindele, Eva, a.a.O.
24 Die Bremer Beratungsstelle »Cara e. V.« wurde 1990 auf Initiative von Frauen verschiedener Berufsgruppen gegründet. Sie ist bislang die einzige Beratungsstelle, die sich unabhängig von medizinischen

und humangenetischen Institutionen gegründet hat. Ihr Ziel ist es, durch Beratung und Öffentlichkeitsarbeit einen reflektierten Umgang mit vorgeburtlichen Untersuchungen zu fördern. Außerdem unterstützt sie Frauen, ihre Schwangerschaft und Geburt wieder als eigene Sache zu erleben. (vgl. Adressen)

25 Hauffe, Ulrike, a. a. O.

26 vgl. Lehr, U., Zur Situation der älter werdenden Frau, Beck, München 1987

27 zit. nach Martin, Emily, a. a. O., S. 212f.

28 vgl. Hormonsubstitution in der Menopause. In: Dt. Ärzteblatt 90, Heft 13 v. 2. 4. 1993, S. 968

29 Appelt, Hertha, Die Bedeutung psychoendokrinologischer Forschungsergebnisse für die gynäkologische Praxis. In: Davies-Osterkamp, Susanne (Hrsgin.), Gynäkologie und Psychologie, VCH Verlagsgesellschaft Weinheim 1991

30 vgl. Nestler, Veronica; Sies, Claudia, Das Klimakterium aus psychosozialer Sicht. In: Davies-Osterkamp, Susanne, a. a. O.

31 Leysen, B., Wege zur Bewältigung des Klimakteriums. Ein Vergleich zwischen Frauen einer Selbsthilfegruppe für klimakterische Frauen und Patientinnen einer Universitätsklinik. In: Stauber, M., Psychosomatische Gynäkologie und Geburtshilfe, 1989

32 zit. aus der Broschüre »Wechseljahre« des Feministischen Frauengesundheitszentrums Berlin

33 zit. nach Schmidt, Roscha, Frauengesundheit in eigener Hand. In: Soden, Kristina von (Hrsgin.), Der große Unterschied, Die neue Frauenbewegung und die 70er Jahre, Berlin 1988; vgl. auch Grimm, Maren, a. a. O.

34 CLIO – eine periodische Zeitschrift zur Selbsthilfe. Zu bestellen über das Feministische Frauengesundheitszentrum Berlin (vgl. Adressen)

35 zit. aus der Broschüre »Wenn's juckt und brennt« des Frauengesundheitszentrums Göttingen, 1991

3. KAPITEL

1 mit freundlicher Genehmigung der Autorin und der Zeitschrift Ypsilon, Berlin 1991

2 z. B. Schneider, Sylvia, Eine Eins in Überheblichkeit, Brigitte 10 u. 11/83; vgl. auch Collatz, Jürgen, Ärztebefragung zur ambulanten Betreuung von schwangeren Frauen, Medizinische Hochschule Hannover, 1989

3 vgl. Fernsehdiskussion im SDR III, Mai 1991

4 Wolf, Christa, a. a. O., S. 742

5 Felder, Hildegard; Scheer, Jörn, Die Arzt-Patientin-Beziehung in der Frauenheilkunde. In: Davies-Osterkamp, Susanne, a. a. O.

6 zit. nach Raffauf, Elisabeth, Strategien der Frauen zur Bewältigung ihrer Ängste. In. Gyne, 6/90

7 ebenda

8 Burgert, Cornelie, Die Scham ist nicht vorbei, Zum Verhältnis von Gynäkologen zu Patientinnen. In: CLIO 32/90

9 zit. nach Duerr, Hans Peter, a. a. O., S. 132

10 Marquart, Alfred; Borlinghaus, Herbert, Der Frauenarzt von Bischofsbrück, Rowohlt, Reinbek 1985

11 zit. nach Felder, Hildegard; Scheer, Jörn, a. a. O.

12 Schneider, Sylvia, Tabu: Frauenärzte und ihr Problem mit dem Sex. In: Cosmopolitan 10/90

13 zit. nach Duerr, Hans Peter, a. a. O., S. 130

14 Amendt, Gerhard, Die Macht der Frauenärzte, Frankfurt 1985

15 Mutke, Guido, Fingerspitzengefühle. In: Sexualmedizin 6/80

16 Schneider, Sylvia, a. a. O.

17 ebenda

18 mit freundlicher Genehmigung aus der Broschüre »Zellveränderungen am Gebärmutterhals« des Frauengesundheitszentrums Bremen

19 Todd, Alexandra Dundas, Die Patientin hat nichts zu sagen, Kommunikation zwischen Frauenärzten und Patientinnen. In: Trömel-Plötz, Senta (Hrsgin.), Gewalt durch Sprache, Frankfurt 1994, S. 171

20 vgl. Collatz, Jürgen, a. a. O., 1989; Felder, Hildegard; Scheer, Jörn, a. a. O.

4. KAPITEL

1 Bauer, Edith; Hauffe, Ulrike; Kastendieck, Mura, Betreuung von Schwangeren – Erfahrungen eines Teams. In: Stauber, Manfred u. a., Psychosomatische Gynäkologie und Geburtshilfe, Berlin 1991

5. KAPITEL

1 Frauengesundheitsladen Hagazussa; Frauenarzt/ärztinnen-Kartei, Erfahrungen, Auswertungen, Neue Impulse, Köln 1989

2 vgl. Kranich, Christoph; Müller, Clemens, Der mündige Patient –

eine Illusion?, Bremen 1993; zu beziehen über Bremer Gesundheitsladen e. V., 10,– DM zuzügl. Porto
3 zit. nach Die besten 500 Ärzte Deutschlands. In: Focus 6/1993, S. 74
4 aus Patientenzeitung Hamburg, 3/Sept. 1991
5 Berufsordnung für die deutschen Ärzte, § 15 kollegiales Verhalten, verabschiedet vom 91. Deutschen Ärztetag am 11./12. 5. 1988
6 Eberhardt, Lothar, Zur Praxis der Schlichtung in Arzthaftpflichtfällen. In: Neue Juristische Wochenschrift, Heft 12 v. 19. 3. 1986
7 vgl. Seehafer, Wilfried, Der Arzthaftungsprozeß in der Praxis, Springer Verlag, Heidelberg 1991

Bibliographie

Amendt, Gerhard, Die Macht der Frauenärzte, Frankfurt 1985

Appelt, Hertha, Die Bedeutung psychoendokrinologischer Forschungsergebnisse für die gynäkologische Praxis. In: Davies-Osterkamp, Susanne (Hrsgin.) Gynäkologie und Psychologie, VCH Verlagsgesellschaft, Weinheim 1991

Bauer, Edith u. a., Betreuung von Schwangeren – Erfahrungen eines Teams. In: Stauber, Manfred u. a., Psychosomatische Gynäkologie und Geburtshilfe, Berlin 1991

Beck-Gernsheim, Elisabeth, Die Kinderfrage, Frauen zwischen Kinderwunsch und Unabhängigkeit, München 1988

Becker, Gabriele; Bovenschen, Silvia; Brackert, Helmut, Aus der Zeit der Verzweiflung, Zur Genese und Aktualität der Hexen, Suhrkamp 1977

Beech, Lawrence Beverly, Geburtshilfliche Technologie und ihre Folgen. In: Deutsche Hebammenzeitschrift 5/93

Bergmann, Anna-Louise, Auf Teufel komm raus, Zur Austreibung des Geburtsschmerzes. In: Niemandsland, Zeitschrift zwischen den Kulturen, 10/11 1992

Bergmann, Anna-Louise, Der aufgelöste Frauenleib: Vom Weibs-Bild zur Machina, Vortrag Universität Innsbruck am 7. 6. 1991

Bormann, Monika, Am liebsten ginge ich in Sackleinen. In: Vogt, Irm gard und Bormann, Monika (Hrsg.) Frauenkörper, Lust und Last, Tübingen 1992

Bräutigam, Hans Harald, Tod nach Kalender. In: Die Zeit 4/89

Burgert, Cornelie, Die Scham ist nicht vorbei, Zum Verhältnis von Gynäkologen zu Patientinnen. In: CLIO 32/90

CLIO - eine periodische Zeitschrift zur Selbsthilfe; zu bestellen über das Feministische Frauengesundheitszentrum Berlin (vgl. Adressen)

Collatz, Jürgen, Analysen zur Mutterschaftsvorsorge, Dissertation, Medizinische Hochschule Hannover 1984

Collatz, Jürgen; Rohde J. (Hrsg.), Ergebnisse der Aktion Familienhebamme im Überblick. Evaluation eines Modellversuchs zur Verbesserung der medizinischen Versorgung und gesundheitsdienlichen Lebensweisen in Schwangerschaft und Säuglingsalter, München: Gesellschaft für Strahlen- und Umweltforschung, 12/1986

Collatz, Jürgen, Ärztebefragung zur ambulanten Betreuung von schwangeren Frauen, Medizinische Hochschule Hannover 1989

Collatz. Jürgen, Entspricht die derzeitige Versorgung dem Betreuungs- und Beratungsbedarf schwangerer Frauen? In: Gesellschaft für Geburtsvorbereitung, Rundbrief 1/93

Creutzfeld-Glees, Cora, Frauen und Hormone, Was jede Frau über ihren Körper wissen sollte, Kreuz Verlag; Freiburg 1992

Davies-Osterkamp, Susanne (Hrsgin)., Psychologie und Gynäkologie, VCH Verlagsgesellschaft, Weinheim 1991

Duden, Barbara, Geschichte unter der Haut, Klett Verlag, Stuttgart 1987

Duden, Barbara, Keine Nachsicht gegen das schöne Geschlecht. In: Paczensky, Susanne v.; Sadrozinsky, Renate (Hrsg.), & 218 – Zu Lasten der Frauen, rororo, Reinbek 1988

Duden, Barbara, Die Geheimnisse der Schwangeren und das Öffentlichkeitsinteresse der Medizin. In: Journal Geschichte 1/89

Duden, Barbara, Der Frauenleib als öffentlicher Ort, Vom Mißbrauch des Begriffs Leben, Luchterhand Literaturverlag, Hamburg 1991

Duerr, Hans Peter, Intimität – der Mythos vom Zivilisationsprozeß, Frankfurt 1990

Elkeles, Thomas, Die Bedeutung risikospezifischer Versorgungsangebote bei der Entwicklung der Säuglingssterblichkeit. In: Forum Gesundheitswissenschaften, Bielefeld 1/92

Felder, Hildegard; Scheer, Jörn, Die Arzt-Patientin-Beziehung in der Frauenheilkunde. In: Davies-Osterkamp, Susanne (Hrsgin.), Psychologie und Gynäkologie, VCH Verlagsgesellschaft, Weinheim 1991

Feministisches Frauenzentrum Berlin, Die Wechseljahre, 1990

Fischer-Homberger, Esther, Krankheit Frau, Zur Geschichte der Einbildungen, 2. Auflage, Luchterhand Literaturverlag, Frankfurt 1988

Flaake, Karin; King, Vera (Hrsgin.), Weibliche Adoleszenz, Zur Sozialisation junger Frauen, Campus, Frankfurt 1992

Frauengesundheitszentrum Bremen e. V., Zellveränderungen am Gebärmutterhals, Eine Broschüre zum PAP-Abstrich aus ganzheitlicher Sicht, 1992

Freytag, Gabriele, Der weibliche Körper. In: Bilden, Helga (Hrsgin.), Das Frauentherapie-Handbuch, Verlag Frauenoffensive, München 1992
Geisler, Linus S., Blind durch eine Flut von Bildern?, Frankfurter Allgemeine Zeitung v. 21. 4. 93
Geyer-Kordesch, Johanna, Vorkämpferinnen im Ärzteberuf. In: Feministische Studien, 11/85, Beltz-Verlag, Weinheim
Grabrucker, Marianne, Vom Abenteuer der Geburt, Fischer, Frankfurt 1989
Greenberg, E. R.; Stevens, M., Recent Trends in Breast Surgery in the United States and the United Kingdom, Br. Med. J. 292, 1487–1491 (1986)
Grimm, Maren, Selbstuntersuchungen in Frauengesundheitszentren, Diplomarbeit, Universität Bremen, 1992
Harris, Jay R.; Lippman, Marc E. u. a., Breast Cancer. In: The New England Journal of Medicine, 30.6.1992
Hansmann, Manfred, Bicentenary of French Revolution 1789–1989, The Rights of the Fetus. In: »The Fetus as a Patient«, VII. International Congress, Bonn 1991
Hauffe, Ulrike, Mütterliche Erkrankungen in der Schwangerschaft als Problemlösungsstrategien. In: Gesellschaft für Geburtsvorbereitung, Rundbrief 1/93
Helfferrich, Cornelia, Zwang von Natur und Gesellschaft: Alltagsbilder vom Körper aus der Sicht von Frauen. In: Vogt, Irmgard; Bormann, Monika (Hrsg.), a. a. O.
Hölzle, Christina; Wiesing, Urban, In-vitro-Fertilisation – ein umstrittenes Experiment, Springer Verlag, Heidelberg 1991
House of Commons, Health Commitee, Maternity Services, Second Report, London 1992
Klein, Renate (Hrsg.), Das Geschäft mit der Hoffnung, Erfahrungen mit der Fortpflanzungsmedizin, Orlanda Verlag, Berlin 1989
Kummer, Irène, Wendezeiten im Leben der Frau, dtv, München 1992
Labouvie, Eva, Selbstverwaltete Geburt, Landhebammen zwischen Macht und Reglementierung (17. – 19. Jh.). In: Geschichte und Gesellschaft 18 (1992) S. 477–506, Vandenhoeck & Ruprecht, 1992
Langbein, Kurt, Die Baby-Macher, Die Woche v. 4.3.93
Lehr, U., Zur Situation der älter werdenden Frau, Beck, München 1987
Leysen, B., Wege zur Bewältigung des Klimakteriums. Ein Vergleich zwischen Frauen einer Selbsthilfegruppe für klimakterische Frauen und Patientinnen einer Universitätsklinik. In: Stauber, Manfred (Hrsg.), Psychosomatische Gynäkologie und Geburtshilfe, 1990

Marquart, Alfred; Borlinghaus, Herbert, Der Frauenarzt von Bischofsbrück, Rowohlt, Reinbek 1985
Martin, Emily, Die Frau im Körper, Weibliches Bewußtsein, Gynäkologie und Reproduktion des Lebens, Campus, Frankfurt 1989
Mutke, Guido, Fingerspitzengefühle. In: Sexualmedizin 6/80
Nestler, Veronica; Sies, Claudia, Das Klimakterium aus psychosozialer Sicht. In: Davies-Osterkamp, Susanne, a. a. O.
Olbricht, Ingrid, Alles psychisch?, Der Einfluß der Seele auf unsere Gesundheit, Kösel Verlag, München 1989
Peter, Rudolf; Vesely, Karel, Kindergynäkologie, Leipzig 1966
Raffauf, Elisabeth, Strategien der Frauen zur Bewältigung ihrer Ängste. In: Gyne, 6/90
Reproviren, ASTA Uni Hamburg (Hrsg.), Leidenberger, Schwarz-Weiß-Buch, 1988–90
Riegel, K.; Selbmann, H. K., Peri- und Neonatalerhebungen in den Großräumen Helsinki und München. In: Lajosi, F. et. al., Früherkennung in der Pädiatrie. Epidemiologische, organisatorische und methodische Aspekte, Berlin 1987
Saling, Erich, An einer Subspezialisierung führt kein Weg vorbei. In: Deutsches Ärzteblatt v. 8. 6. 89
Schindele, Eva, Gläserne Gebär-Mütter, Vorgeburtliche Diagnostik, Fluch oder Segen, Frankfurt 1990
Schindele, Eva, Entsinnlichte Schwangerschaft. In: Pro Familia-Magazin 1/93
Schmidt, Johannes G., The Epidemiology of Mass Breast Cancer Screening – A Plea for Avalid Measure of Benefit. In: Journal of Clinical Epidemiology 43, 3/90
Schmidt, Roscha, Frauengesundheit in eigener Hand. In: Soden, Kristina von (Hrsg.), Der große Unterschied. Die neue Frauenbewegung und die 70er Jahre, Berlin 1988
Schneider, Sylvia, Eine Eins in Überheblichkeit. In: Brigitte 10 und 11/83
Schneider, Sylvia, Tabu: Frauenärzte und ihr Problem mit dem Sex. In: Cosmopolitan 10/90
Schücking, Beate A., Anatomie als Schicksal, die Abhängigkeit vom weiblichen Körper. In: Neubeck-Fischer (Hrsgin). Frauen und Abhängigkeit, Fachhochschule München 1991
Schüßler, Marina; Bode, Kathrin, Geprüfte Mädchen – Ganze Frauen, Zur Normierung der Mädchen in der Kindergynäkologie, eFeF-Verlag, Zürich 1992
Skrabenek, Petr; McCormik, James, Torheiten und Trugschlüsse in der Medizin, 2. Auflage, Verlag Kirchheim, Mainz 1992

Stauber, Manfred, Vortrag auf der XXII. Tagung der deutschen Gesellschaft für psychosomatische Geburtshilfe und Gynäkologie 2/93
Steinem, Gloria, Unerhört. Reportagen aus Ms., Hamburg 1984
Stolecke, Herbert; Terruhn, Volker, Pädiatrische Gynäkologie, Berlin 1987
Strauß, Bernhard; Appelt, Hertha, Psychologie der Menstruation. In: Davies-Osterkamp, Susanne (Hrsgin.), a. a. O.
Tew, M., Safer Childbirth? A Critical History of Maternity Care, Chapmann and Hall, London 1990
The Lancet, Editorials vol. 341: Feb. 6, 1993
Todd, Alexandra Dundas, Die Patientin hat nichts zu sagen, Kommunikation zwischen Frauenärzten und Patientinnen. In: Trömel-Plötz, Senta (Hrsgin.), Gewalt durch Sprache, Frankfurt 1994
van den Daele, Wolfgang, Im Falle Fetus gegen Mutter. In: Geo Wissen 5/89
Waldschmidt, Anne, Zur Norm verpflichtet, Die Kritik der Krüppelinitiativen an der humangenetischen Beratung. In: Schindele, Eva, a. a. O.
Weltgesundheitsorganisation (WHO), Regionalbüro Europa (Hrsg.), Wenn ein Kind unterwegs ist, Bericht über eine Studie, Kopenhagen 1987
Winau, R., Gynäkologie und Geburtshilfe 1933–1945, Vortrag auf der XXII. Tagung der deutschen Gesellschaft für psychosomatische Geburtshilfe und Gynäkologie 2/93
Wolf, Naomi, Der Mythos Schönheit, Rowohlt, Reinbek 1991
Wolf, Christa, Krankheit und Liebesentzug, Fragen an die psychosomatische Medizin. In: Die Dimension des Autors, Essays und Aufsätze 2, Frankfurt 1990
Wulf, Karl-Heinrich, Geburtshilfe im Wandel. In: Deutsches Ärzteblatt 85, Heft 47, 24. 11. 1988

Ausgewählte Literatur

Gynäkologie allgemein

Amendt, Gerhard, Die Macht der Frauenärzte, Fischer Verlag, Frankfurt 1985
Davies-Osterkamp, Susanne (Hrsgin.), Psychologie und Gynäkologie, VCH Verlagsgesellschaft, Weinheim 1991 (Reader mit unterschiedlichen Schwerpunkten)

Duden, Barbara, Geschichte unter der Haut, Klett Verlag, Stuttgart 1987
Ensel, Angelica, Nach seinem Bilde. Schönheitschirurgie und Schöpfungsphantasien in der westlichen Medizin, Kore-Verlag, Freiburg 1993

Frauenkörper – Frauenkrankheiten

Blume, Angelika, Verhüten oder Schwangerwerden, Rowohlt, Hamburg 1987
Frauengesundheitszentrum Bremen e. V., Zellveränderungen am Gebärmutterhals, Eine Broschüre zum PAP-Abstrich aus ganzheitlicher Sicht, 1992
Frauengesundheitszentrum Göttingen e. V., Wenn's juckt und brennt... Eine Selbsthilfebroschüre für Frauen mit Vaginalinfektionen, Göttingen 1991
Kunstmann, Antje (Hrsgin.), Handbuch Frau 1 + 2, Sexualität, Gesund leben, Vorbeugung und Behandlung körperlicher und seelischer Erkrankungen, Frauenbuchverlag, München 1990
Meijer, Marianne; Huijsen Leo, Homöopathie für Frauen, Knaur Verlag, München 1993
Minker, Margaret, Hormone und Psyche, Im Wechselbad der Gefühle, Verlag Antje Kunstmann, München 1990
Nissim, Rina, Naturheilkunde in der Gynäkologie, Ein Handbuch für Frauen, Orlanda Verlag, Berlin, 7. Auflage 1991
Olbricht, Ingrid, Alles psychisch? Der Einfluß der Seele auf unsere Gesundheit, Kösel Verlag, München 1989
Olbricht, Ingrid, Die Brust, Organ und Symbol weiblicher Identität, Rowohlt, Hamburg 1989

Pubertät

Schüßler, Marina; Bode, Kathrin, Geprüfte Mädchen – Ganze Frauen. Zur Normierung der Mädchen in der Kindergynäkologie, eFeF-Verlag, Zürich 1992

Schwangerschaft und Geburt

Albrecht-Engel, Ines (Hrsgin.), Geburtsvorbereitung, Handbuch für werdende Mütter und Väter, Rowohlt, Hamburg 1993
Duden, Barbara, Der Frauenleib als öffentlicher Ort. Vom Mißbrauch des Begriffs Leben, Luchterhand Literaturverlag, Hamburg 1991

Kitzinger, Sheila, Schwangerschaft und Geburt, Kösel Verlag, München 1990
Leboyer, Frédérick, Weg des Lichts. Yoga für Schwangere – Übungen, Texte und Bilder, Rowohlt, Hamburg 1984
Schindele, Eva, Gläserne Gebär-Mütter. Vorgeburtliche Diagnostik, Fluch oder Segen, Frankfurt 1990

Wechseljahre

Feministisches Frauengesundheitszentrum Berlin, Die Wechseljahre, (Broschüre) 1990
Greer, Germaine, Wechseljahre, Econ-Verlag, Düsseldorf 1991
Kummer, Irene, Wendezeiten im Leben der Frau. Krisen als Chance zur Wandlung, dtv, München 1992
Onken, Julia, Feuerzeichen Frau, ein Bericht über die Wechseljahre, Beck-Verlag, München 1989
Schneider, Sylvia, Wechseljahre. Die andere Fruchtbarkeit, Brigitte-Buch im Mosaik-Verlag, München 1987

Gynäkologische Operationen

Cutler, Winnifred; Minker, Margaret, Die fragwürdige Operation. Was Frauen vor und nach einer Gebärmutterentfernung wissen sollten, Kreuz-Verlag, Zürich 1990
Ehret-Wagner, Barbara; Stratenwerth, Irene; Richter, Karin (Hrsgin.), Gebärmutter – das überflüssige Organ. Sinn und Unsinn von Unterleibsoperationen, erscheint voraussichtlich im Februar 1994 bei Rowohlt, Hamburg

Moderne Fortpflanzungstechnologien

Klein, Renate (Hrsgin.), Das Geschäft mit der Hoffnung. Erfahrungen mit der Fortpflanzungsmedizin, Orlanda Verlag, Berlin 1989
CLIO – eine periodische Zeitschrift zur Selbsthilfe; zu bestellen über das Feministische Frauengesundheitszentrum Berlin (Adresse im Anhang)

Wer sich über aktuelle Literatur zum Thema Gynäkologie und Sexualität informieren will, kann das über den jährlich erscheinenden Katalog der Pro Familia Vertriebsgesellschaft, Niddastraße 76, 60329 Frankfurt, tun.

Glossar

Abrasio: Ausschabung

Amenorrhoe: Ausbleiben der Regel

Amniocentese: siehe Fruchtwasseruntersuchung

Anamnese: Vorgeschichte einer Gesundheitsstörung oder Krankheit

Chorion(zotten)biopsie: Methode der genetischen vorgeburtlichen Diagnostik, die bereits ab der 9. Schwangerschaftswoche angewandt werden kann. Die Entnahme der fötalen Zellen erfolgt durch die Scheide oder über die Bauchdecke der Frau. Mit dem Ergebnis ist innerhalb weniger Tage zu rechnen. Die Methode gilt allerdings in ihrer Aussagefähigkeit als unsicher und ist riskanter für Schwangere und Föten als die → *Fruchtwasseruntersuchung* (hohes Fehlgeburtsrisiko und Verletzungsgefahr des Ungeborenen).

Chromosomen: Träger der menschlichen Erbsubstanz. Jeder menschliche Zellkern enthält 23 Chromosomenpaare, davon zwei Geschlechtschromosomen. Ein »xx« steht für das weibliche, ein »xy« für das männliche Geschlecht. Eizelle und Spermie als sog. Keimzellen enthalten nur den halben Chromosomensatz; bei der Befruchtung werden sie zusammengeführt.

Chromosomenanalyse: Die Zellen werden auf Anzahl und Intaktheit hin untersucht.

Diaphragma: mechanisches Verhütungsmittel. Vor dem Sexualverkehr stülpt die Frau eine mit samentötendem Gel versehene Gummikappe über Muttermund und hinteres Scheidengewölbe.

Down-Syndrom: Landläufig als Mongolismus bekannte genetische Abweichung, bei der das *Chromosom 21* dreimal statt zweimal vorhanden ist. Es handelt sich in den meisten Fällen um eine spontane, zufällig entstandene Mutation. Das Auftreten dieser Krankheit nimmt mit mütterlichem Alter zu. Es gibt sehr unterschiedliche Ausprägungen vom »Down-Syndrom«, und die Kinder sind lernfähig und liebenswert.

Dysmenorrhoe: schmerzhafte Regelblutung

Dysplasie: Veränderung von Zellen, z. B. am Gebärmutterhals; Weiterentwicklung zum Krebs nicht auszuschließen

Endokrinologie: Lehre von der Absonderung hormonbildender Drüsen bzw. Organe oder Gewebe und der Koordination, Steuerung und Regelung des Stoffwechsels durch Hormone

Endometriose: zu starker Aufbau der Gebärmutterschleimhaut

Endoskop: Instrument zur Untersuchung von Körperinnenräumen, z. B. der Bauchhöhle

Epidemiologie: Lehre von den Gesetzmäßigkeiten des zeitlich und räumlich begrenzten, gehäuften Auftretens von infektiösen und nicht infektiösen Krankheiten in der Bevölkerung

Fetalzeit, fetal: den Fetus (Frucht, Keimling mit einem Gestationsalter von 61 Tagen bis zur Geburt) betreffend

Fluor: Ausfluß aus der Scheide

Fruchtwasseruntersuchung (Amniocentese): invasive vorgeburtliche Untersuchung; mit Hilfe einer Nadel wird in der 16. Schwangerschaftswoche durch die Bauchwand der Mutter Fruchtwasser entnommen, um auf den genetischen Zustand des Ungeborenen schließen zu können.

Genetik: Lehre von der Vererbung

genetische Disposition: durch die Vererbung bedingte Anlage, Empfänglichkeit (für eine Krankheit)

Gestagen: Gelbkörperhormon, das während des Menstruationszyklus im Eierstock gebildet wird

Gestose: Oberbegriff für die mit Bluthochdruck verbundenen Schwangerschaftsstörungen, meist im letzten Schwangerschaftsdrittel

Hodenatrophie: Rückgang des Hodengewebes

Hormonersatztherapie: auch HET genannt, kombinierte Östrogen-Gestagentherapie, die inzwischen Frauen in den Wechseljahren gegen Wechseljahrsbeschwerden und vorbeugend gegen Osteoporose verschrieben wird

Hysterektomie: Entfernung der Gebärmutter

invasive Methoden: diagnostische Verfahren, die in den Körper eindringen und dadurch mit einem Gesundheitsrisiko behaftet sind

In-vitro-Befruchtung: auch in-vitro-Fertilisation, Verschmelzung von Ei- und Samenzelle, außerhalb des weiblichen Körpers, im Reagenzglas

Klimakterium: Wechseljahre

Konisation: operative Gewebsentnahme am Muttermund mit Hilfe eines Kegelschnitts, wird zur Abklärung eines auffälligen Befundes im Rahmen der Krebsfrüherkennung empfohlen

Laparoskopie: auch Bauchspiegelung, Untersuchung der Bauchhöhle mit Hilfe eines optischen Instruments, eines sog. → Endoskops

Mammographie: Röntgen-Darstellung der weiblichen Brust

Menopause: Aufhöhren der Menstruation in den Wechseljahren

Osteoporose: Abnahme der Knochendichte

Östrogen: wichtiges weibliches Sexualhormon, das im Ovar, in der Plazenta und in der Nebenniere gebildet wird

Ovar: Eierstock

Ovarektomie: operative Entfernung eines Eierstocks

Ovulation: Eisprung

Postmenopause: nach den Wechseljahren

postoperativ: nach einer Operation

Psychosomatik: Lehre vom Zusammenspiel körperlicher und seelisch-geistiger Bedingungen für eine Krankheit und deren Heilung

Prämenstruelles Syndrom: periodisch wiederkehrende Beschwerden vor der Menstruation

Pränatale (vorgeburtliche) Diagnostik: Untersuchungen des Ungeborenen, um bereits in der Schwangerschaft Schäden oder Behinderungen des Fötus festzustellen. Die Techniken sind → *Ultraschall,* → *Amniocentese* oder → *Chorionbiopsie*

Sectio: Kaiserschnitt

Spekulum: Instrument, um in den Innenraum der Vagina zu schauen und den Muttermund zu betrachten

Turner-Syndrom: genetische Normabweichung, die ausschließlich Mädchen betrifft. Sie ist vorgeburtlich durch die Chromosomenanalyse zu diagnostizieren. Die Mädchen sind intellektuell normal entwickelt, sie sind etwas kleiner als die Durchschnittsfrau und meist unfruchtbar

Ultraschall: Untersuchung mittels Schallwellen

Vagina, vaginal: Scheide, die Scheide betreffend

Vaginal-Scanner: stabförmige Ultraschallsonde, die in die Scheide eingeführt wird und Bilder vom Innenraum der weiblichen Sexualorgane auf einen Monitor überträgt

Zytodiagnostik: mikroskopische Untersuchung von Zellen

Adressen

(jeweils alphabetisch nach Ortsnamen geordnet)

Frauengesundheit allgemein

Feministisches Frauengesundheitszentrum (FFGZ) Berlin,
Bamberger Str. 51, 10777 Berlin,
Tel. 030/2 13 95 97
Öffnungszeiten: Di. und Do. 11–14 Uhr, Do. 17–19 Uhr

Beratungsstelle »Balance«, Ruschestraße 59 (Haus 19),
10365 Berlin-Lichtenberg,
Tel. 030/6 51 87 37
Tel. 030/9 16 48 09 64

FGG Frauengesundheitsgruppe Bielefeld, c/o A. Lorenz, Besenskamp 14,
4800 Bielefeld

FGZ Bremen, Elsflether Str. 29, 28219 Bremen
Tel. 0421/3 80 97 47
Öffnungszeiten: Mo.–Fr. 10–13 Uhr, Do. 17–19 Uhr

»Sowieso« Dresden, Angelika-Straße 1, 01099 Dresden
Tel. 0351/5 02 20 25
Kontakt: Anne-Kathrin Süß

TIAMAT – FrauenHeilWeise, Barfüßerstraße 16, 99084 Erfurt

FFGZ Frankfurt, Kasseler Str. 1a, 60486 Frankfurt am Main
Tel. 069/70 12 18
Öffnungszeiten: Mo./Mi./Fr. 11–13 Uhr, Di. 17–19 Uhr

Pro Familia e. V., Cronstettenstr. 30, 60322 Frankfurt am Main
Tel. 069/55 09 01

FMGZ Freiburg, Adlerstr. 12, 79098 Freiburg
Tel. 0761/3 36 76
Öffnungszeiten: Mi. 9.30–12 Uhr, Do. 15–18 Uhr

FGZ Göttingen, Goetheallee 9, 3400 Göttingen
Tel. 0551/48 45 30
Öffnungszeiten: Mo./Di./Fr. 11–13 Uhr, Mi./Do. 17–19 Uhr

Frauenselbsthilfeladen Hamburg, Marktstr. 27, 20357 Hamburg
Tel. 040/4 39 53 89
Öffnungszeiten: Di. 13–14.30 Uhr und Mi./Do. 17–19 Uhr

Amanda Hannover, Edenstr. 38, 30163 Hannover
Tel. 05511/39 21 44
Öffnungszeiten: Mo./Do. 11–13 Uhr, Mi. 17–20 Uhr

IFF Information für Frauen e. V, Blumenstr. 43, 69115 Heidelberg

FFGZ Kiel, Knooper Weg 32, 24103 Kiel
Tel. 0431/9 44 49
Öffnungszeiten: Di. 19–22 Uhr

FGZ Köln, Roonstr. 92, 50996 Köln
Tel. 0221/23 40 47

FFGZ Lübeck Initiative c/o Annette Scheuer, An der Obertrave 27, 23552 Lübeck
Tel. 0451/7 78 20

Frauengesundheitszentrum, Güllstraße 3, 80336 München
Tel. 089/7 25 02 03

Frauenzentrum »Frauenzimmer« im Verein für Einzel- und Gruppenerfahrung e. V., Zeughausstraße 11, 59872 Meschede
Tel. 0291/5 21 71

ISIS Nürnberg, Hallerhüttenstr.6, 90461 Nürnberg
Tel. 0911/47 65 73
Öffnungszeiten: Di. 10–14 Uhr/19–21 Uhr u. Mi. 17–19 Uhr

FGZ Oldenburg, c/o Katherina Wessels, Eike-v.-Repkow-Str. 36, 26121 Oldenburg
Tel. 0441/2 61 21

FGZ Regensburg, Badstr. 6, 93059 Regensburg
Tel. 0941/8 16 44

FGZ Straubing, Egererstr. 7, 94315 Straubing
Tel. 09421/6 08 83

FFGZ Stuttgart, Kerner Str. 31, 70182 Stuttgart
Tel. 0711/29 63 56
Öffnungszeiten: Di. 11–13 Uhr, Do. 17–19 Uhr

Schwangerschaft und Geburt

Lahar – Verein für bewußte Geburt e. V., Malmedyer Straße 92, 52066 Aachen
Tel. 0241/6 78 73

Geburtshaus für eine selbstbestimmte Geburt e. V., Kontakt- und Beratungsstelle, Gardes-du-Corps-Straße 4, 14059 Berlin
Tel. 030/3 22 30 70 und 3 25 51 99

Doula – Verein für Geburt in Würde und Menschlichkeit, c/o Monika Brühl, Hausdorffstr. 172, 53129 Bonn
Tel. 0228/23 24 50

Sonne, Mond & Sterne – Zentrum für Geburt und Elternschaft, Mühlacker Straße 49, 54538 Diefenbach
Tel. 07043/55 56

Initiative für eine natürliche Geburt, c/o Sabine Lethen, Oberhauser Str. 31, 45359 Essen
Tel. 0201/60 52 04

Frauengesundheitszentrum Neuhofstraße (FGZN), Neuhofstraße 32 (Hinterhaus), 60318 Frankfurt am Main
Tel. 069/59 17 00

Arbeitskreis Eltern werden – Eltern sein e. V., Talstr. 56, 79102 Freiburg
Tel. 0761/7 38 33 oder 70 69 60

Bewußte Geburt und Elternschaft e. V., Diezstr. 6, 35390 Gießen
Tel. 0641/3 48 93

Entbindungsheim »In den Brunnengärten« Dorothea Heidorn,
Zum Bahnhof 28, 35394 Gießen-Rödgen
Tel. 0641/4 22 21

ISIS – Zentrum für Schwangerschaft, Geburt und Elternschaft e. V.,
Groner-Tor-Straße 12, 37073 Göttingen
Tel. 0551/48 58 28

IRIS – Regenbogenzentrum der Initiative »Natürlich gebären – bewußte Eltern sein«, im IRIS e. V. für Frauen und Familie,
Schleiermacherstraße 39, 06114 Halle/Saale
Tel. 0345/2 69 89

Arbeitsgruppe für natürliche Geburt, Eppendorfer Weg 209,
20251 Hamburg
Tel. 040/4 20 36 36

BAMS – Beratung alleinstehender Mütter und Schwangerer e. V.,
Pfarrgasse 17, 69121 Heidelberg
Tel. 06221/41 19 04

Beratungsstelle für Schwangerschaft und Schwangerschaftskonfliktberatung der Arbeiterwohlfahrt, Südstr. 14, 09337 Hohenstein-Ernstthall
Tel. 0723/36 04

Geburt und Leben – Zentrum für Geburtsvorbereitung, bewußte Elternschaft und ganzheitliches Wachstum e. V., Amalienstr. 79,
76133 Karlsruhe
Tel. 0721/2 74 28

Bauchladen – Treffpunkt für Schwangere, Mütter, Väter, Babys; Bergisch Gladbacher Straße 1116, 51069 Köln
Tel. 0221/6 80 32 29

Kölner Geburtshaus e. V., Cranachstraße 21, 50733 Köln
Tel. 0221/72 44 48

Treffpunkt Mütter + Väter e. V., Kinderkriegen * Kinderhaben, Neusser Straße 397–399, 50733 Köln
Tel. 0221/7 60 71 87

SILK – Schwanger im Lebensraum Krefeld, c/o Barbara Schnell, Mariannenstraße 42, 47799 Krefeld
Tel. 02151/2 23 87

Courage e. V. – Verein für Frauen, Obere Stadt 21, 95326 Kulmbach
Tel. 09221/8 35 81

Familienzentrum Kiebitz Leipzig e. V., Karl-Tauchnitz-Str. 3, 04107 Leipzig

Eltern-Bildungsforum Obsthof, Westerburgstr. 31, 58706 Menden
Tel. 02373/6 69 89

Beratungsstelle für natürliche Geburt und Eltern-Sein e. V., Soziales Netz rund um die Geburt, Häberlstraße 17 Rgb., 80337 München
Tel. 089/53 20 76 oder 53 76 33

Zentrum Kobergerstraße e. V. – Beratungsstelle für Schwangere, Eltern und Kinder, Kobergerstraße 79, 90408 Nürnberg
Tel. 0911/36 16 26

Initiativkreis für Familien- und Erwachsenenbildung e. V., Langeoogstraße 15, 45665 Recklinghausen
Tel. 02361/4 77 01

Herztöne – Beratungsstelle für natürliche Geburt und Eltern-Sein e. V., Welfenweg 16, 93051 Regensburg
Tel. 0941/99 92 70

Die Wiege – Initiative rund ums Kinderkriegen e. V., Bürgerstraße 110, 42859 Remscheid

Lucinia e. V. – Verein für elternorientierte Geburtshilfe,
Alte Dorfstraße 29, 70599 Stuttgart-Birkach
Tel. 0711/73 32 04

Beratungsstelle für Geburt und Eltern-Sein e. V., Dorfackerstraße 12,
72074 Tübingen-Lustnau
Tel. 07071/8 39 27

Zentrum für Geburtsvorbereitung und Elternschaft e. V.,
Hertingerstraße 47, 59423 Unna
Tel. 02303/1 26 30

Unabhängige Beratung zum Thema »Pränatale Diagnostik« bietet an:

»Cara e. V. – Beratungsstelle zur vorgeburtlichen Diagnostik«,
Große Johannisstr. 110, 28199 Bremen
Tel. 0421/59 11 54

Weitere Informationen über Geburtsvorbereitungszentren, freie Hebammen oder Geburtshäuser sind zu beziehen über:

Gesellschaft für Geburtsvorbereitung (GFG), Postfach 22 01 06,
40608 Düsseldorf
Tel. 0211/25 26 07

Bund deutscher Hebammen (BDH), 76006 Karlsruhe, Postfach 1724
Tel. 0721/2 64 97

Bund freier Hebammen (BFHD), Freiheitsstraße 11, 4052 Korschenbroich
Tel. 02161/64 85 77

Selbsthilfegruppen speziell

Raupe und Schmetterling – Frauen in der Lebensmitte e. V.,
Albrecht-Achilles-Str. 65, 10709 Berlin

Blaue Eule (Selbsthilfegruppe Inkontinenz), Wienenbuschstraße 67, 45149 Essen

Arbeitskreis Frauenselbsthilfe bei gynäkologischen Problemen, Nernstweg 32, 22765 Hamburg
Tel. 040/3 90 21 90

Selbsthilfegruppe krebskranker Frauen, Hamburg
Tel. 040/6 06 39 82

Frauenselbsthilfe nach gynäkologischen Operationen, c/o BAKU e. V., Nedderfeldstr. 8, 30451 Hannover
Tel. 0511/45 48 35

Gesellschaft für Inkontinenz e. V., Friedrich-Ebert-Straße 124, 34119 Kassel (Gruppen in Arnsberg, Homburg/Saar und Wiesbaden)

Frauen nach gynäkologischen Operationen, c/o Helga Nather, Neißestr. 4, 78052 Villingen
Tel. 07721/6 25 15

Patientenrechte

Verbraucherzentrale Berlin, Bayreuther Str. 40, 10787 Berlin
Tel. 030/2 19 07-2 32

Patientenstelle Bielefeld im Gesundheitsladen, Mellerstr. 46, 33613 Bielefeld
Tel. 0521/13 35 61

Gesundheitsladen Bremen, Braunschweiger Str. 53, 28205 Bremen,
Tel. 0421/4 98 86 34

Arbeitskreis Kunstfehler in der Geburtshilfe e. V. (AKG) Rosental 23–25, 44135 Dortmund
Tel. 0231/52 58 72 und 57 48 46

PatientenBeratung der PatientenInitiative Hamburg e. V., Heidberg 42, 22301 Hamburg
Tel. 040/2 79 64 65

Verbraucherzentrale Hamburg, Große Bleichen 23, 20354 Hamburg,
Tel. 040/35 00 14 86

Bundesinteressengemeinschaft Geburtshilfe-Geschädigter e. V. Gartenstraße 3, 31700 Heuerszen
Tel. 05725/87 88

Patientenstelle Köln im Gesundheitshladen, Vondelstr. 28, 50677 Köln
Tel. 0221/32 87 24

Patientenstelle München im Gesundheitsladen, Auenstr. 31,
80469 München
Tel. 089/77 25 65

Schweiz

Patientenstelle Basel, Hebelstr. 53, CH 4051 Basel
Tel. 0041/61/2 61 42 41

Patientenstelle Ticino/Tessin, casa postale 1077, CH 6500 Bellinzona
Tel. 0041/92/26 11 28

Frauen Gesundheits Zentrum Bern, Aarberger Gasse 16, CH 3011 Bern,
Tel. 0041/31/21 31 20

Frauen Gesundheits Zentrum, Sulgeneckstraße 60, CH 3005 Bern,
Tel. 0041/31/21 31 20

Frauenambulatorium Zürich, Mattengasse 27, CH 80005 Zürich
Tel. 0041/1/2 72 77 50
Öffnungszeiten: Mo.–Fr. (außer Mi.) 9–12, Di.–Do. 14–17 Uhr

Informationsstelle für Schwangerschaft, Geburt und Stillzeit, Obmannamtsgasse 15, CH 8001 Zürich

Patientenstelle Zürich, Hofwiesenstr. 3, CH 8042 Zürich
Tel. 0041/1/3 61 92 56

Patientenstelle Innerschweiz/Luzern, St. Karli-Quai 12, Postfach,
CH 6000 Luzern 5
Tel. 0041/41/51 10 14

Österreich

»Neues Leben« – Verein zur Förderung der natürlichen und humanen Geburt e. V., Raschbach 2, A-4861 Aurach
Tel. 0043/76 62/42 20

Frauen Gesundheits Zentrum Graz,
Körösisstraße 3, A-8010 Graz
Tel. 00 43/3 16/68 64 11
Öffnungszeiten: Mo.–Fr. 9–12 Uhr

Eltern-Kind-Zentrum Salzburg, Herrengasse 30/1. St., A-5020 Salzburg
Tel. 0043/6 62/84 25 91/5 66

Sexualberatungsstelle Auerspergstr. 10, A-5020 Salzburg
Tel. 0043/6 62/87 08/70

Feministisches Frauen Gesundheits Zentrum Trotula, Schwarzspanierstraße 20/10, A-1090 Wien
Tel. 0043/1/43 93 97

Quellennachweis

S. 49:	Karikaturen aus: *Die Wechseljahre*, Broschüre, herausgegeben vom Feministischen Frauen-Gesundheits-Zentrum Berlin 1990
S. 103, 139:	Abbildungen aus: *Frauenkörper neu gesehen*, Orlanda Frauenverlag, Berlin, 3. Auflage 1992
S. 159:	Schaubild von imu-bildinfo INSTITUT ESSEN
S. 169:	Karikatur von Til Mette, Bremen
S. 223:	Mit freundlicher Genehmigung des perimed Compliance Verlages Dr. Dietmar Straube GmbH, Erlangen; Herstellung, Verbreitung und Nutzung von Fotokopien, Nachdrukken und Abschriften (auch auszugsweise) nicht gestattet.
S. 243:	Schmerzensgeld. Beispiele zitiert nach: *Schmerzensgeldtabelle,* 2. Auflage 1991, mit freundlicher Genehmigung durch Dr. jur. Bernhard Giese, Haaggasse 26, 72070 Tübingen